国医大师亲笔真传系列

邓铁涛新医话

（2000～2013年）

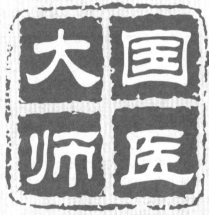

国家中医药管理局国医大师
邓铁涛传承工作室建设项目

邓中光·主编

U0207251

中国医药科技出版社

内容提要

　　国医大师邓铁涛教授学验俱丰，著述宏赡，对中医理论与学术富有建树，并且以"铁手挽狂涛"的弘毅之志，积极为中医药事业鼓与呼，在社会上有广泛的影响。本书收录邓铁涛教授的医学思想与临床经验，以医话的形式与医学同道交流中医药学术思想与实践经验，反映邓铁涛教授的思想精髓。全书内容丰富，具有很高的学术水平和实用价值，对中医理论研究者与临床工作者均有较大的参考价值。

图书在版编目（CIP）数据

邓铁涛新医话/邓中光主编 . —北京：中国医药科技出版社，2014.11
（国医大师亲笔真传系列）
ISBN 978 - 7 - 5067 - 7042 - 2

Ⅰ.①邓… Ⅱ.①邓… Ⅲ.①医话 - 汇编 - 中国 - 现代 Ⅳ.①R249.7

中国版本图书馆 CIP 数据核字（2014）第 233365 号

美术编辑 陈君杞
版式设计 郭小平

出版　中国医药科技出版社
地址　北京市海淀区文慧园北路甲 22 号
邮编　100082
电话　发行：010 - 62227427　邮购：010 - 62236938
网址　www.cmstp.com
规格　710×1020mm¼₆
印张　21½
字数　326 千字
版次　2014 年 11 月第 1 版
印次　2020 年 5 月第 4 次印刷
印刷　北京市密东印刷有限公司
经销　全国各地新华书店
书号　ISBN 978 - 7 - 5067 - 7042 - 2
定价　39.00 元
本社图书如存在印装质量问题请与本社联系调换

本书编委会

主　编　邓中光

副主编　刘小斌　邱仕君　陈安琳

编　委　刘成丽　郑　洪　胡延滨

　　　　程　宾　杨晓军　陈坚雄

出版者的话

祖国医学源远流长，千百年来，中医药学能够传承发扬，不断创新，一代又一代的医家经验功不可没。

2009 年 4 月由原卫生部、国家中医药管理局、人力资源和社会保障部联合评选产生了我国首届 30 位"国医大师"。这是新中国成立以来，中国政府部门第一次在全国范围内评选出的国家级中医大师，是中医发展历史上重要的里程碑。

国医大师是当代中医药学术的集大成者，也是当代名老中医的杰出代表，体现着当前中医学术和临床发展的最高水平，他们的学术思想和临证经验是中医药学的宝贵财富。这些大师大都在自己的学术壮年时期，就著述颇丰，并且对目前的临床工作依旧有很强的指导性。但遗憾的是由于出版时间已久，目前市场已很难见到，部分著作甚至已成为中医学习者的收藏珍品。

基于此，我社决定出版一套《国医大师亲笔真传系列》丛书，主要挑选各位大师亲笔撰写的、曾经很有影响力、到目前还对临床具有较高实用价值的图书，重新修订再版，以满足广大临床工作者的需求，同时，也为我国的中医药传承事业尽一些微薄之力。

为使读者能够原汁原味地阅读各医家原著，我们在再版时采取尽可能保持原书原貌的原则，主要修改了原著中疏漏的编辑印制错误，规范了文字用法和体例层次。此外，为不影响原书内容的准确性，避免因换算与规范造成的人为错误，部分旧制的药名、病名、医学术语、计量单位、现已淘汰的检测项目与方法等均不做改动，更好地保持了原貌。

本套丛书第一批有 16 个品种，为了突出每位医家的特点，我们对原书名进行了微调，具体如下：

《邓铁涛医话集》：按照邓铁涛教授的建议，将《邓铁涛医话集》和《邓铁涛医话续集》两本书合并，并对相关内容进行分类和整理，以便能够更集中地反映邓老在中医学术和教育上的主要观点。

《邓铁涛新医话》：本医话为邓老 90 岁前后之学术思想的总结性之作，除了收录邓老有关学术经验和对中医传承的理论观点外，本书更着重于彰显中医药之精华以期阐明中医学既古老又能不断发展之道理。这是本医话的最大特点。

《任继学医学全书》：包含任老亲笔编著的两本著作：《悬壶漫录》和《任继学经验集》。其中《任继学经验集》一书，还补充了一些任继学教授晚年的随笔文章和医话。

《李济仁点评杏轩医案》：原书名为《杏轩医案并按》。《杏轩医案》本身即为中医上乘之作，《李济仁点评杏轩医案》一书不仅有经作者认真点校后的《杏轩医案》全文，而且有李济仁先生为各条案例所撰写的按语、注文，实为校按古籍医书之典范。

《李济仁点评名老中医肿瘤验案》：原书名《名老中医肿瘤验案辑按》。本书搜集当代80余位名老中医治疗肿瘤之验案201篇，尤为珍贵者，书中大部分医案，为名老中医珍藏之手迹。其中有些医案更是名老中医教授生前最后时刻亲笔成文的，从未公诸于世。

《痹证痿病通论》：为《痹证通论》和《痿病通论》两本书合订而成，是李济仁教授在20世纪八九十年代编纂出版的。

《济仁医录》：保持原书名。为李济仁教授行医期间对中医理论和临床的心悟体会。

《新安名医及学术源流考》：原书名为《新安名医考》，此书不仅是一本医家人物史志，而且是一本学术性专著，可谓新安名医各家学说集大成之作。

《班秀文妇科奇难病论治》：原书名《妇科奇难病论治》。

《班秀文妇科医论医案选》：保持原书名。

《张琪脉学刍议》：原书名《脉学刍议》。

《张学文论治瘀血》：原书名《瘀血论治》。

《张学文谈中医内科急症》：原书名《中医内科急症学简编》。

《张学文临证心得手记》：原书名《张学文医学求索集》

《实用温病学》和《感证治法与类方》：此两本书是张灿玾教授早年的临床教学心得，又经近两年亲笔修改补充而成，属于第一次出版。

希望本套丛书的出版能够在一定程度上满足广大临床工作者对名医经验学习的渴求，对推动中医事业的继承和发展、弘扬民族医学和文化，做出一定的贡献。

中国医药科技出版社

2014 年 9 月

前　言

中国要实现伟大民族复兴之"中国梦"，就需要各行各业的有识之士在自己的领域中自强不息、承前启后、艰苦奋斗、开创未来。

中医要如何振兴？中医学要如何发展？国医大师邓铁涛提出：根据邓小平"建设有中国特色的社会主义"理论，以建设有中国特色的医学为目标，以五千年传统文化为土壤，以中医药学术传统为根本，吸收现代科学技术革命的精华走自我发展之路。

在近200多年的近代史中，中医在"西学东渐"、民族虚无主义、崇洋媚外和科学主义等思潮的影响和打击下，一路走来，邓老形容中医之命运"道路坎坷"！

随着国家的日渐昌盛，不少有识之士认为，中华民族要屹立在世界之林，就需要有民族特色，就需要中华文化，只有民族的，才是世界的。邓老展望"21世纪是中华文化的世纪，是中医腾飞的世纪"。如何发展？如何腾飞？我国提出要有科学发展观，那么，中医的科学发展观又如何？邓老认为，中医药的发展离不开中医药的特色，指出：

"四大经典是根，各家学说是本，临床实践是生命线，仁心仁术乃医之灵魂，发掘宝库与新技术革命相结合是自主创新的大方向。"

为了这个中医药科学发展观，邓老在进入21世纪后发表了一系列的文章与讲话。我们现收集整理成册，希望能从中医药理论的科学性、中医诊疗的合理性、中医教育与人才培养、中医药当前的困境与问题、中医的发展大计、建言献策等多角度多方位阐述邓老的思想观点和主张。

本医话为邓老90岁前后之学术思想的总结性之作。其中有不少篇章是邓老出席学术论坛，应邀即席发言的现场录像或录音作品，后由弟子门人整理为文字。本书是邓老医话著作之一，所以名为"新医话"，以有别先前出版之《耕云医话》。《新医话》可以说是邓老学术思想成熟之作，除了收录邓老有关学术经验和对中医传承的理论观点，本书更着重于彰显中医药之精华以期阐明中医学所以既古老又能不断发展之道理。在中医发展的坎坷路上，仍能预测21世纪中医要腾飞及其必然之理，这是本医话的最大特点。

邓老视中医药为中华文化之瑰宝，热爱中医药事业，曾提出：

"我以我血荐岐黄"！

对中医药发展邓老抱着一个理想：

一、有自己的观点和理论体系；

二、有创新性的学术成果；

三、有经得起考验的社会效益；

四、有一支可以持续发展的队伍。

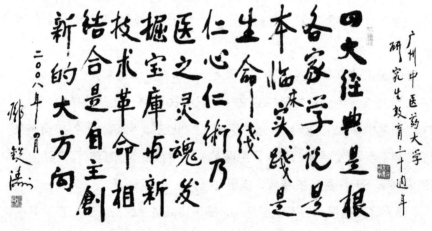

中医药犹如和氏璧，它的璀璨，需要和氏精神。

邓中光

2013年10月28日

目 录

中医与未来医学[1]

西医学是当今世界医学的主流，它植根于西方文化。中医学是世界上唯一有 5000 年连续历史的、独立于西医学的医学，它植根于中华文化。西方医学传入中国不过 200 年，13 亿人的中国，5000 年来的卫生保健，一直依靠的是中医。中国的传染病史足以为证，中国自东汉以来传染病流行次数不少，但好像比之欧洲 14 世纪、16 世纪鼠疫流行，及 1918 年西班牙流感一次死亡人数过 2000 万者，未之有也。为什么？中医之功也。2003 年 SARS 流行，世界统计，中国大陆的死亡率最低，其中，广州的死亡率更低。溯其原因，是广州中医介入治疗最早之故。

论文化，近四五百年，西方文化发展很快，造福于人类不少，但并不是十全十美的。估计 21 世纪开始，将是西方文化与东方文化相融合的时代。现在世界的诸多难题，要靠推广东方文化去解决。中国文化是东方文化的代表，论未来医学，将是西方医学与中医相结合而成为更加完美的医学。

一、"仁心仁术"是未来医学的最高精神境界

"仁"是儒家的核心思想，"仁者爱人"，作为医生，对病人有爱心，这是天职，故曰"仁心"。中医另一格言："痌瘝在抱"，就是说把病人的病痛看作是医生自己的病痛，必然处处全心全意为病人着想。绝不能为了搞科研写论文甚至为了金钱就对病人多做不必要的检查、随便给病人做手术以谋利。若做人体器官买卖则更是犯罪的行为。

如何表达医生的爱心？——要求医生施行"仁术"，这是对医生十分严肃的要求。西医学是一门生物医学，许多治疗措施与技巧都是从动物身上练出来的。不少治疗手段，看来对某一个病可能已解除了，但会落下另一个终身遗憾。例如小孩发热，用抗生素治疗，热是退了，但耳朵却聋

---

❶ 2004 年·广州"邓铁涛学术思想国际研讨会"特别演讲。

了！据报道，中国每年制造三万聋哑儿童；又如胃溃疡潜出血（＋＋＋＋），血止不了便把胃大部分切除；又如糖尿病足，病在脚趾上，治疗方法却把脚切掉，未能治愈又把腿切去了！这样的技术，就不能称为"仁术"。不论现代手术已发展到如何高明的程度，但大方向肯定是错了。中医学对不少急腹症，可以用"非手术治疗"治好。用"仁术"来考量，这才是未来医学的方向。中医学在公元3世纪《金匮要略》就已经用"大黄牡丹皮汤"口服治疗"阑尾炎"，这一方法至今仍可重复。用非手术法治疗宫外孕，保住了生殖器官，治愈后还能生孩子，这多好啊，"仁术"是未来医学的灵魂。

二、医学模式将向"人天观"发展

西医学的模式原来是——生物模式。20世纪后期才发现不对，最后承认医学的模式应该是——生物、心理、社会模式。这是一个进步，但我认为仍然不全面。虽然已重视了心理和社会对疾病的重要性，但还没有把人提到最重要的地位。中医与西医有一个很大的区别就是西医着重治病，中医着重治病人。中医学是把人放在首位，根据宏观理论把人放在天地人群之间进行观察、诊断与治疗的。中医学受中华文化"天人合一"观的影响，如果要找个中医学模式的话，应是"天人相应"观，简称"人天观"。即把人放在时间、地域、人群、个体中，进行健康保健预防与治疗的观察研究。中医诊治疾病，不单单在追求"病"上，而是按"时、地、人"把大环境以至个体的整体进行辨证论治与预防。比方2003年SARS流行，中医无法追求确认"冠状病毒"，而是根据当年的气候环境、地理条件与病人的证候表现，确认SARS是湿邪为主的瘟疫病。实行辨证治疗与预防，结果取得较好的效果。

试举一个具体的例子，我曾治一个运动员的腹痛病，经广州市某大医院治疗无效，为了把病确诊，便进行剖腹探查，把腹部全部器官全检查了，找不到病根，无从治疗，然后缝合，腹痛如故。后来我诊断为气血两虚、气滞血瘀，用补气血药加活血药把她的病治好了。这一病例说明西医要从腹部找病根，中医则从整体调整治病人。

三、养生重于治病

中医有句格言——"上工治未病"。

这是一个重要的指导思想，它包括未病先防，已病早治，重点在于防病。西方医学也很重视预防，讲卫生。两者比较西医是消极的，中医是较为积极的。西医的预防讲外部的防御，如绝对无菌、消毒，而中医比较重视发挥人的能动作用，发挥人的抵抗作用。中医养生学，有几千年的积淀，内容十分丰富。未来医学必将把养生放在最重要的地位。富如美国也支持不了日益增长的天文数字般的医疗开支。一个高血压病人必须天天服药，药物有副作用，便要不断更换新药，新药新价格，价格越来越高，这才符合生财之道。中医的养生术、导引术既能防病又能治病。

根据现代的生产力，在合理的制度下，一个成年人每周工作 5 天，每年工作 8 个月，大概已足够了。一年分两段，半年工作 4 个月，2 个月是养生、娱乐、体育、美术及其他自己喜爱的，毫无忧虑与压力地愿意干什么就干什么，这样一来人的健康与寿命一定会更美好。

人的欲望是无穷的，因此仍要靠中医的养生理论去教育那些纵欲无度的亚健康者。

四、未来医学之路

医学不仅仅只有重视微观的西医才是唯一的医学科学，立足于宏观的中医学也是科学。

对 SARS 的防治，西医千方百计用电子显微镜抓到"冠状病毒"，然后再找寻防治之法，目的在于杀灭病毒。中医则根据时间、气候环境、病邪的属性、个体差异、证候表现进行辨证论治，针对时、地、人这一宏观现象进行预防与治疗。事实证明中医防治 SARS 效果胜于西医，已可定论。中医用药物预防，其优势相当明显。重症肌无力，西医从微观着手研究了上百年，可谓已够深入，并能做出动物模型。治疗方法也不少，认为切除胸腺是一张王牌，但其总的效果，多数治疗只能达到缓解之目的，仍然会反复发作，能根治者很少。中医对此病之研究才 40 多年，我们没有走按神经学说研究的路，而是按中医理论进行研究，我们的结论认为是"脾胃虚损，五脏相关"。我们的经验：凡病程短又没有用过吡啶斯的明、激素、胸腺切除等西医治法患者最好医治，更易达到根治的目的。心脏搭桥围手术期的治疗，我们才合作了数年，但已经可以肯定，此法优于单纯手术之治疗。我们最终的目的是要用中医药的综合治法取代手术治疗。

中西医学全面而平等的合作，前途是光明的；共同创造未来的医学，为人类的健康与幸福做出更大的贡献，是可以做得到的。

五、21 世纪的希望

未来医学是循序渐进的，21 世纪前半叶我们的希望有如下几点。

（1）人类将摆脱化学药品的副作用，摆脱创伤性的检查以及治疗技术带来的痛苦与后遗症。医学要讲人道主义，要达到"仁心仁术"的职业道德最高境界。

（2）实行"上工治未病"，医学将以养生保健为中心，使人人生活过得更愉快、舒适、潇洒。

（3）医学将以"保健园"的形式，逐步取代医院的主要地位，医院将成为辅助机构。

（4）医学除了属于科学范畴之外，将深入文化、美学、艺术，使医学从人体的健康需求上升到精神世界的美好境界。医学、文学、美术、书法、音乐、歌舞、美食、药膳、气功、武术、健康旅游、模拟的环境、梦幻的世界……将成为"保健园"的重要组成部分。接受保护健康，是快乐的事而不是苦事。

（5）第三世界要摆脱贫困与落后才能一起进入未来医学的世界，而使第三世界贫困与落后的原因是强权政治、种族压迫与掠夺战争。抢救一个垂危的病人，十分艰辛，但打死一个人，只要手指一扣扳机！

要实现未来医学的美好愿望，我们该怎么办呢？战争与医学，杀人与救人，永远相伴吗？人类这个万物之灵，总会觉醒的。解除人类痛苦的曙光将出现在东方。

医理探讨

中医五脏相关理论继承与创新研究[❶]

一、指导思想

根据邓小平"建设有中国特色的社会主义"的理论，以建设有中国特色的医学为目标；以五千年传统文化为土壤；以中医药学术传统为根本；吸收现代科学技术革命的精华走自我发展之路。

二、思路之由来

1963 年全国中医教育系统曾讨论中医理论体系的"核心"理论问题。讨论的结果认为：阴阳、五行、脏象、经络，就是中医理论的核心。

由于外界不知道中医的阴阳五行，是医学的理论，与唯心主义相命之术等同起来，有哲学家在《光明日报》上发表了批判中医阴阳五行文章。我于是写了一篇文章：《中医五行学说的辩证法因素》予以讨论，发表于《光明日报》1963 年 11 月 16 日"哲学"版第 367 期（见《邓铁涛医集》157 页）。

从此我便引发了五行学说可以如何发展之研究。到 1988 年我发表了《略论五脏相关学说取代五行学说》一文，刊于《广州中医学院学报》1988 年第 2 期（见《邓铁涛医集》162 页）。开始形成——五脏相关学说的初步构想。这一构想也来源于实践：自 20 世纪 70～80 年代开始，我开始"重症肌无力"之临床研究，发现重症肌无力在中医理论来看，它是脾

---

❶　编者按：2005 年 11 月 2 日，国家"973 计划"中医基础理论研究专项《中医五脏相关理论继承与创新研究》课题实施启动会，在广州中医药大学大学城校区召开。首席科学家邓铁涛教授出席并讲话。

胃虚损之证，但又与其他内脏相关联，因此我总结本病的病机是——脾胃虚损五脏相关。该项目于1991年获中医药管理局一等奖，1992年获国家科技进步二等奖。该项目至今仍在研究中。其后我运用这一学说于心脏病，探索硬化等疾病的辨证论治，取得较好的成绩。

因此有一个强烈的愿望，把中医的五行学说彻底脱离"哲学"的范畴，还其中医学之面目，并通过一些世界医学认为难治之病，以此学说为指导力求攻而克之。

三、方法的选择

论科研方法，当今处于主导地位的是西医科学惯用的实验方法。但中医和西医是两个不同理论体系、不同文化、不同根源的科学。历经新中国成立后几十年的探索，我们认为，中医学的科学研究也应有东方文化的特色，才有利于中医药学的创新发展。

神农尝百草而有医药，以人身为实践对象，以医生与病人为研究探索对象乃中医传统的科研方法。中医是以人为本的医学，而西医是以"生物"为本的医学，因此我们的研究最终是要人来点头认证，而不是由老鼠点头认证的。也就是以"实践是检验真理的唯一标准"为准则去选用实验方法，其中也不排除用动物实验，但首先用以临床观察为主的研究方法。

我们是通过五脏相关理论指导临床，以治愈、提高病人的生存期与生活质量为主要目的，并通过临床研究进一步提高"五脏相关"的理论深度与高度。

在临床研究中，也不能照搬西医学的整套统计学方法。自始至终贯彻"以人为本"的原则，人道主义的原则。我们希望能摸索出一套创新的适合中医理论提高发展的科研方法来。

四、我们的希望

中医药学之所以历几千年而不衰，除了有与疾病斗争的丰富经验外，更加重要地是因为有一个系统的基础理论，而这一基础理论竟包含近二百年才有的"唯物辩证法"的内涵和近几十年才诞生的"系统论"的精髓，而且还有符合"信息论"的研究方法等等，中医药学是穿着古代服装而思想深邃的一门独特的、足以与西方医学并立的传统医学，值得我们自豪与珍惜。

不过自秦汉至今2000多年，中医基础理论只起到量的变化，还未有

"质"的变化。时已 21 世纪，中医理论应开始向"质"的变化发展，此其时矣，但工作之艰巨是难以估计的。凡事必有一个开始，我们愿作先行的卒子，我们想以"五行"作为切入点，保留其合理的内核，除去其古老的外衣及其不合理部分，使之更加符合客观规律并加以创新发展，为中医理论的革新走试行的一步。

科学技术是第一生产力，我们研究的理论不是空头的理论，它是和实践密切结合的，以当前难治之病为堡垒，我们希望结合以前的研究在头两年内能研究出一个有效的新药，后三年能研究成功一个新药来。

以上是我们的主观愿望，能否实现，除了有科技部、中管局及各级领导正确指导之外，就看我们这个多题目、同目的同仁的共同努力了。团结就是力量，我们一定会成功的，请领导放心。

从五行到五脏相关 ❶

五行学说对中医学有深刻的影响，体现了传统医学重视联系、整体的特点，但五行学说本身有局限性，不能全面地反映事物间的普遍联系。中医以五脏配属五行，吸收了五行学说的精华，又根据脏腑学说的理论，在实践中超越了五行的限制。因此，中医的理论可名之为"五脏相关学说"。在中医理论现代化中，可以将五脏之间的影响归纳为促进、抑制和协同三种关系，从多种角度来阐明中医的整体性与联系观。

一、中医五行学说的发展史

谈中医离不开五行，谈中国传统文化也离不开五行。

在人类的知识演化进程中，先秦时期伟大的思想家们创造了五行学说，先人们借五行来归类万物，规划世界，为文化的积累提供了一个基本的阶梯。

关于五行学说的起源，学术界作过很多的研究。从理论上来看，五行学说的要义有二，一是以"五"为基准的分类归纳法，并从具体事物中抽象出"金、木、水、火、土"五类为代表；二是五"类"之间的关系律，

---

❶ 原文发表见：邓铁涛，郑洪. 中医五脏相关学说研究——从五行到五脏相关［J］. 中国工程科学，2008（02）：7－13. 后为中国中医药报转载："五脏相关学说可否替代五行学说"，2009 年 9 月 16 日第 004 版。

主要是相生和相克，反映了事物间"利"与"害"两种基本关系。

经常有人会将五行学说与时代相近的西方古代四元素说相比较。四元素说探究事物的构成，从中可以看出以后西方注重分析、还原论的学术走向；而五行学说虽然也有构成的内容，但更出色的是以性归类的概念和对"关系"的把握，它为中国思想带来比类析物、重视宏观和协调的学术传统。世间事物无穷，归类则可限定，因此四元素说已随着物质科技的发展而消逝，而五行学说到今天还有值得借鉴的地方。

中国传统医学在理论形成的初期，曾深深得益于五行学说，从而为人体内部、人体与外界环境建立了一种以五行为中介的体系。囊括自然方面的空间、时间、星辰、数字、气候、颜色、声音、味道、气味，人类生存必须食用的粮食、蔬菜、果品、牲畜……但整个重心在于人体脏器、肢体、五官等结构，还有人的情绪、发出的声音、排出的液体，以及疾病的症状分类等等。这种体系，将自然、社会与人体整合于一体，并通过"类"之间的五行关系模式相互作用，成为中医整体观念的重要组成部分。

不过，五行学说作为一种思想体系尽管相当完整，甚至可以用数学关系来表达，但是并不完美。因为从思想领域到应用领域，在公式体系与实际事物之间，差别极大，并非照搬即可以致用。其难点有二：一是事物配五行的法则是否唯一？二是五行生克关系模式过于简单。它不足以全面反映复杂事物的复杂联系。中医学在应用五行学说时一直在不断地进行调整。

中医作为应用科学，早期运用了五行学说来整理实践经验，将经验上升为理论。但是医学实践与五行理论预设之间在当时就已经出现了差异。例如以脏为生命的功能主体，根据"脏者，藏精气而不泻，故满而不能实；腑者，传化物而不藏，故实而不能满"的定义，腹腔内正好有五个脏器，因此很自然地可与五行相配。而就在具体相配方式出现了争议。

五脏配五行，在古代的祭礼中已经出现。《吕氏春秋》记载古时祭祀，以春配脾，夏配肺，秋配肝，冬配肾，在夏秋之间则配心。这一配法与现在中医所用的不同，但它是按照相应的配属公式得出的。在五行学说形成过程中，四方、四季与五行配属都是比较早定形的，是五行体系中带有逻辑起点意义的基本范畴。其配属关系如下表所示：

五行	木	火	土	金	水
五季	春	夏	长夏	秋	冬
五方（方向）	东	南	中	西	北
五方（方位）	左	上	中	右	下

其中方位与方向的相配，是先秦时作图的习惯，以南为上，以北为下，相应地左为东，右为西。

根据这一表格，将五脏在人体中的解剖位置（上下左右）相对照，于是有：

肝位右→西→秋→金

脾位左→东→春→木

心居中→中→长夏→土

肾位下→北→冬→水

肺位上→南→夏→火

这就是《吕氏春秋》等书记载的五行五脏配法。而现在中医所用的肝木、心火、脾土、肺金、肾水配法，在汉代才出现。这种配法的逻辑反而没有那么明晰，通常认为，它是根据五行之"性"而来。《尚书》说："水曰润下，火曰炎上，木曰曲直，金曰从革，土爰稼穑。"中医将五脏的功能与五行的各自特性相对应，从而找到配合点，形成了新配法。

五行与五脏的配法不同，成为汉代古文经学与今文经学两派争论的焦点之一。而正如经学大师郑玄所说的，后一配法是中医所必须遵循的法则，否则临床不能取效。清代经学家惠栋也说这是医家独创的配法。当然顾颉刚先生曾考证，将心配土改为心配火是王莽为篡位而对"五德始终说"进行的改造。即便如此，对其他各行的配属也是一个创新。医学家为什么要放弃现成的、直观的、以位置为依据的配法不用？一个合理的解释就是这个配法不能很好地反映五脏的功能。这可以说是中医对五行配属法则的突破，或者说是灵活应用。

相生相克是五行学说表达各行之间利、害关系的抽象模式。它们在"五材"的角度中容易理解，如金克木，木生火等，但类推于其他配属时，就有必要对具体定义生和克的内涵。如东汉王充曾质疑说："水胜火，鼠何不逐马？金胜木，鸡何不啄兔？"❶（《论衡·物势篇》）有人认为，五行

---

❶ 王充：《论衡》，上海：上海人民出版社，1974 年版，第 48～49 页。

9

相生相克应该主要理解为体现各行的协同作用，他说："欲为之用，故令相贼害。贼害，相成也。故天用五行之气生万物，人用万物作万事。不能相制，不能相使；不相贼害，不成为用。金不贼木，木不成用；火不烁金，金不成器。故诸物相贼相利。"❶（《论衡·物势篇》）这种理解虽然也被王充批评，但现在看来很多情况下是合理的。

中医最早的经典《黄帝内经》以五脏相配五行，其相生相克就不存在王充所说"一人之身，胸怀五藏，自相贼也"之类的疑问。例如相生，《素问·阴阳应象大论》说：　"心生血，血生脾……肾生骨髓，髓生肝……"所以五脏相生不是心脏生出脾脏，而是指五脏之间的气血精髓等的濡养关系；相克如《素问·宝命全形论》说："木得金而伐，火得水而灭，土得木而达，金得火而缺，水得土而绝。万物尽然，不可胜竭。"主要是指病理状态下，各脏之间相助以恢复常态的作用。正如清代医家黄元御在《四圣心源》中所说："其相生相克，皆以气而不以质也，成质则不能生克矣。"❷ 所以，五脏相生相克主要是从五脏精气和功能的角度，阐明彼此之间相互长养又相互制约的道理。这与当时社会政治中以"五德始终"的生克来说明王朝取代与更替的有明显不同。这又是根据中医具体内容，来丰富五行学说内涵的体现。

由此可见，中医学在一开始运用五行学说之时，已经作了合理的诠释和调整。而在其后的发展中，更在具体应用上增添了不少内容。

例如，归纳总结了乘侮、胜复理论。

《素问》中的《天元纪大论》《五运行大论》《六微旨大论》《气交变大论》《五常政大论》《六元正纪大论》和《至真要大论》七篇大论，阐述了运气学说的原理。其中，归纳出时令之气有"亢"（又称"太过"或"有余"）和"不及"两种情况。时令均与五行相配，这样就为哲学上抽象、静态的"行"注入了动态、量化的因素。《素问·六节脏象论》："未至而至，此谓太过，则薄所不胜，而乘所胜也……至而不至，此谓不及，则所胜妄行，而所生受病，所不胜薄之也……"《素问·五运行大论》说："气有余，则制己所胜而侮所不胜；其不及，则己所不胜侮而乘之，己所胜轻而侮之。"五行乘侮的命名，就由此来。乘有"乘胜"之义，指太过的情况下对所胜的克伐；侮则指本来受克的一方由于量的增多，反过来欺

---

❶ 王充：《论衡》，上海：上海人民出版社，1974 年版，第 48 页。
❷ 黄元御：《黄元御医学全书》，北京：中国中医药出版社，1997 年版，第 698 页。

凌所克。这样就使五行的相克成为一个复杂的动态结构。

胜复理论也叫亢害承制理论。胜即相胜，复即报复。意谓如某运气化强盛，克伐太过（即相乘），会招致被克者之子起而克制它，以报母仇，便为复，也叫子复母仇。如金运太过，过乘木气（相胜），木郁而生火，火能克金，即为复。胜复的一般规律是，凡先有胜，后必有所报复。这可以说是对动态五行结构局部平衡维持的分析。

太过、不及等概念可与疾病的寒热、虚实等状态相对应，因此乘侮、胜复等理论使五行学说在医学上的解释能力大为增强。晋唐至宋代的中医理论一直较广泛地应用这种具有医学特色的五行学说。那同时也是传统文化中的命相学广为流行的时期，命相学对五行也有繁复的应用，如根据五行与四时相应形成一套五行休因、长生墓绝理论等，这些机械的法则，对中医学影响不大。因此可以说中医的五行学说是与命相学中的五行，其内涵与走向都是不同的。

金元医家的争鸣及明清医学理论的创新，是中医学术的又一次大发展。这一时期中医脏腑学说日益成熟和深化，对各脏的功能有新的阐发，为认识脏与脏的关系提供了更多的角度。适应这些发展，中医五行学说又发生了变化，出现了例如五行互藏、五行颠倒等新理论。

五行互藏由明代张景岳提出，意谓五行之中，每一行兼具其他行的属性。其思想的源头可以上溯《内经》。《素问·阴阳别论》说："凡阳有五，五五二十五阳。"张景岳则指出："五脏之气无不相渗，故五脏中皆有神气，皆有肺气，皆有胃气，皆有肝气，皆有肾气，……各有互相倚伏之妙。"❶（《景岳全书》卷三十八）指出生理上五脏功能相互影响，难以截然区分。明代医家赵献可也从病理上提出五行之中各有五行，如说："以火言之，有水中之火、有土中之火，有金中之火，有木中之火。"❷（《医贯·论五行各有五》）具体而言，五行中心属火，但随着医学临床的深化，人们知道火不独与心有关，还有"肾中相火"、"脾土中火"、"肝火内炽"和"肺金气虚，火乘虚而现"等不同情况，说明火可见于各脏。其他各行、各脏也可作相似的类推。所以五行互藏的提出，一定程度上弥补了五行与五脏单一固定配属，不能全面反映各脏功能的缺陷。

五行颠倒，最早源于道教的丹道之术。道教认为修道能逆转五行生克

---

❶ 张介宾：《景岳全书》，北京：人民卫生出版社，1991 年版，第 828 页。

❷ 赵献可：《医贯》，北京：学苑出版社，1996 年版，第 24～26 页。

之序，超越自然规律的束缚而成仙。道教此说仅用于修仙，不针对常人。但医家从中得到启发，将五行颠倒引入到五脏关系中来。清代医家陈士铎提出一系列"五行颠倒"关系，包括"生中有克"、"克中有生"、"不全生"、"不全克"、"不敢生"、"不敢克"等，他还主要是讨论五脏关系中的特例。另一医家程芝田则明确地认为生克在顺序是可逆的，他说："金能生水，又能克水，气滞则血凝也。水能生木，又能克木，水多则木腐也。木能生火，又能克火，木郁则火遏也。火也生土，又能克土，火烁则土燥也。土能生金，又能克金，土裂则金销也。""虽金可克木，亦可以生水以养木；木可克土，亦可以生火以培土。土可克水，亦可以生金以资水；水可克火，亦可以生木以壮火。火可克金，亦可以生土以化金。"❶（《医法心传·颠倒五行论》）程芝田将这些认识规律化，而不仅仅作为特例看待，他还从五脏关系进行了具体说明。

从逻辑上说，"五行互藏"与"五行颠倒"动摇了早期五行学说的两个基本法则，即五脏与五行的单一对应性和五行生克的有序性。尽管它在形式上仍然采用五行，但其内涵已经有本质上的不同。

进入近现代，随着西风东渐，中国的社会文化背景发生了深刻的变化。近现代的科学观念和理性精神对传统学术思维带来剧烈冲击，五行学说首当其冲。1923 年，梁启超在《东方杂志》发表名作《阴阳五行说之来历》，提出"阴阳五行说，为二千年来迷信之大本营……（五行说）将宇宙间无量于数之物象事理，皆硬分为五类，而以纳诸所谓五行者之中。此种诡异之组织，遂二千年蟠踞全国人之心理，且支配全国人之行事。嘻，吾辈死生关系之医药，皆此种观念之产物！"❷ 随后古史辨派史学家对五行学说源流进行研究，清理了笼罩在五行之上的神秘色彩。随之而来，中医界也掀起了关于阴阳五行理论存废以及中医发展方向的论争，章太炎、陆渊雷、恽铁樵等著名医家纷纷提出要废弃或改造中医五行学说。

新中国成立后，在唯物史观指导下，学术界对五行学说有了一个基本的评价，即认为五行学说既有体现世界的物质性和普遍联系的一面，也有机械僵化的一面，是朴素的机械唯物论。同时还认为，中医学对五行的运用是主要发展了其合理性的一面。但是五行学说固有的缺陷，仍然屡次引

---

❶ 程芝田：《医法心传》，见《陈修园医书七十二种》，上海书店，1988 年版，第 663 页。
❷ 梁启超：阴阳五行说之来历。见《古史辨》第五册。上海：上海古籍出版社，1982 年版，第 343 页。

发争议，并往往成为废弃中医论调的主要攻击点。

总结中医五行学说的发展史，可以得出以下几点印象。

（1）五行学说是早期认识事物构成与关系的简明工具，古代凭此构建了关于自然与人体的有序图景，然而它并不能全面地反映真实世界的面貌。

（2）五行学说有助于早期医学理论体系的形成，但它已逐渐落后于医学理论和实践的发展，后世的多种补充和修正，并没有真正改变五行学说的性质。

（3）明清以来脏腑学说成为中医学术的主流。五行虽与五脏相配，但由于不能有效地反映对脏腑功能与脏腑间关系的新认识，其指导作用逐渐抽象化，让位于阴阳、气血、经络等具体医学理论。

二、以五脏相关学说取代五行

五行学说的缺陷是由历史因素造成的。

作为五行核心范畴的金、木、水、火、土这"五材"，是古代就日常生活最常用的物质进行的简单归类，不必与现代科学对照就知道其并不完备。虽然后来"五材"抽象为五类特性，摆脱了"物"的制约，增强了其解释能力，但每逢进入应用领域与具体事物发生配属，总是难免招致争议。因为有些事物根本不能用五来限定，例如畜类众多，何以一定要挑选五畜来配属五行？在恰好能用五来分类的事物中，也不容易找到必然的配法，像五脏配五行就出现过今、古文经学之争。

在五行关系方面，相生与相克在抽象的哲学层面，足以概括事物的基本关系。但其不足之一，在于限定了生与克的单一对象与方向。即使对"五材"来说这种单一性也是完全合理的。如土固生金，何尝不生木？木克土，金当然也克土；水与火之间，谁克谁则视情况而定……不足之二，是从抽象应用到具体的更复杂的事物时，其利、害的界限是模糊的，两者甚至是共存的，这就不好说谁生谁或谁克谁了。这种情况下根据五行的配属强行推定其生克关系，虽然多数能找到符合解释的事例，但必然不是真实情况的全部，像五脏关系就是如此。

五行学说当然有其长处。现代中医教材仍然保留五行学说就是基于其历史原因和合理因素。但任何事物作为一个整体，其长处与短处是并存不分的。如果不作根本性的改造，想光利用其长处，避开其短处是不可能的。五行学说的缺陷已经成为长期以来中医教学中令人困扰的问题。教材中的五行学说不得不从最基本的五材概念关系说起，这已经较难令现代的初学者接受；到了实践中再费力地向学生说明理论与实践的差异，增大了学生理解的难度。

当然，简单提倡废弃五行学说，等于将合理的一面也抛弃，这更不可取。按照科学哲学的观点，知识的进化不能破而不立，应该在针对同一问题上，有能够容纳更多新发现、解释能力更强并更好指导实践的新理论，才能取而代之。这里，我们提出：以五脏相关学说取代五行。

五脏相关学说是在五行学说的基础上，克服其理论的机械性，并综合脏象、阴阳、气血、经络等理论，全面反映人体五脏系统的功能及彼此关联作用的学说。

五行学说涉及的主要问题有三方面：一是五大类别的特性；二是五大类别之间的关联性；三是人体与外界相关性。五脏相关学说覆盖了五行学说的基本范畴，不同在于，五行学说以"五行"为中介作推导，而五脏相关学说以"五脏"为中心来说明。

（一）人体是以五脏为中心的功能组合体

1. 五脏功能是连属人体的中心

五行学说应用于人体其实就是以五脏为中心的。五行配人体有脏、腑、体、液、窍、声、神、志等种类，涉及肉体与情志等方面，而五脏是这张配属表中的核心，其他全部是由五脏派生出来的下位概念。也就是说，腑、体、液、窍、声、神、志等多是随所属之脏来配五行的，其生克也是以五脏为中介的。

五脏相关学说同样认为人体以五脏为中心，连属脏、腑、体、液、窍、声、神、志等范畴。但前面说过，五脏之所以为五，是因为根据脏的定义在腹腔内恰有五者，至于其他范畴不一定界定为五，配属也不必固定。如腑可有六，它与五脏的关系是由经络等确定的，与五行无关；情志可有七，但都由心所主，病理上则与肝关系密切；窍可有九，与五脏关系各有不同，如耳并不是只与肾相关，还与肝在生理、病理上相关联……

要之，五脏相关学说认为，五脏与全身器官之间的配属关系是多方位和多渠道的，是长期实践观察的结晶，还会在实践中进一步丰富。它不依赖于某一理论的推导。

2. 五脏功能各有特性

五行学说以五行之性来类推五脏之性。而中医脏腑学说对五脏功能的认识，更多地从其功能所主、阴阳属性和气血运化等分析，有很多超出或不符合五行之性的地方。这些必须以五脏相关学说来归纳。

如肺脏，生理功能包括主气，司呼吸；主宣发肃降，通调水道。在五行中肺属金，金曰从革，有收敛、肃杀之义。肺的功能中，与金的肃杀直接对应的是肃降。肃降即肺气向下的通降，但肺同时还主向上升宣，升宣与肃降在生理情况下相互依存、相互制约，使气道通畅、呼吸调匀，体内外气体得以正常交换，二者不可分割。因此仅从金的特点而只认识肺的肃降是不完整的。

又如肾脏，五行属水，水曰润下，但中医认为肾中亦有元阳，或曰命门之火，是温煦人体的动力之源。仅从水的特性来认识肾是完全不够的。

如果还局限于五行学说，有关五脏功能的认识就难以整合。五行学说和脏腑学说貌合神离，并行共存而又枘圆凿方，造成中医理论体系的不圆洽。

（二）五脏之间存在密切的相互联系

人体是一个整体，相互存在紧密的联系。这是中医整体观的基本论点。无论五行学说还是五脏相关学说，都是表达这种整体观的理论模式。区别在于表达的方式、方法和内容都不相同。

1. 联系模式

五行学说中相生与相克是对事物关系的高度抽象的哲学概括。五脏相关学说继承这一认识，认为五脏之间促进和抑制的关系。而五脏之间还有不少相互作用是难以用利或害来界定的，例如多脏在共同完成人体某一功能时发挥互补的作用等。因此，五脏相关学说认为五脏之间存在促进、抑制和协同三种作用模式。

（1）促进作用：指一脏在某种生理功能中或某种病理状态下对另一脏发生的滋生和长养等作用。它包含了五行关系中的相生，也包括历代医家总结的反相生、隔相生等内容。

（2）抑制作用：指一脏在某种生理功能中或某种病理状态下另一脏产生的抑压和制约等作用。它包含五行关系中的相克、乘侮等内容。

（3）协同作用：指两脏或多脏在完成人体某一生理功能，或者在造成与逆转某一病理状态的过程中，共同发挥作用。中医认为人体的生命活动是一个复杂的过程，有些生理活动往往需要几个脏腑的配合才能进行。例如消化、水液代谢、血液流通等，其中任一个脏腑的病变都有可能影响协同作用的其他脏腑。

2. 联系渠道

在五脏配五行的理论中，五脏生克的依据就是五行的生克，是一种代入公式求解性的应用。但五脏相关学说认为，脏与脏的关联是通过相应的渠道实现的，了解其渠道才能有效地应用于临床。这些渠道，均与五脏功能或经络有关，通过气、血、津、精等精微物质来发生作用。

以心与脾的关系为例，可以从三个渠道来体现。其一，血的生成与运行。心主血，脾统血，且脾为气血化生之源。其二，气的关系。心主血脉，血行脉中动力来自宗气，宗气的充沛则赖于脾气充盛。其三，痰与瘀，这是从病理而言。脾为生痰之源，痰浊阻滞胸阳，则可闭涩心脉，因痰致瘀。痰瘀相关是心脾在病理上相互影响的体现。

3. 联系特点

联系特点是指脏与脏在相互作用时的主动与被动关系。五行生克框架中的生克顺序是固定的，古人用母子、我克、克我等术语表过生克中的主动与被动角色。这种固定顺序过于机械。五脏相关学说认为，在脏与脏相互作用时，何者处于主动地位，既与各脏的功能特点有关，也与作用的渠道有关。

例如在生理状态下，先天之本肾与后天之本脾，常在阴阳气血的滋养方面处于主动地位，供给各脏动力和养分。以肝而言，对肾来说就处于被濡养的被动地位。但在病理状态下，肝则常常有扰乱他脏的趋向，如冲心、犯肺和侵犯脾胃等，因此被古人称为"五脏之贼"，这时又处于影响的主动地位。

（三）五脏与外界环境之间存在不完全对应的联系

五行学说在古代理论中是沟通天人的中介。例如通过它，五时、五气、五味、五谷、五畜、五音等都与五脏发生作用，成为病因理论和药性理论的组成部分。

实际上，人体与外界存在联系是中医整体论的基本观点，这在引入五行学说之前已经形成，并非五行学说的推论。五行学说将各种零散的观察知识整理成体系，对理论构建有积极作用。但它所建立的关系并不完全符合实际。

一方面，为适应五行，将四季分为五，将六气中的火与暑相合，甚至将种类众多的谷类、畜类等仅选五种来配属，这都是不顾实际的做法，在今天看来并不可取。

另一方面，外界事物与五脏的一一对应关系并不必然。例如春天不见得必然肝脏病流行，而肝脏病也不见得于春天才发病；心配属夏但心痹胸痛却高发于秋冬寒冷之时。此外，像"病在肝，愈于夏，夏不愈，甚于秋，秋不死，持于冬，起于春……"等以五行生克为基础的预后推论，也是不能机械套用的。五味配五脏古代也有不同配法，有学者研究《黄帝内经》谈五味与五脏都是一组对一脏的论述方式，并非一一对应（中药药性理论中的五味已经不是以味道为基础，而是以功能为依据，实际上成为五脏系统的派生物，因此与五脏有较好的对应关系）。

当然，这绝不是说原来按五行的配属肯定就不对。以五行为中介将五脏与外界相联系的体系中，包含了大量建立在观察基础上的资料，很多是有实践佐证的。例如脏腑功能与四时气象、四时阴阳节律的影响有一定规律，五音影响情志和五脏功能也有客观依据，只是其对应性未必那么唯一。五脏相关学说要在继承这些资料的基础上，重新分析和确立其关系性及影响规律。

三、五脏相关学说的方法学特点

为什么提出五脏相关学说取代五行？其重要原因是有明显缺陷的五行思维已经影响了人们对中医核心内容的理解。现代社会对中医的各种质疑与非议中，那些罔顾历史与现实的"废医"论当然可以置之不理，不过其中也有合理要求，即希望中医理论能够逻辑清楚，思维理性，理论自洽。中医理论现代化，并非一定要用实验数据来说话，但这几点应是"现代化"的基本精神和要求。

五脏相关学说立足于中医理论的特点，既包含五行学说和中医脏象学说的合理内容，又尽力吸取现代自然科学方法论的认识。其方法学特点是：

（1）在实践的基础上保留五的配属系统。人体五脏系统的划分是结构和功能的统一体，并非为配属五行而分成五类，故五脏相关学说保留中医五脏系统的结构。

（2）以系统和结构的观点认识五脏的相关性。五脏相互联系，是辩证唯物主义关于事物普遍联系观点的体现，其联系的特点可以借助系统科学和结构主义的认识来阐明。

（3）气血阴阳为五脏相关的信息单元和控制因子。五脏相关联的基础不是金、木、水、火、土的五行属性，而是人体气血阴阳等物质与功能相互影响的结果。

（4）证伪与证实相结合，以"症状——病机"的逻辑认识五脏关系。中医对五脏关系的认识，是从宏观的症状中分析病机，从病机中得出脏与脏的相互影响模式。现代实验手段只能起参考作用。

（5）以文献和临床调研为依据，开展五脏相关研究。五脏相关学说中的脏与脏之间相关影响的关系式，并非按五行生克公式推导，而应在文献中总结，在实践中验证，并借用现代手段开展大规模调研来逐一明确，最终整合成新的理论体系。

如果说五行学说是演绎思维，那么五脏相关学说重新回归观察-归纳思维。理论上，演绎逻辑比归纳逻辑完美，但与其不合实际地演绎，不如认认真真地归纳。

五脏相关学说保持了五脏配属结构，包容了五行的关系模式，最大限度上保持中医理论的完整性。不过它打开了五行的封闭循环，形成了全面开放的结构，里面还有大量内容要充实。例如，理论方面五脏相关取代五行后与中医其他学说如何协调有待进一步完善，实践方面五脏与内外环境的联系在具体生理和病理上如何体现有待逐个地总结……。

中医理论的现代化，有待全体中医界的努力。

怎样正确认识中医[●]

怎样认识中医？中医是一个伟大宝库，但是，它就像古代的和氏璧一样，懂得的才知道它是宝，不然你就会认为它是石头。《韩非子》说：和氏在山中得一玉璞，拿去献给厉王，王使玉工鉴定，说是石头，结果厉王砍掉了和氏的左足。武王继位，和氏又去献玉，经鉴定又以欺君罪断其右足。及文王即位，和氏抱玉痛哭三日三夜，问知不是为断足，而是为宝玉被误以为石头，文王使人剖璞得宝玉，就是和氏璧。我形容在近代的中医就像和氏，不断献宝不断遭受磨难。当然现在情况好了，国家制定了中西医并重的国策，强调中医是一个伟大宝库。

一、中医学的长处

为了更好认识中医，我们先简要回顾中医药学的发展历史。讲到中医

[●] 1999 年 12 月对广州中医药大学 98、99 级中西医结合 7 年制硕士班同学的讲话。郑洪整理。发表于：上海中医药杂志，2001，35（1）：4 – 8.

的源头当然是《黄帝内经》，里面讲阴阳五行、脏腑经络，是中医理论的核心。其中的五行学说，我认为现在可以用五脏相关来取代。汉代张仲景用医经家的理论整理众多经方家的方药，提倡杂病用脏腑辨证，伤寒用六经辨证，使中医临床医学有了一个学术体系。《伤寒杂病论》里面的东西我们至今还没有研究完。宋代政府组织中医古籍点校的系统工程，这是医学史上的大事，有了古籍点校，有了医学普及，才带来了后来金元时代的医学争鸣，产生了金元四大家。到了清代，叶天士是温病学派的祖师（张仲景是伤寒学派的祖师），另外还有吴鞠通等温病大师。从伤寒到温病，中医对传染病的治疗已经达到了很高的水平。而西医对细菌性疾病的治疗方法是第二次世界大战期间才发展的，在 20 世纪 40 年代以前，治疗这些传染性流行性疾病，西医跟中医是没办法比的，只能等它自愈。当然，在抗生素发明以后，西医对细菌性疾病的治疗来了一个飞跃，因此认为很多感染性疾病能解决了。但是今天看来，仍然有很多问题未能解决。看看我们的历史，从张仲景到吴又可、叶天士、吴鞠通，直至今天，中医治疗流行性、传染性、发热性疾病的理论与实践，仍然是光辉灿烂的。如果不经过实践的检验，有人以为中医连细菌都不懂，怎么能治疗细菌、病毒、钩端螺旋体之类的病呢？西医在几万、几十万倍的电镜下，病毒、细菌无所遁形，都看得很清楚，因此你就会产生疑问，感到中医的理论落后、不科学。其实中医是从宏观上掌握，两者不一样，中医治疗传染性、流行性病，有中医的理论。看一看国家"七五"攻关课题——南京中医药大学周仲瑛和江西中医学院万友生"中西医治疗流行性出血热的疗效对比"（下面再详细介绍），他们的疗效远远超过了对照组西医药的疗效。当然，如果要对流行性出血热进行确诊，要靠西医那一套，然后用中医的理论来指导治疗，这就是中西医的结合，因此取得了辉煌的成果，说明了中西医优势互补，也就是中西医结合的必要性和可能性。

上面讲的感染性疾病，自从抗生素发明之后，很多人认为非用抗生素不可，但是抗生素的滥用，使细菌产生了抗药性，因此产生了一些新的更难对付的细菌，将没办法对付它，所以现在医学界都在忧虑这个问题，但是我们中医不忧虑这个问题。前年香港出现了禽流感，害怕得不得了，把香港所有的鸡都杀光，流感死了 5 个人，如果找中医看，不会死那么多。抗生素跟着细菌的抗药性不断更新换代，售价也越来越高，有的还不能解决问题。今年我在某大医院会诊了一个感染性疾病，发高热总退不下来，每天都在 38℃～39℃之间，西医形容用药像"飞机"、"大炮"什么都用

19

上去了，他们说连"导弹"也出动了，我会诊后用了补中益气汤，黄芪、当归、党参……，结果体温慢慢下来了，西医也不得不承认是中药的疗效，后来病人痊愈出院，大概花了30多万元，因为那些"导弹"很贵嘛！我的中药大概一剂10来块钱。有人问，你中医治疗传染病的理论有什么科学的依据吗？那就看看我们祖宗是怎么认识这个问题的：

吴鞠通的"病原说"要点有三：①岁气、年时（气候与环境）；②藏精（正气内存）；③戾气、厉气（致病物质）。这就是吴鞠通《温病条辨》的"病原说"，专门谈论病原的。如果把他那三点用现代汉语翻译一下：

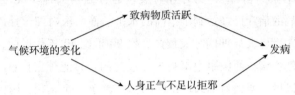

第一点是讲气候环境的变化；第二点是讲气候环境变化引起的致病物质活跃、繁殖，流行性病的流行都有一个气候条件作依据；第三点是讲正气不足以抗邪，所以发病。可以认为，这个"病原说"讲三方面：自然气候环境、致病物质、个体因素，其中强调"正气存内，邪不可干"，就三个方面来说，人是处于主要方面的，而这正是西医所不注意的。我跟香港卫生署负责人一起吃饭，谈到治病、治人的问题，我说西医是治病的，她说："不是，现在的医生啊，是治化验单的。"只看化验单，连望、触、叩、听都不会了。中医认为人是很重要的，而西医的医学模式一开始是生物医学模式，最近才发展到生物—心理—社会医学模式。够了没有？我说还不够，还不如中医。中医这个病原理论是很高明的。比如一家人有人得了乙型肝炎，并不是个个都传染上，按理说夫妻生活会传染的，但是我有一个病人，丈夫患乙肝去世了，夫人去检查没感染，但人家不相信，影响她再婚，不过最后她还是结婚了，生了一个小孩。这个例子说明，人是主要的方面，所以说西医学重视病，一定要找到最根本的形态学的东西，而我们是从宏观、从人的角度来认识，"正气存内，邪不可干"这个理论对西医学的康复、保健、养生都有极为重要的指导意义。最近有人（可能是年轻中医）说不对，说应该是"抗体内存，邪不可干"，这不是胡闹吗？怎么能有可比性呢？抗体是注射疫苗或得病后产生的，我们讲的"正气存内，邪不可干"有一套的理论，如温病伤阴了，"留人治病"，先把人留下来才能谈到治病。这是扶持正气，虽然西医有支持疗法，但不形成一种理论体系。匆匆忙忙引用西医的东西来批评中医，非常浅薄。

下面举个例子证明中医是不是能治疗传染病。我刚才讲到，"七五"攻关项目——"流行性出血热的中医辨证论治"课题，南京中医药大学原校长周仲瑛和江西的万友生教授分别进行研究。周氏总结 1127 例，其中中医组 812 例，病死率为 1.11%．对照组用西医方法处理 315 例，病死率是 5.08%，统计学处理 $P<0.01$。万氏总结 413 例，中医组 273 例，病死率 3.7%．对照组 140 例，病死率 10.07%，$P<0.01$。我翻了一下《实用内科学》，上面讲的病死率也就是 5%～10%，和他们报道的差不多，可见西医组不如中医组。那么这两个中医药组治疗方法是不是一样呢？不一样。论病虽然都是同一个流行性出血热（按西医的方法确诊，研究组中也有西医），周氏用的是清气凉营为主治疗，万氏以治湿毒法为主，治法不一样，假如掉转来治，病死率就要高于西药组了，可见中医是要讲究辨证论治的。辨证从哪里来？从宏观里来，寒热虚实表里阴阳，中医是以人为本的，人与天地相应，因而诊治疾病讲究时间、地点和人。西医学有时间医学才多久？才几十年。美国的哈尔贝格说是"时间医学之父"，后来他知道"祖父"在中国。因为他读了成都中医学院一位助教翻译的《内经》有关时间医学的内容，他要到中国寻找"祖父"来了。过去有人对个案是瞧不起，所以现在我们有些中医杂志的编辑，个案报道他是不理你的。西医学又回到重视个案、重视个体，重视个性化了，所以西医理论总的趋势是向我们靠的，越进步就越往这里来。李约瑟说世界医学走的路将来要走到中医那里去，从大的方向来看的确是这样的。

　　上个星期我参加了一个会，加拿大一位儿科医生叫谢华真，他回来做了很多好事，跟我们二院（省中医院）合作，是二院的名誉院长，那天晚上他作了一个报告，叫做 HQ，不是有 IQ 吗？他就是讲健康的数值，他里面很多就是借用了中医的东西。他现在出一本书（已经在加拿大印了），书商很感兴趣，因为他提出一个新问题。健康不仅仅是实验室检查、什么 X 线啦、CT、B 超、彩超、MRI、化验等都正常这就叫健康，不是的，还要生活得愉快、生活得潇洒。讲到人的精神的问题，精神的健康还没有个标尺，而我们中医过去一讲就讲一个人要有精、气、神。"望而知之谓之神"，的确有些病人，一看，就知道其危重的程度。所以说世界的文化慢慢要和中国的文化融合，这就会产生新的东西，因此你们千万不能丢掉自己的东西。党中央和国务院曾经发布了关于中医工作的指示，在前面就讲，"中医不能丢"。但现在我们丢的东西太多了。我们中医学有很多走在世界前头的东西，要你们去发掘它、发扬它。

因为西医的模式是生物医学模式，所以很多要做动物实验研究，这是好的，对西医的发展起了很大的作用，应该肯定这一点。但是不能认为这已经到底了，还是有不足之处的。而现在我们中国审查药品，也要老鼠点头这个药才能通过，人点头了还不行。我给这个药物监管局写信提意见，说你们审查中药的方法完全借用西医那一套，是不对的。你们这是请了乒乓球的裁判员去做羽毛球的裁判，这怎么能行呢？应该按中医的规律去办事。中医是讲究整体观的，讲究动态观的，讲究阴阳平调观的，所以对一些慢性病、疑难病、西医学没法解决的病，中医慢慢摸下去都会有办法的。我说过，将来艾滋病要攻克的话，缺少了中医就不行，可能是中医药先拿到成果。举个例子，我们校有一位老医生在美国治疗一位艾滋病女患者，一直控制得很好，他在那里住了将近 1 年。他要离开，那个女的就哭了，她的"保镖"没有了嘛！

世界上一些需要开刀的急腹症，我们中医就不用了，可以非手术治疗。不过，现在我们有的中医生也很喜欢开刀了，可能感觉很新鲜，把人家肚皮打开觉得很妙吧。其实不打开才是最好的，是不是？

以上所说那么多中医的长处，我并非要贬低西医、抬高中医，不是这个意思，千万不要误会。我主要想推荐中医的长处，启发大家在 21 世纪去挖掘中医之所长，用现代的新科技包括西医的新技术作为工具，去发扬中医，为中医学质的飞跃做出贡献。我已讲过，中西医各有所长，互补性很大，但是不能拿西医的理论去改造中医，我认为可以拿中医的理论来指导西医。现在我们中医界也有人对西药分其寒、热、温、凉、平，他说抗生素多数是寒性的，有人问我这样研究行不行？我说可以嘛，你去研究吧。

二、中医院校学生的责任

下面谈一谈大家的责任。中西医结合的目标是什么？首先要回答这个问题。我认为主要是为了发展中医药学，使中医药学造福人类，更好地为中国人民和世界人民的健康服务，应该是这样。你要丢掉中医，要学习西医去改造中医，这不是违背了世界人民对你的希望吗？关于中西医结合问题，不是中医＋西医，也不是中药＋西药，而是要在理论上有所突破。要达到理论上的突破，光靠中医和西医两门科学还不够，还要与最新的科学技术相结合，和自然辩证法相结合，这就是我们能够做出贡献的关键。必须要和新科技相结合，新科技与中医相结合之后，也促进了新科技的发展。山东大学张颖清教授的"全息生物学"，是世界上其他地方所没有的学科，是新创造出来的学科。全息生物学现在已经得到世界上日本、瑞典等国家的承认，它不仅对人，对动物植物、园艺都有作用。全息生物学来源于全息照相，然后从针灸经络学说派生出来。他和山东中医学院合作，发现中指第二指节，可以反映全身的情况。一个部分可以反映全身，经过研究就产生了新的学科。所以，研究中医不仅为了发展中医，而是也有可能发展世界的科学。作为中医，你不研究中医就得不到。你不研究中医不如到美国去学习，它是现代西医的前沿。中医的前沿在我们中国，你用新科技去研究它，反过头来又促进了新科技的发展，我们就要有这样的雄心壮志。但是这个雄心壮志离开了中医就不存在，就不是中医学，你研究的可能是别的。最近华南师范大学一位光学家，院士，他要用光学来研究中医学，研究中医的经络。有50个人考他的博士后流动站，他只要了一个原来我们这里针灸学院的博士生，他们用激光来研究中医，最近写了一份标书，要我也参加，其实我不懂光学。我们最欢迎的是其他的边缘学科参加到我们这个学科来进行研究，就会在世界上创造奇迹。

我刚才讲中医一直在量变，当它质变起来就不得了，所以眼光要扩大，但是作为我们中医院校的学生，作为中医，你必须要参加临床，必须在临床上下功夫。无论你将来搞基础研究、搞其他科研也好，都必须参加临床。那位博士后现在也在跟我临床。为什么要临床，中医的理论从哪里来？过去说中医不懂解剖，没有实验研究，只有阴阳五行，寒热表里，说了人家都听不懂，居然也能治好人，真是使人费解。但有了现代科学就明白了。现代科学有个控制论，其中有个黑箱学说，黑箱里面是什么东西不知道，输入信息，信息反馈，不断地进行，然后慢慢就清楚了。中医理论的来源就是靠黑箱的方法。一个咳嗽病人来了，用解表法治好，知道是"表咳"；另一个病人来了，用陈夏六君子治好，就知道还有虚证。所以最后得出结论是"五脏六腑皆能令人咳"，就是在临床这样治那样治慢慢找到了规律。这就是科研成果。中医的理论就是从人身上实验出来的，它是很可贵的。中医的诊疗尽量不损伤病人。当然中医过去也有开刀，但还是尽量走不开刀这条路。比如阑尾炎，新中国成立前还是一个大手术，因为抗感染还不过关，也容易死人。那时我们治疗，就是用张仲景的大黄牡丹皮汤，三五付药就好了。后来又发现了阑尾穴，现在治疗是针阑尾穴加上吃大黄牡丹皮汤，一般都不用开刀。即便穿孔，只要排到腹腔里面的东西不超过500毫升，可以不开刀。我常说病人不仅是我们治病的对象，还是我们的老师，我们当医生的千万要记住这句话，好好为病人服务。因为中医的理论是多少前辈，绞了多少脑汁形成的。你不要小看"气有余便是火"这么简单的一句话，是经过了多少人的实践才总结出来的。中国文化的理论跟外国不一样。就拿辩证法来说，新中国成立前我就接触辩证法，苏联的书这么厚，但毛泽东就是两卷，一个《实践论》，一个《矛盾论》，你们如果没读过这两本书，赶紧去读。对你学中医很有好处。有天我请教了一个搞物理学的教授，我问科学的头在哪里，是数学，还是物理学？他说，这两个都重要。我问，这两者讲不讲哲学。他说讲，哲学很重要。这是个水平很高的科学家，我以为他不讲哲学。有个故事说，日本一个原子物理学家见毛主席，毛主席说原子还可不可分？根据辩证法是可分的。毛主席不懂原子物理学，但他能够看到深层。的确，原子下面还有电子、中子、质子等，还可分。

上面讲了那么多，那怎样才能达到我们的要求呢？原则上，中医课、西医课都要学好，但是重点一定要把中医学好。因为中西医结合不是目的，中西医结合是手段，是方法。其目的在于振兴中医，既然要振兴中医，如果重点不放在中医，那你干什么？所以好多学生从兴趣出发，从意气出发，感觉西医好学，忽视了中医。其实，你在这里学完了出去，即使你中医学得很好，水平还是偏低的。因为中医深涵辩证法，很高深，我们有两千多年的文化精华积淀，那么多的古典著作，你那几本教科书，能包括得了么？现在我们的有些教材越编越差，由于他们的中医水平不够。我正想给中医药管理局提意见，干脆废除统一教材算了，让各个学校自选教材，自编教材，自己去讲，有多高水平的老师就有多高水平的学生，让他们竞争去吧。所以必须要把中医学好。乒乓球不是有海外兵团，几乎把我们自己人打败了？现在我们中医的海外兵团很多。1992 年我到美国加州，我帮他们成立了广州中医学院校友会，能够成立校友会，说明出去的人很多。他们出去不能用西药，只能用中药、按摩、针灸，他们老这么下去中医水平就会不断提高。我们在澳洲的人也不少。北京中医药大学在德国开了一个中医院，可以开化验单，就是不能开刀、用西药，但现在病人已预约到几个月后。当然是慢性病、疑难病。现在世界上最头痛的还就是慢性病、疑难病，现在世界医学的危机不在于急症，而在于慢性病。中医是不是急症就不行？中医急症也行的，下面我举个病例。20 世纪 60 ~ 70 年代，空军医院一个 10 个月大的婴儿，吞下了一颗螺丝钉，人太小不敢开刀，第 3 天痉厥发高烧，到我院请外科教研室张景述老师去会诊。按你们看这个病中医有没有办法？X 线下看得很清楚，螺丝钉在胃壁上摇摆，病儿痛得厉害。张景述老师让人拿稀饭、骨碳来，调和喂小孩吃。最初他不肯吃，但吃着吃着他愿意吃了，因为没那么痛了。过了半小时张老师让拿蓖麻油来，给小孩灌服3茶匙，由于小孩发烧，又开了几剂清热解毒中药。病儿症状大有缓解。你说这个治法妙不妙？很妙！因为胃要蠕动才能把螺丝钉排走，但一蠕动钉子损伤胃壁，痛得更厉害，越痛幽门越收缩，钉子卡在那里。灌了稀饭进去，就缓冲了，保护了胃黏膜，再加上骨炭粉。第二天病儿排出钉子，骨炭粉把钉子仿佛电镀似地镀了一层，有了这一层，它就光滑了，容易排出来了。这个方法哪里来的呢？是在《验方新编》里面找到的。原方是用木炭粉、麻油，张老师因地制宜改了，病儿就过了这一关。这就是我所讲的我们文化的积淀。文献里面有很多宝，问题是你能不能、愿不愿拿宝。这是个很具体的例子。毛泽东说"中国医药学是一个伟大的宝库"，国务院说中医不能丢。丢不丢，你们这一代责任重大。我们这一代没有丢，教出了很多学生。

最后再强调一句，学中医要根据中医的方法，中医有些很强调要背诵，背熟了你一生都受用。所以不要以为背书就落后，背书是很先进的。过去我看我们的前辈学英语都是在背，所以他们都不是哑巴，背得多讲起来就流利。我看最近这些年来的学生只会看，是个哑巴，就是缺乏背。据说有个物理学的名教授，他要他的博士生背熟《老子》才能答辩，是很正确的。中医更要这样。我们学校党委在1999年作了三个决定，一个教学的，一个科研的，一个医疗的，都要往中医这个康庄大路上走，不要走歪，不要被五花八门的东西牵着走，只是要老老实实地在中医的路上走。大家一要读书，二要临床，临床也要以中医的方法为主，迫不得已才用上西医西药方法，要以中医为主，以西医为辅，这样才能够发扬中医。如果反过来以西医为主，以中医为辅，作为一种学问研究，也未尝不可，但是你所做的不是发扬中医，是发扬西医，就差这么一点。中医有些人不安分，也很聪明，他在美国考西医比西医还西医，成绩很高，但是那不是我们要培养的。因为中国那么多西医院校，就只有不到30所的中医院校。去年还合并了两所中医学院，全世界几十亿人口，就那么一点中医，满足不了世界的需求。所以我在2000年《新中医》第二期有一篇医话，叫《人类不能没有中医》，请你们看一看，以补充我今天讲得不够的地方。我若有讲错的请大家指正，谢谢！

21 世纪慧眼识中医❶

近百年来，"科学"这顶帽子，总戴不上中医药的头上，这是时代的悲哀。因此导致中医人才的数量与质量的萎缩，中医临床的舞台在萎缩，给中国卫生事业带来损失。

《中国中医药报》自从组织"中医药论坛"以来，把"中医是否科学"这一问题推向深入推向高潮，接着又出版了《哲眼看中医》。报社抓住了时代的脉搏，用实事求是的精神，通过正反的辩论，从而找回中医药学的真价值，可谓功不可没也。

回顾 1929 年国民党通过余云岫的《废止中医案》，这是国民党政府打向中医药界的一记重拳。也是民族虚无主义对待中华文化的一次大动作！因遭到全国人民的反对，执行不了。但中医从此走向坎坷之途，引来不少学者断断续续地参加"中医不科学"的大合唱。

为什么余云岫之流还那么热衷于消灭中医？这与他们大多为日本留学生有关。日本明治维新之后把汉方医废止了。《月犁》第 81 页原卫生部长崔月犁自述："我 1979 年访问日本时，与日本医学会会长武田谈话时，他说'你们中国有传统医，我们没有了，这个传统医是21 世纪的医学，到了21 世纪将被各国所承认、所重视。'他说得有道理，日本取消传统医是个悲剧，是个错误，我们中国绝对不能消灭中医，'不科学'之说不能成立，我们要承认中医是科学，研究这个科学，不能用中西医结合的方法把中医代替了，要把中医消灭，就会走上日本的悲剧之路。"日本医学会会长的话，无疑对那些留学日本，想消灭中医的人给了一记耳光。崔部长说："不能用中西医结合的方法把中医代替了"，很值得我们去深思去体会。

当然，"中医'不科学'合唱团"中也有不少不是留学日本的，其中尤以受过严格的西方科学训练的学者为甚。但这不是决定的因素，《哲眼看中医》书中，可以看到那些能从哲学高度审视中医药学，受过严格的西方科学训练的学者，都能慧眼识中医。这部分的学者有越来越多的趋势，因为西方自从系统论、信息论、控制论等老三论出来之后，能帮助人们了解中医。再一个趋势就是中国和平崛起，必须把中华文化的精华大加发掘加以提高，以补西方文化之不足，以振兴中华文化。尽管杨振宁博士对

---

❶ 2005 年 8 月 13 日，为纪念"中医药科学论坛"召开一周年有感而发。

《易经》与中医有他的看法，但是他在2004年6月25日《光明日报》发表的《中国为什么能以奇迹般的速度发展》一文说："中国为什么能以奇迹般的速度发展，变成现在这样举世瞩目的古老又新兴国家？我认为中国崛起有两个重要因素：一是中国传统文化的韧性，另一个是中国共产党的韧性。"他这个观点十分正确，他赞扬中华文化以人为本的精神，中医药正是以人为本的医学，是传统文化最有韧性的代表。历经一百年被打而不倒，20世纪80年代已开始走向世界。

我国不少著名科学家因为重视自己的文化的根而取得超越西方的成果。《瞭望》2001年2月28日第九期《与两位院士对话》文章指出，吴文俊院士认为：传统数学给我一种启示，使我想到不必走西方的道路，是另外一条道路。我就从几何定理的机器证明方向突破，结果成功了。袁隆平院士也认为：中国古代农业里有很多传统的宝贵经验，值得继承与发扬。袁隆平院士还认为吴文俊机器证明的研究方法，是把中国古代数学思想和当代计算机技术结合起来。"有点类似于远源杂交优势"。

吴文俊院士的《东方数学的使命》一文（《光明日报》2003年12月12日摘载自中国科学家人文论坛），文章一开头就说："一提到科学或者数学，脑子里想到的就是以欧美为代表的西方科学和数学。我要讲的是，除了以西方为代表的科学和数学之外，事实上还有跟它们完全不同的所谓东方科学与数学。这个意见也不是我第一次这样讲，在《中国科学技术史》这一鸿篇巨著里面就已经介绍了这一点，李约瑟在著作里讲，东方不仅有科学和数学，而且跟西方走的是完全不同的道路，有不同的思想方法。"吴文俊这一段话如果用在中医学上就再准确不过了。

当然除了上述科学家的高见之外，社会上还有另一种音调，认为"中医不是伪科学，简直是反科学"。但未能见其提出中医有哪些反科学的证据。作为一个科学家，应言之有据，要对社会负责，对人民负责。如果中医是"反科学"就应予禁止，应予消灭了！

刚收到《中国中医药报》朱清时院士的大作《用现代科学观看中医》，拜读之后，兴奋不已，觉得这真是21世纪科学院士慧眼识中医的代表作。

21世纪中医药学肯定会大发展，要发展不仅是中医药人去努力奋斗，还必须有许多学科的科学家加盟，实行走学科交叉之路，中医药学就能无愧于中国第五大发明之荣誉。

谈 中 医[1]

现在要发扬中医经典，就要加入到弘扬国学的大洪流中去，就是要顺应时代的需要。中华民族的精神，广泛存在于十三亿人民心中，抓住这个去发扬他，必然会得到大家的响应。中医经典要宣扬，必须有中医临床作为后盾。中医经典都是古代的语言，两千多年前的，现在很多人没有好好地学习医古文，医古文学习不好，就没法理解中医的经典。但更重要的是中医临床！没有临床疗效，我们讲的再好现在人也听不进去，更不能让人接受。

过去的一百年里，民族虚无主义的影响很大，过去螺丝钉都叫洋钉，国内做不了。可现在我们中国可以载人航天，而且中医已经应用到了航天事业上，例如北京中医药大学王绵之老就立了大功，为宇航员调理身体，使他们大大减少太空反应，这就是对中医最好的宣扬。中医是个宝，她两千多年前的理论比二十一世纪还超前很多，可以说是"后现代"。比如我们的治未病理论，西医就没有啊，那所谓的预防医学就只是预防针（疫苗）而已。只去考虑那些微生物，去杀病毒，不是以人为本，是拆补零件的机械的生物医学；我们是仁心仁术啊！是开发人的"生生之机"的辨证医学！这个理论就高得多。那医院里的 ICU 病房，全封闭的，空调还开得很猛，病人就遭殃了。只知道防病毒、细菌，如让烧伤的病人密封起来，结果越密封越糟糕，而中医主张运用的外敷药几千年来疗效非常好！但自近现代西医占主导地位后就不被认可。相比而言，中医很先进，治病就因时、因地、因人制宜，这是中医的优势，这些是机械唯物论所不能理解的。中医的优势就存在于《黄帝内经》《神农本草经》《伤寒杂病论》等中医经典里。

读经典就是把古代医家理论的精华先拿到，例如《黄帝内经》给我们讲阴阳五行、脏腑经络、人与天地相参等理论，《伤寒论》教我们怎么分析病机和治疗疾病，温病学是中医临床进一步的发展，中医临床的发展促进了理论的不断丰富。后世中医要在这个基础上发展。所以，我有几句话：四大经典是根，各家学说是本，临床实践是生命线，仁心仁术是医之灵魂。

治未病是战略，养生重于治病。有养生没有治病也不行。我们治疗就

---

[1] 根据 2008 年 8 月 10 日录音整理，经邓铁涛教授审阅，2010 年 5 月 7 日定稿。

是把防线前移，而且前移很多。比西医而言，免疫学最早是中医发明的，人痘接种是免疫学的开端。医学上很多领域都是我们中医学领先世界开端的呢！但是，西医认死了，免疫学就是打预防针！血清治疗也有过敏的，并非万无一失。现在这个流感他们西医就没办法免疫，病毒变异太多、太快，没法免疫！无论病毒怎么变异，两千多年来我们中医都是辨证施治，效果很好。西医没办法就只好抗病毒，所以是对抗医学，人体当作战场，病毒消灭了，人本身的正气也被打得稀巴烂了。所以，中医学还有很多思想需要发扬光大。这两年"治未病"的思想被大家知道了，多次在世界大会上宣讲。中医落后吗？要我说中医很先进，是走得太快了，大家只是看到模糊的背影，因为是从后面看。远远超出了现代人的理解范围，现代人追不上中医的境界，只能是远远地看，甚至根本就看不见，所以也没法理解。现在，有人要把中医理论西医化、临床庸俗化，认为是："中医现代化"。背离中医固有的理论，放弃几千年来老祖宗代代相传的有效经验，就取得不了中医应有的临床疗效，怎么能说是发展中医？

中医文献很重要，几千年来的中医经典也不限于四大经典，从临床的角度，后世的各家学说都是经典的自然延续。伤寒派、温病派……伤寒派一直在发展，不是停留在张仲景时代。历史上，伤寒派中有"错简"的说法，其实是要把自己对医学的理解塞进去，这也是一种发展。因为临床上出现的新问题越来越多，前代注家的理论不能指导临床，所以要寻找新的理论突破。中医的发展关键要在临床实践中去发展。因为临床是医学的生命线！我们当年曾经遇到急性胰腺炎的患者用大承气汤就治好了，胃穿孔的病人只用一味白及粉就拿下。还有婴儿破伤风，面如猪肝，孩子母亲放下就走了，认为死定了。我们用灯心火，一燋人中，孩子"哇"的哭出来了。孩子一哭，妈妈就回来了，孩子脸色也变回来了。再开中药，以蝉蜕为主，加上僵蚕等，就好了。十三燋火，《幼科铁镜》就有。二版教材编在书里，三版的删掉了。十三燋火，是用灯心草的火燋穴位，百会、印堂、人中、承浆……，民国初年广东名医著作简化为七个穴位。新中国成立后五十年代石家庄的乙脑就是用白虎汤拿下的。北京发病时，当时考虑湿重，不能简单重复，蒲辅周加用了化湿药，治愈率90%以上。过了一年流行到广东，又不一样了。我参加了儿童医院会诊工作，我们老师带西中班学员去传染病医院会诊。当时，广东地区的乙脑主要问题是伏湿，那年广东地区先多雨潮湿，后来酷热，患者病机湿遏热伏，中医治疗关键在利湿透表，分消湿热，湿去热清，正气自复，所以只要舌苔转厚就死不了，伏湿化解了，治愈率又在 90% 以上。我们中医有很多好东西，现在重视还不够。

我提倡要大温课、拜名师。为什么要跟名师？名师临床多年了，几十年积累的丰富学术与经验，半年就教给你了，为什么不跟？现在要多拜名师，老师们临床多年了，经验积累丰富，跟师学习起来就很快。让中医大夫们得到传承，开始读《内经》，可以先学针灸，学了针灸就可以立即去跟师临床，老师点拨一下，自己亲手取得疗效之后就可以树立强烈的信心，立志学习中医。中医思想建立起来了、中医理论巩固了、中医基本功扎实了，临床才会有不断提高的疗效！之后有兴趣可以学习些人体解剖等西医的内容，中西汇通，必要时中西互补。但千万别搞所谓的"中西结合"，中医没水平，西医半吊子，那就错了。在人类文明几千年发展过程中，中医、西医是互为独立的两个体系，都在为人类健康长寿服务。我不反对西医，但中医更人性化，"以人为本"。现在也有好多西医来学习中医，把中医运用到临床取得了很好的疗效。我们年轻中医值得深思啊！

大温课就是要读经典、背经典、反复体会经典，联系实践，活学活用。我们这一代是通过拜师、家传、自学学成的中医。新一代院校培养出来的年轻人要学好中医，我很早就提出过：拜名师，读经典，勤临证。临证是核心，经典是不会说话的老师，拜师是捷径。在没有遇到合适的老师可拜时，经典是最好的老师！即使遇到合适的老师，经典也不可不读，《论语》上说"温故而知新"嘛！

在广东我们已经很好的开展大温课、拜名师活动。当年能够战胜非典，就是因为通过我提倡的这种方式的学习，教育、培养出来了一批过硬的中医大夫。现在，应该让全中国、全世界了解中医学的仁心仁术，使中医学更好地为人类健康长寿服务。希望年轻的中医沿着这个行之有效的方法加倍努力啊！

对中医学谈几点看法[1]

各位领导，各位专家：

我今天非常高兴，参加这次会议！这是 973 课题获得者许能贵担任首

---

[1] 编者按：广州中医药大学 2010 年 973 计划"经脉体表特异性联系的生物学机制及针刺手法量效关系的研究"项目启动会讲话。本文根据现场录音整理，经邓铁涛教授审订，2010 年 12 月 26 日定稿。

席科学家和项目启动，我致以崇高的敬礼，我祝贺他们成功！下面说说我的观点，不对的地方请各位指正！

中医学是什么医学？是理论医学，这个理论医学的形成是符合毛泽东所讲的实践论。实践、认识，再实践、再认识……。中医有一个中华文化的丰富土壤，有五千年的历史发展，所以我们这个理论是非常扎实的。近百年来科学主义对我们的损害非常大，因为英国的大炮不仅仅打破我们的国门，而且鸦片进入很多知识分子的头脑里面，所以对民族产生了民族虚无主义，但是到了前两年的"告别中医"已经是回光返照了，它已经死亡，所以中医就起来了。21世纪的中医我认为是要腾飞，因我们是世界医学的对立面是两个不同体系，他们研究小的，我们研究大的；他们研究静止的，我们研究动态的；他们研究的成果很多，但是快到我的年龄了，而我们这个五千岁又新生了，凤凰涅槃了，再生了。我们科技部过去可能不是国家科技部，是外国科技部，现在是真正国家科技部，因为中医学已经进去了，这可说是一个指标，说明它是国家的科技部了。我们国家过去一百多年来的好多海归派，以鲁迅等等为首的对中华文化矫枉过正了，鲁迅先生是可敬的，但错误不小，特别是对中医的看法是错误的。我认为21世纪，是中华文化的世纪，是中医腾飞的世纪，在座各位我非常羡慕你们，你们将是坐上中国文化航天腾飞的飞船了，我在盼望着，祝贺你们。

另外对中医学我谈几点看法，中医学是什么科学？西医学是生物科学，生物就是动植物，当然包括人，其实是兽类多，它研究白老鼠，应该承认它有很大的进步，但距离人总归有一个距离，我们中医是以人为本的医学。有一次我和陈冯富珍座谈，当时她是香港卫生署署长，我说："西医是治病的，中医是治病人的。"她说："不对，西医是治化验单的！"她的认识高人一等，后来，陈冯富珍成为世界卫生组织的总干事。另外，我们这个国家是从一百多年前中医就接受西医了，西医的解剖很清晰的。而清代王清任只是远距离观察，的确有很多小的地方我们中医是非常幼稚的，但这个幼稚不等于医学幼稚。在新中国成立以前，广州的医学阵地是中医的阵地，现在是西医的阵地，中医的地盘越来越小了。所以有一句话"急惊风遇上慢郎中"就是说中医不能治急病。非也，我看我们老前辈，以至60年代初我自己亲身到一五七医院和老师及西中班学员共同搞急腹症，我们治愈了不少急症。可以准确地说，是中医的地盘丢失太多了。现在对比西医的急症的确很强，中医所不及的地方不少，但是我们优良地方也很多啊，所以不要说优势病种，用病种来看你并不能代表中医，你很高水平也不能代表中医，中医有五千年历史，你能代表得了吗？所以优势病种的这种提法是错误的，应该提优势医学，我们中医就是优势医学。现在我们就把以医疗为本的医学，上工治未病老早就提出，上工治未病不才是本吗？现在拿末和本来比，反而都说中医不行，所以"科学主义"把中医套死了。你什么病跟它比都没用，蒲辅周先生治好了那么多乙型脑炎，最后就一句话"不符合统计学原理，"不科学！你说中医委屈不委屈？SARS全世界都没见过的病，中医也能参与并能取得更好的成绩。为什么广东死人最少，因为中医最早介入之故。我们这个学校对四大经典都搬到临床上去，除了《内经》没设住院病区，但教《内经》的老师坐门诊看病。所以按照西方为我们定的立法，前期老师不能到临床，这是废话，这是对我们中医的限制，中医若是基础研究得更深，临床一定是很高明。所以按照科学主义外国那一套来套我们的中医，中医就死定了。我希望中医药管理局能够打破这些紧箍咒，科学主义之紧箍咒把我们中医箍死了。譬如你研发什么药都难以通过。我治重症肌无力，我的药跟激素比，激素马上见效，我的慢慢来，但是我治好了疗效比较稳定巩固，而服用激素的他们一生都要吃药。过去广州有个病人协会，最后我们召开了一次病人会议，讲解我们的治疗道理，病人吃中药慢慢都好了，这个病人协会便散了。所以中医好像是慢，其实是彻底。我们必须要有自信，不要上当，上科学主义的当。另外说中医是什么医学？刚才讲是理论医学，《内经》的第一篇是《上古天真论》、汉代张仲景的《伤寒论》、明代吴又可的《瘟疫论》、清代叶天士的《温热论》、吴鞠通的《温病条辨》，"辨"也就是"论"，我们中医是理论医学，是以人为本的理论医学。当然我不反对实验研究，实验研究可能带来中医的第二次飞跃，第一次中华文化的飞跃是战国，现在是世界的战国时代，现在世界的秦国（美国）已经不行了，如今战国时代要看中国，中国吸收外国好的东西，然后再来发扬我们的东西。讲到医学，我们中医是进步的，过去写教材，我就给李教授提过意见，这个不行，那个不行。我说你这样写，学生就不学中医了。你以为谦虚（中国人向来谦虚），那就没用了，应该发扬我们的长处。工业社会是第二次浪潮，美国的托夫勒提出我们这个社会是信息社会，是第三次浪潮。我估计每个人口袋里都有手机，就我没有。中医就是信息医学，信息的总部是我说的"五脏相关"。过去说心主神明，有位同志说是脑主神明，应从这点为切入点研究中医。昨天我看了《参考消息》，报道很多换了心脏的病者，性格都改变了，你说到底是脑主神明还是心主神明。我们中医学就是信息医学，是黑箱论，西医是白箱论，西医比中医清楚得多，所以唐容川提出中西汇通，就是看到我们不及的地方，我们是有不及的地方，但是鸦片战争的鸦片麻醉了全中国很多人。包括很多科学家，所以我说写科普文章，要有三种，一种是写给群众看的，一种是写给科学家看的，还有一种是写给领导看的。让他们能明白什么是中医？中医是信息医学。经络研究搞了几十年，曾有人上书科技部，不要搞这个研究了，花了那么多钱。提这些意见的都是中了鸦片毒的人，今天这个研究就是信息系统的网络系统，五脏好比各地重要的总部，所以中医是最先进的，不是落后的，我们大家都要有信心。再读读古书，我们中华民族祖宗那么聪明，连韩国国旗都受到中华文化之影响。我们的智慧如何能追上我们的祖宗？我建议大家念念古书。从儒到佛，佛教传到中国就变成了中国的。印度已没有了。中国人是聪明的，我们必须不要败坏我们祖宗声誉，首先把中医搞好，讲完了，谢谢！

……

李局长刚才说改革开放，很重要，开放什么，我认为首先开放中医的头脑，怎么开放，就是把外国的游戏规则点点捏捏后创造出我们自己的游戏规则，才能够让中医得到真正的新中国成立。你按照他的游戏规则，你就装到他的口袋里面去出不来了，所以一定要在方法论上做功夫，当你觉得外国有的东西不科学，请你提出中国的游戏规则来。马克思主义过去叫马列主义，现在多叫马克思主义，但是马克思主义还可以叫邓小平的"有中国特色的社会主义"嘛，要有中国特色的医学才是世界的医学。现在西方的医学只是西方的，要加上东方的，我们要研究好游戏规则来保护好我们的成果，这是非常重要的。另外关于经络的研究，我过去说过，当经络的研究打通了世界，得到承认的时候，世界医学就要起革命了。所以现在研究的项目也是一个革命工作，因为经络研究是医学革命的工作一部分。

……

刚才李局长谈到一个问题，我想讲一个事实，就是上海的一个气功师林厚省运气能从劳宫穴发出看不见的物质，在上海有个叫顾涵森的女物理学家，她研究出该气功师从劳宫穴发出的是低频涨落远红外线，还做了个仿生仪器。人的劳宫穴能够发出远红外线，你用解剖刀怎么研究呢？它不是一种可以解剖的东西，它是远红外线。顾涵森还测到有些气功师在印堂穴发出来的生物磁，还有第三种不知道是什么东西，所以经络就像你们手机没有线的电话系统。现在国内很多科学家，世界很多科学家不承认经络系统。因为就像请有线电话工程师鉴定手机，有线电话工程师说你这个东西虚渺，不科学，没有条线啊！现在你们带线来了吗？没有线的嘛。所以我说中医是走在世界前面，有些人在后面看就只见个脑壳，说你是没有五官的，中医就处在这个位置。今天我这么啰嗦就是因为有压抑了几十年的怨气，讲完了。

中医基本理论[1]

一、医学模式问题

西医很重视"模式"[2]，认为过去是生物模式，但生物模式无法解释人群健康的整体规律。1977 年美国纽约州罗彻斯特大学教授恩格尔指出"生物医学演变为生物、心理、社会医学是医学发展的必然。"

中医学一向无模式之说，我于 2004 年《中医与未来医学》一文中曾试作论述认为："西方的医学模式原来是生物模式，20 世纪后期，才发现不对，最后承认医学的模式应该是——生物、心理、社会模式。"这是一个进步，但我认为仍然不全面。虽然已重视心理与社会对疾病的重要性，还没有把人提高到最重要的地位。中医与西医有一个很大的区别就是西医着重治病，中医着重治病人，中医学把人放在首位，根据宏观理论把人放在天地人群之间进行观察、诊断与治疗的。中医学受中华文化"天人合一"观的影响，如果找个中医学模式的话，应是"天人相应观"简称"人天观"。即把人放在时间，地域，人群，个体，进行健康保健预防与治疗的观察研究。中医诊治疾病不单在追求"病"上，而是按时、地、人，把大环境以至个体的整体进行辨证论治与预防的。比方 2003 年 SARS 流行，中医无法追求确认"冠状病毒"而根据当年的气候环境地理条件与病人的证候表现确认 SARS 是湿邪为主的瘟疫病。实行辨证治疗与预防，结果取得较好的效果。[3]

我今天认为中医之模式可以进一步调整为"人天观之时地人医学"就是以人为本的时间与空间的医学。似乎更加明晰。

---

[1] 2011 年 6 月 25 日。本文为邓老在同济大学中医大师班第二期授课的内容。
[2] 李鲁主编《社会科学》第二版，人民卫生出版社，2003 年。
[3] 邓铁涛学术思想国际研讨会（广州·2004）特别演讲《中医与未来医学》P. 2.

有人以为美国的哈尔贝格是时间医学之父，但哈尔贝格后来知道时间医学的老祖宗在中国。中医学对养生与治病都十分重视时间，这方面的认识与实践已几千年了。中医的时间医学最有代表性的，在宏观方面有《运气学说》在诊治方面有"子午流注"。时间与空间之理念，贯串于整个中医学理论之中。

中国工程院院士俞梦孙先生在中国中医科学院的报告❶中说："我不是临床医学的，是搞生物医学工作，搞航天医学的。……对一些医学相关内容有所体会，学到一些东西也感觉到医学必须改革。如果不这么去改革，按照国外做什么，我们就跟着做什么的思路，我觉得整个医学工程是在犯罪，是把医学发展引导到一个医疗危机的道路上。"

俞院士在研究飞行员的睡眠与疾病的关系时发现："我们把检查睡眠的装置跟我们中医的子午流注时间结合起来，结果使我们豁然开朗。我们得到一个概念，就是睡眠是体检非常必要的一项，……这里面的信息太丰富了。晚上 11 点 ~1 点是胆经气血灌注的时间，1 ~3 点是肝经，3 ~5 点是肺经，5 ~7 点是大肠经，我们有很多的例子能说明这个时间与经络脏腑的关系。如果一个人肝有问题，经常是在凌晨 1 ~3 点时间，睡眠过程中心跳、呼吸就会乱。"俞院士的观点我很赞成，他的实验我很欣赏！止不住再引该文一段话："中国传统文化，它包括中医和道家的东西，其中的理念将引领中国乃至世界医学改革的方向，它的内涵将在人类健康事业中发挥巨大的作用。西方医学发展到现在是硬挺着在前走。他们搞的软着陆，所谓系统生物学提出来了，但本质上还原论的思想没有改变，很难从根上解决问题。所以我们一定要有信心，我们一定能够解决目前的难题。"

俞院士报告的总题目是《运用系统理论进一步理解"上工治未病"》，俞院士上面的话是站在系统论对还原论而言的，我认为当西医学从"还原论"进展到"系统论"的时候，我估计至那时，中西医的结合，就能达到最高层次的结合，即"理论上的结合"，就会到来了。现在的中西医结合，只是最初步阶段的结合。

二、中医学是理论医学

"能治好病，却说不出道理是强加给中医学的谬论。"恰恰相反，中医学是理论医学。中医之巨著以"论"名篇，以"论"作书名者，比比皆

---

❶ 曹洪欣主编《中国中医药发展报告（二）》，科学出版社，151 页

是，经典巨著《黄帝内经·素问》第一篇就是《上古天真真论》专论人的健康与长寿以及传宗接代问题。整本《素问》几乎都以"论"名篇。汉代医圣张仲景的巨著《伤寒杂病论》开中医辨证论治之先河。中医之辨证论治讲究时、地、人，充满唯物辩证的内涵。金元以后之名家巨著如《脾胃论》《温疫论》《温热论》以论名书者不可胜数，吴鞠通的名著《温病条辨》之辨也是论。浩如烟海的中医典籍，无法读完，为什么说中医讲不出道理呢？

三、中医理论持续发展数千年

中医理论为什么能持续发展。如"治未病"之理论能走在 21 世纪医学理论之前头。其理安在？这个问题，毛主席给我们以指引，原来中医学能持续发展，所走的是"实践论"之大道。自神农尝百草开始中医学就从实践—认识—再实践—再认识而不断发展。再加上在中华优秀文化之天文、历算、农学以及诸子百家形成多学科交叉溶入医学之中。中医这一应用科学随着五千年文化之发展，正确运用符合辩证唯物主义的实践论的方法，所以有受得起历史考验的中医理论。

也许仍然有人怀疑中医没有现代科技的帮助，怎么能了解这么复杂的人体及其疾病的千变万化。关于这个问题，因为中医的认识论与实践论，运用的是"黑箱论"的方法，这是靠输入信息、信息反馈、不断反复实践而得其理也。"黑箱论"得来的好像不如"白箱论"之看得见摸得着，但信息会给我们更深刻，甚至目前还不能解读的东西。例如仲景时代就知道"脾"有免疫功能，他说"四季脾脏不受邪"。又如经络的存在与作用，两千年前已具体明白，但今天之科学技术，仍然无法证明其存在。邓小平一再告诉我们，检验真理的唯一标准是实践。今天依靠经络学说指导的针灸神奇疗法，已经走向世界。再举个例子，SARS 是中西医都未见过的可怕的传染病，中医没有几十万倍的电子显微镜，抓不到这个冠状病毒元凶。但可运用中医理论，了解它的个性与确定治疗的方法。据全世界统计，广州的病死率最低，就因中医介入最早之故，北京的 SARS 由于中医自 2003 年 5 月介入之后，病死率降低了，这是抹杀不了的事实。如果没有中医理论的指导，中医就无法持续发展。

今天是 21 世纪第二个十年，随着世界的科学技术革命的飞快发展，中医学理论将与 21 世纪的最新技术革命相结合，会登上一个新的高峰，以引领世界医学向前进，这是我们的共同愿望。

医　案[1]

　　"医案"是中医学术的重要内容之一。历代医案文献对中医学之发展起到重要的作用。撰写医案是中医学的优良传统，是中医之特色，应该继续予以发扬。前些时，有人按西医之模式，认为临床总结要有多少病例，要设立对照，进行统计学处理，才有意义，从而否定中医之个案总结。但国外医学最近又重视疾病的个性化。

　　我国之有"医案"，可追溯至汉代司马迁之《史记·扁鹊仓公列传》所载淳于意的25例医案，当时称为"诊籍"。医案中记录患者的姓名、地址、职业以及病理、辨证、治疗、预后等。可见中医之医案早在公元前一二百年已诞生了。二千多年来，历代名医医案约有280多种，这是中医药宝库中的瑰宝。名医医案，相当于临床医学之教材，代代相传培养后来人（例如叶天七的《临证指南医案》一书，在整理过程中，既培养了华岫云等一批弟子，又培养了后来的吴鞠通、王孟英等温病学大家，直至现代仍为中医必读之书。我用中药治疗阑尾炎，主要靠读了姜佐景总结其老师曹颖甫的《经方实验录》。实践证明仲景的大黄牡丹皮汤治肠痈疗效卓著。

　　近二三十年来，又有人说中医的临床经验重复性差。不知中医之精髓在于"辨证论治"，既讲辨证，则四诊之法必须熟练掌握，辨证思维能熟练运用，辨证思维之运用又必须有深厚的中医理论功底，能针对疾病的个性给予论治处理，才能谈重复。不仅要能重复而且要会触类旁通，对从未接触过的疾病，也能循中医学之理论进行辨证论治之研究。这才是学习前人医案的目的与要求。中医学有自己的理论体系，离开中医的理论体系，以一方一药辨病治疗是无法取效的，想要重复亦难矣！

　　中医药学之发展，不是依靠实验室之实验研究，主要靠在中医系统理论指导下，反复进行临床研究，而病案就是临床研究的资料或总结报告。无数的临证实践，验证了前人的理论又可发展成新学说。如仲景《伤寒论》开治外感病之先河，李东垣则发扬"内伤发热"之理。两者相隔上千年，除了中医学理论与经验一脉相承之外，与仲景处于传染病流行之时期，李东垣处于战乱年代，在特定的环境下不断地进行临床实践，才能创造出他们的学术理论的。今天滥用抗生素，使本来是外感发热，因药的副

　　❶　发表于《新中医》2001年1月15日。

作用又转变成"内伤发热"者亦属不少！这又要靠当今之士去进行临床研究以提出新的理论了"甘温除大热"须要进行实验研究，使之在理论上进一步提高，但首先要进行大量的临床研究，以超越于七百年前之李东垣。

我认为中医之现代化，一定要进行实验研究，但不能简单借用西医现成的方法应在中医理论的指导下与新科技相结合，创造中医药学的实验新方法，走自己的路，使中医药来一个飞跃的发展。

中医学理论来源于实践，从实践中得到无数的信息，集中信息进行研究，上升为理论，这些理论又通过实践的验证，逐步加以丰富和完善，这是几千年来行之有效的方法。今天要现代化，必须建基于临床实践之上。中医药学要飞跃发展，当前正需要成千上万个真正的中医临床家。需要无数的临床实验录、临床总结，作为飞跃发展的基石，作为与新科技结合研究的素材。

基于上述的浅见，我接受同行的建议，搜集一些医疗实践的素材，写一些没有水分的医案，以提高自己的认识，并希望得到同道们的指正，为了说明可以重复和后浪推前浪，也会收录学生的医案或由学生整理的医案。

心主神明论的科学性[1]

自从西医学对脑的深入研究之后，引发西学中与中医对中医的基本理论——心主神明论产生怀疑，出了不少文章，有人认为中医这个历经二千多年的错误理论，今天应该给予纠正了。

中医学和西医学，是两个不同的理论体系。西医学是微观医学，中医学是宏观医学，各有所长，互相补充。不能说只有微观的理论才是科学，凡与微观不合拍的便是不科学。早在1983年我在新加坡中医学院第十八届毕业生特刊曾发表《心主神明论》一文。20年后今天重读，我认为此文的观点是对的。兹将该文抄录如下：

"中医理论认为心脏的功能，除了'心主血脉'之外，还认为'心主神明'，即是说除了是循环系统的主持者之外，还是精神活动的主持者。若从西医的解剖生理来看，这是不可理解的，因此有人怀疑中医的科学性。其实中西医是两种理论体系，不能说符合西医者就是科学，不符合的

---

❶ 撰写于 2002 年 9 月 20 日中秋之夜。发表于：新中医，2003（03）：15-16。

便不科学。

　　要理解'心主神明说'，首先要理解中医的脏象学说。所谓'脏象'就是：心、肝、脾、肺、肾五个脏的宏观现象，即人体的五大系统。心脏是五大系统的核心。这一学说是中医通过几千年的治疗与预防疾病的观察而升华为理论的。这一理论来源于实践，又反过来能指导实践，实践是检验真理的标准，因此'脏象'学说是科学的。

　　心主血脉与心主神明，显然中医是把循环系统与高级神经活动结合起来都属于——心，所以中医还有心为君主之官的说法，也就是说'心'居于五脏之首，它是五脏这个人体核心系统中的核心。

　　为什么中医要把心主血脉与心主神明合一起来？因为两者之间的关系特别密切，有不可分离的关系。在临床治疗上，我常用温胆汤加味以治疗冠心病，又用此方以治失眠、神经官能症同样取得一定的效果，就是一个证明。因此，我认为心脏这个实质器官，不仅只有血泵的机械作用，它一定有能作用于大脑的分泌物。这绝不是毫无根据的空想。比如西医认识肺脏除了呼吸功能之外还有'非呼吸功能'（即肺还是机体很多内分泌素产生、释放、激活，及灭活的主要场所）是近年生理学上的新成就。而中医理论早就指出肺除了主气，司呼吸作用之外，还有'主治节'的作用，即是说肺有协助'心'来调节整体的功能。肺正是通过对内分泌激素的调节来维持人体内环境的稳定的。中医当然不知道这些内分泌激素，但在临床治疗，却知道运用理肺之药达到维持人体内稳态之目的。

　　我相信当进入人工心脏的使用扩大之时，就会发现心脏的内分泌物质的存在及其重要性，也就证明中医这个心主神明论的正确性了。当然道路是相当长的，正如英国生理学家哈里斯（G·Harris）在 1937 年就提出，如果下丘脑不是通过神经来控制垂体的话，那就一定是通过化学信号来控制的假设。罗歇·吉耶曼（Roger C·L·Guillemine）和安德鲁·沙利（Andrew Vschally）两个研究组用一百万头猪和几百万只羊的下丘脑，进行了艰苦的研究才得以解决，1970 年哈里斯的假说才被证明其正确性。我相信，'心主神明'说也一定会得到证实的。

　　上述文稿写于 1982 年 1 月 17 日。1983 年 3 月 24 日外电报道，第一个植入人工心脏患者于 1983 年 3 月 23 日死亡。外电引述为克拉克植入人工心脏的外科医生德夫里斯的话说：'虽然塑料心脏不断泵血，但克拉克的血管变得松弛无力，发生膨胀，他的循环系统不能保持把带氧的血推向全身器官所需要的压力。他的结肠功能丧失了，接着他的肾功能丧失了，然后大脑功能丧失了。'笔者估计心脏被置换之后，'心激素'的分泌停止了，当肺脏代替心的部分功能维持超过了一定的限度，'心激素'在体内的储存用尽之时，生命便终止了。克拉克病例说明，要使人工心脏能长期显效，必须寻找心脏的内分泌素，并从而证实与提高'心主神明论'。（1983 年 4 月 10 日）"

心脏是否有激素分泌？这一问题，在上文发表后一年即 1984 年，初步得到证实。据报道黎巴嫩学者那莫尔博士发现心脏分泌一种直接进入血液的激素，能减轻动脉血管压力，并命名此激素为 ANF。我相信能作用于大脑皮层的心激素总有一天会被发现的。当然，假设不等于现实。但中医从宏观得来的理论，不能用微观理论随便加以否定。检验真理的唯一标准是"实践"。光明日报 2002 年 9 月 6 日《刘海若恢复迅速》的消息指出："促使她苏醒及康复治疗中，中药、针灸，中医按摩显示出独特的优势。"如果视中医"心主神明"的理论是错误的，又如何解释中医药治疗使已被英国医生宣判为脑死亡之刘海若的苏醒显出独特的优势呢？

理论是指导实践的，不知主张"脑主神明"以改造"心主神明"论者，提出哪些高明的理、法、方、药以提高临床水平；或提出一整套脑主神明与中医理论相融合，从而大大提高中医的理论水平，使中医学上一个台阶。可惜从那些文章中，未看到这方面有建设性的东西！！

以脑主神明取代心主神明是一种中医学的创新吗？脑主神明，西医学已取得使人叹服的成果，因此主张脑主神明论者用不着花大力气去研究，想研究也不会超过西方学者。此提倡无非是借西医学以改造中医学。要改造"心主神明"论将从何入手？有什么规划蓝图？有什么办法使脑主神明与中医之系统理论融合？这一切问题好像是该别人去做的事情了。写这样的文章太轻松了。但这好比把中医学殿堂的正梁拆掉，扯一些石棉瓦盖上去，或放上一个彩色的塑料支架，一个现代化的中医学就弄成了。实在太过危险了！大厦将倾，中医危矣！

回想汉代张仲景对传染病的研究，写成名著《伤寒论》，至金元时代刘河间主火，朱丹溪养阴，明代吴又可之《瘟疫论》；历经千多年到清代叶天士、吴鞠通等多少名医的深入研究，然后出现温病学说，补充了《伤寒论》之不足，但温病学说不能取代伤寒学说。用伤寒学说结合温病学说治疗传染病，在 20 世纪前半叶，在抗生素发明之前其治疗效果远远超过对脑神经认识深刻之西医学。至今，治疗乙型脑炎的疗效，中医仍然领先于西医。而今天欲把中医带向脑主神明论者，手中并无任何成熟的方法，更无任何成果之时，便提出以"脑主神明论"取代或曰变革"心主神明论"，取而代之不是简单的几个字，请问变革之内涵何在？我赞成中医理论要不断创新发展，但反对以创新为口号，丢掉中医学之精华。

中医学两千多年来不断在发展，有些理论看似落后实在先进。但无可否认，二千多年来中医学只在"量变"中发展壮大，却未发生"质"的飞跃。20世纪中医处于被怀疑、被轻视、歧视和排斥达半个多世纪，而20世纪的自然科学无法给中医以帮助，有的只能是给中医以阻力或微不足道的助力。估计21世纪的新技术革命，会给中医带来极大的帮助，中医药学与新科技相结合，会给中医学带来"质变"式的飞跃的发展。当然，这是在中医学自身发展规律下的飞跃发展。绝非是拿西医学说以改造中医学理论的"发展"。

再谈心主神明

2012年1月30日的《参考消息》刊登了一篇《心脏真的拥有记忆？》，里面说1984年完成西班牙第一例心脏移植手术的心脏外科专家何塞普·卡拉尔普斯提出：心脏很可能拥有自己的感觉和情感，并能通过大脑传导这些信息。心脏周围细胞中含有的电子或许会产生多种电波，能够保存记忆或传播心脏的认识。文章还列举了一些接受心脏移植病人的事例，例如一个女子被移植了一位男同性恋者的心脏，手术后开始出现同性恋的想法；又如一位受捐献者的母亲说，儿子在手术后说的第一个词是一个他此前完全不认识的词，捐献者的遗孀得知这件事后说，这是过去她与丈夫常用的口头禅之一。这些事例使西方科学家开始认真考虑心脏是否具有记忆功能。

对于中医来说，"心主神明"的理论提出至少有两千多年历史了。这一理论，在西医传入之后，有人认为应当改为"脑主神明"，其依据主要是来自西医，因为解剖生理学证实大脑是人的感觉和运动中枢，而且当时认为心脏中根本没有具有记忆功能的神经元细胞。

对于这个问题，我多次表达过两点意见：一是中医理论不应跟着西医走，"心主神明"源自中医理论体系，是脏象学说的主要内容，不能随便更改。这个意见是从中医的角度来说的，"心主神明"，为君主之官，在五脏系统中有独特的地位，且与中医临床的理法方药相对应，试问改成"脑主神明"如何应用于临床？事实上西医所认识的脑的功能，都已经容纳在中医以心为主的五脏功能之中了。"心主神明"为君主之官，更具体则有"五神藏"：心藏神、肝藏魂、肺藏魄、脾藏意、肾藏志。这些理论在临床治则中都会用到。

二是我认为"心主神明"中蕴含着科学道理，即使从现代医学来看也是如此，不应轻易否定。早在1982年，我就根据中医实践提出，心脏这个实质器官不仅只有血泵的机械作用，它一定有能作用于大脑的分泌物。随后1984年就初步得到证实，当时黎巴嫩学者那莫尔博士发现心脏分泌一种直接进入血液的激素，能减轻动脉血管压力，并命名此激素为ANF。我当时预言能作用于大脑皮层的心激素总有一天会被发现的，而且在植入人工心脏的使用扩大之时，就会发现心脏的内分泌物质的存在及其重要性，也就证明中医这个"心主神明"论的正确性了。而现在西方医学的最新临床实践发现，恰恰为这一预言提供了类似的佐证。我相信以后还会有更深入的发现。

中医对人类有着重要的贡献，其中有些贡献，也许现在的科学技术一时还不能完全认识，需要未来更新的科技发展才能发现。为此，一方面我们需要保持中医理论的完整性，以有效地指导临床，如果丧失了临床疗效之本，那理论就成为无源之水、无根之木了。另一方面，有了中医临床的基础，我们则应当理直气壮地提倡中医的理论，不必以西医认为是否科学来衡量。站在人类科学的角度看，不断发展的科学技术将会逐步揭示中医理论的合理性，并启迪现代科学更新观念，使人类医学得到更大的发展。

评《黄帝内经》[1]

《黄帝内经》成书几千年，在历史的长河中历经磨难，几度失而复得，才得已流传至今，成为中国文化、中医药理论的千年圣典。

盛世重读典。圣典与普通群众之间的桥梁在哪里呢？感谢于江泓、王黎亚以及全体制作编审人员花7年艰辛的岁月，完成60集大型电视纪录《黄帝内经》的制作，花城出版社亦费时4年出版了《黄帝内经》电视图书，为发扬中华文化，为宣扬中医学，做出了巨大的贡献。

唐代诗人刘禹锡有诗曰：旧时王谢堂前燕，飞入寻常百姓家。纪录片《黄帝内经》让广大人民群众都能读懂、看明白，并从中受益。这是一批

---

[1] 本文为《<黄帝内经>电视图书再版序》，成稿于2004年12月16日。

不是中医专家，却制作出使中医药专家佩服甚至吃惊的作品来。我为此肃然起敬，所以在2004年12月3日应邀参加广州电视台、花城出版社联合举办的座谈会上，我在发言之前首先向他们鞠躬行礼。因为他们做了一件大好事。20世纪以来，中医所受的摧残太多了，被轻视、歧视、排斥了几十年，世人对中医的了解太少了！现在有了一部60集的大型纪录片及其电视图书，紧紧抓住中医的巨著——《黄帝内经》如灌琼浆般给读者一次中华优秀文化的大灌输，太痛快了！太棒了！

一、中医四大经典之首

《黄帝内经》是托名黄帝之作。古人为了希望自己的学术能为世用，托名黄帝以便推行，但其学术之渊源可以说植根于黄帝时代。根据清代与民国时期考据学家的考证，认为此书始于春秋战国时代，非一时一人之作，成书于汉代。

查《汉书艺文志》载医经七家：《黄帝内经》《黄帝外经》《扁鹊内经》《扁鹊外经》《白氏内经》《白氏外经》及《旁篇》。可惜只有《黄帝内经》留存下来，其余六家散佚不存。其所以只此一家，也许经过历史的筛选把好的传下来了。由于只此一家，故《黄帝内经》又简称《内经》。《黄帝内经》共18卷，由《素问》9卷，《灵枢》9卷组成。《内经》传至唐代已残缺不全，讹误不少，原《素问》9卷仅存8卷。著名医家王冰多方搜集各种版本，潜心研究、重新编排、校正，加以注疏，并于其"先生郭子斋堂，受得先师张公秘本"，找回已散佚《素问》第七卷，恢复了原书的基本面貌。王冰历时12年的艰辛努力，于公元762年编辑注解完成《黄帝内经素问注》，使杂乱无章《素问》成为完整可读的版本。到了宋代政府组织点校医书，这是一次英明的措施，《黄帝内经》又经历一次点校工程。这才是我们今天看到的《黄帝内经》。由此可见《黄帝内经》是历经两千多年无数医家心血的结晶，是中华文化的瑰宝。

《黄帝内经》是中医四大经典（《黄帝内经》《伤寒论》《金匮要略》《温病学》为四大经典）著作之首。中医理论体系均源于此书，是古代多学科相结合的生命科学，是中华民族智慧的伟大之作。

二、中医学术发展之源

21世纪提倡读两千多年前的《黄帝内经》是不是倒退？不！中华文化博大精深，经得起时间的考验。请作历史的回顾，从开拓创新的角度回顾中医发展的几位代表人物与《黄帝内经》的关系如下：

汉代张仲景，后人尊称为医圣。他创造了中医辨证论治理论体系，使中医的临床水平突变式的提高。他的名著《伤寒杂病论》以六经论伤寒；以脏腑论杂病，其理法方药今天仍可重复。1956年石家庄"乙脑"流行就是用仲景法取得超世界水平的疗效的。仲景的理论哪里来？仲景《伤寒论》序说："感往昔之沦丧，伤横夭之莫救。乃勤求古训，博采众方，撰用《素问》《九卷》《八十一难》……"。可见张仲景的创新来源于《黄帝内经》说得很清楚。《九卷》即《灵枢经》，《八十一难》是一本阐明《内经》之作，原名《八十一难经》。

金元时代，是中医学又一次争鸣与创新十分突出的时代。医史称为金元四大家。即刘河间、张元素、李东垣、朱丹溪。四库全书总目提要说："儒之门户分于宋，医之门户分于金元"。对这一段中华文化史作了一个很好的概括。宋代哲学上有唯心与唯物学派之争及理学派派内之争，引发了金元医学上的争鸣。张元素说："时运不齐，古今异轨，古方新病，不相能也。"从此开了创立新方与新理论的潮流。但查刘、张、李、朱的学习历史，无一不是熟习《黄帝内经》的。例如刘河间，史载25岁时喜读《内经·素问》，朝夕披玩，手不释卷，历时35年，废寝忘餐，精研覃思，近60岁方触类旁通，领悟洞达。疗疾祛病，百无一失。他的独创在于——"六气皆从火化"的理论。即在风、寒、暑、湿、燥、火这些致人于病的六气，最后都会成为火热之疾。他这一理论便为后世的温病学说的创立，起到启蒙的作用。

朱丹溪30岁学医于罗知悌之前已经钻研《黄帝内经》十年了。金元四大家的创新学说，都是在《内经》的基础上，根据时代发展，与时俱进而产生不同的流派，从而丰富并发扬了《内经》的精义，而不是推翻《内经》理论。

清代温病学派的诞生，是中医学理论与实践的开拓创新的又一重大发展。2003年SARS之战，中医就是运用温病学说取得超世界水平的硕果的。温病学说的代表人物为叶天士、薛生白、吴鞠通、王孟英。而吴鞠通《温病条辨》和王孟英的《温热经纬》可说是温病派的代表作。《温病条辨》卷首《原病篇》引用《内经》经文19条，作为温病病因病机的理论基础，然后在《内经》理论上加以发展创新。提出发热性、流行性、传染性的疾病的发病机制，不仅注意致病的物质（细菌、病毒），还要重视天时地理环境与人身的正气。在理论上看直至现在比之只重视细菌、病毒的西医学说高明。当然，微生物学说不愧为伟大的发现。

王孟英著《温热经纬》，是以《内经》《难经》《伤寒》为经，以叶天士、薛生白等诸家之辨为纬，故名"经纬"。充分显示温病学派与《黄帝内经》的学术渊源关系。

从中医学的发展史来看，《黄帝内经》仍未过时，还将为中医学之创新开拓发挥潜力。这就是中华文化之所以被称为博大精深的道理所在吧。

三、未来医学特色之本

把《黄帝内经》放在 21 世纪科学突飞猛进的平台上来衡量它的存在价值和发展前途会如何呢？

西医是世界医学的主流，中医学是世界上唯一有五千年历史从来未中断过的独立于世界医学之林的中国医学。中西医学的主要区分：西医学是线性的微观医学，中医学是辩证的宏观医学，未来医学的发展，必然是在辩证唯物主义指导下的微观与宏观相结合的医学。杨振宁博士认为现代物理学将由微观物理学与宏观物理学相结合向"介观物理学"发展。医学应当也一样。如果承认这一论断的话，将来的研究，在宏观方面就要在中医的系统理论指导下多学科相结合，与新技术相结合进行开拓创新。中医系统理论的发掘与提高，必然离不开《黄帝内经》。一般人可能难以理解和接受，怎么两千多年前的著作到 21 世纪还有用？本来前文已有例证，兹再举例以证明之。

西医的"时间医学"是一门很年轻的学科，美国明尼苏达大学教授哈尔贝格，被推崇为"时间医学之父"。在他读了成都中医学院中医基础教研室一位年青教师用英文介绍《内经》有关时间医学的内容后，十分吃惊，于 20 世纪 80 年代来中国访问有关中医的时间医学问题。直到今天中医的时间医学内容之丰富，可说举世无匹。

又如《内经》的经络理论指导中医诊断、治疗、预防，而且是针灸学的灵魂。直到今天，尽管西医学拥有几十万倍电子显微镜。但仍然只知有神经系统，而不承认有"经络"系统的存在。为什么从形态学上找不到"经络"呢？这就好比只掌握有线电话的人，认为无线电话没有电线可寻"不科学"一样的道理。其实早在 20 世纪 80 年代，上海物理学家顾涵森（女），用光学远红外线仪测得上海气功师林厚省从掌上"劳宫"穴能发出低频涨落远红外线。北京的祝总骧教授用声纳的方法证明经络的走向和《内经》的描述一模一样。当"经络"学说得到新技术，进一步验证之后，世界医学基础理论将会发生革命性的变化。可见宏观得来的东西，也会找到电子显微镜也看不见，但的确存在的东西。

此外《内经》提倡，人体是个整体，比俄罗斯巴甫洛夫早二千年，中医之整体观、中医的阴阳观、中医的"五行"学说即五脏相关学说、中医的"正与邪"的辩证观、中医对传染病的病因学说、中医的"辨证论治"理论都是现代西方医学所未有或有亦较简单的，这些都出自《内经》。如果从哲学的高度审视中医与西医最高的理论，则中医可以说是唯物辩证法的医学，而西医更多的则是机械唯物论。中医学的这些特色，将成为未来医学的主要核心理论。这些特色的根源都来源于《黄帝内经》。作为炎黄子孙在21世纪应该花大力气在发扬中华文化，发扬中医以造福于全人类，这是炎黄子孙的神圣职责。

纪录片《黄帝内经》图书成功出版，面世短短时间，即已售罄，命我为再版作序。闻此喜讯，欣然命笔，乐为之序。

论理辨源　通道明术[1]

中国医学是从中国传统文化中脱胎而出的，要想学好中医学，不了解中国传统文化的学术思想就会有一定的困难。

哲学这个词，是近代以来从国外引进的。中国古代没有哲学这个学科，但从哲学是"爱智慧"这个本义来说，中国文化中的智慧何其深邃，哲学思想何其丰富！中国医学理论体系正是在中国文化第一次高峰——春秋战国至秦汉时期形成，吸收了当时最先进的文化与最高的智慧。其后历代的发展中，中医学一直与时俱进，与中国文化相互促进，齐头发展。

哲学是科学之母，与各门自然科学的关系都很密切。世界观、思维方法是自然科学研究的指针与工具。但对中医而言，还不仅于此。中医的理论、概念从传统文化中引申而来，不了解其本源，难于准确把握其实质；有关理论、概念进入医学领域后，又适应人体科学的特点，赋予了特定的医学内涵，不辨析其流变，又不免误解中医为"玄虚"。所以，中医哲学的整理与研究，实在很有必要。对学生而言，了解这些源流与异同，也对学习中医有很大帮助。

---

[1] 中国中医药报，2005年04月14日。评新世纪全国高等中医药院校七年制规划教材《中医哲学基础》。

张其成教授主编的中医高等院校七年制教材《中医哲学基础》，在这方面是一个较好的范例。

《中医哲学基础》分两编，上编是中国哲学，论述了中国哲学历代发展的概况，这可以说就是谈源的问题。了解先秦诸子及秦汉时代中国哲学范畴的形成、发展和演变，可以进一步认识《黄帝内经》的理论根源。其后的魏晋玄学、唐宋佛道和宋明理学等，在中医理论中的体现虽然没有那么直接，但其影响也是十分明显的。《中医哲学基础》对中国哲学的演变，作了提要钩玄但又切中肯綮的简明论述，尤其注重论述与中医关系较大的内容。这些知识，我以为是中医学生所必须知道的。

下编是中医哲学。这部分是本书最有特色的部分。对中医哲学的研究有两个层面。一方面是探讨哲学对中医的影响，包括观念与思维的支配、理论和概念的渗透等。其中一个着重点是要说明哲学概念与医学概念的异同。如精、气、阴阳、五行等，其名同，其源一，但是在哲学上，这些概念内涵常取其大者，讨论的是万物的共性；在医学上，同样的概念更注重其特定适用范围内的个性。中医虽讲求"天人相应"，有强调把握事物共通性质的一面，但在实践中并未以共性取代个性，而是根据临床实践来判别取舍。本书在对有关内容的论述中作了具体讨论，很显然，了解这些特点，结合临床体验，决不会认为中医理论"玄虚"。

另一方面，中医药学与西方医学体系迥异，但又是临床上非常成功的医学。它本身就有很独到的哲学研究价值。所以，研究中医药学的理论价值和思维特色，其意义恐怕不限于中医药学本身。西方哲学过分强调逻辑演绎，轻视归纳、类比等思维，事实上这过于绝对。本书总结中医源自《周易》及传统文化的思维方法，有象数思维、整体思维、变易思维、中和思维、直觉思维、虚静思维、顺势思维、功用思维，分析了它在中医理论和实践中的应用，反映了它们的价值。

此外，从哲学的角度，《中医哲学基础》对中医理论的一些重要概念作了富有新意的论述。以阴阳为例，阴阳学说很多方面能体现哲学上的矛盾观念，但与矛盾又不完全相同。本书在论述阴阳时，与传统《中医基础理论》有所不同。例如指出阴阳的涵义有三个特点，即相关性、对应性和属性；阴阳的属性，有可分性又有可变性。对阴阳的关系，则归结为交感相错、相反相搏、互根互用、消长平衡和胜复转化五方面。此外，提出中医特定的三阴三阳概念，是对传统阴阳学说的创新。这些论点都翔实有据，对完整理解阴阳的精神很有意义。

正如本书《编写说明》所说的，中医学是一门以"术"载"道"的科学。对中医的哲学基础之研究，我以为属于中医基础理论研究的一部分，将之纳入中医院校规划教材是完全必要的。张其成教授主编的这本《中医哲学基础》，作为这门新课的第一版教材，内容丰富，论理精要，对这门学科的发展将起到促进作用。

中西医结合的方向[1]

医学是为人类健康服务的，但在资本主义社会，医学又是为一系列产业服务的。以美国为例，2000 年医疗卫生支出 1.3 万亿美元，占 GDP 的 13%，占全球医疗卫生支出总额的 43%。即使如此，美国仍有 15% 的人口享受不到基本医疗卫生保障。尽管花了那么多钱，医疗事故却成为美国人第三杀手（《参考消息》2004 年 7 月 29 日转载美国《波士顿环球报》7 月 27 日报道）。美国作为西医学比较先进的国家，其为人民健康服务的结果却如此。这是一道世界难题。如果我们继续走美国医学之路，前途是不堪设想的。

解决这一世界难题最好的办法，是世界医学引入有五千年光辉历史的中医药学，我认为这就是中西医结合的大方向，因为中医的优势在于简、验、便、廉。

2003 年治疗 SARS，广州没有大量购入人工呼吸机，而广州的 SARS 病死率（4%）远低于香港的 17%。广州中医药大学一附院急诊科收治确诊 SARS 患者 48 人，无一例需用呼吸机，却取得了患者零死亡、医护人员零感染的成果。对新的疾病来讲，中医是一支可靠的力量。

由于针刺麻醉的成功，再加上我国神经科学家研究其机理，认为针刺之所以能止痛，与产生"脑啡肽"有关，于是 20 世纪 80 年代以后中医之针刺术在欧美受到重视。正如《广州日报》2002 年 4 月 17 日刊登文章《中医惠及 120 个国家》认为，全球接受中医针灸治病人数占总人口的 1/3。

又如"青蒿素"之研究成功，特别是我校热带病研究所研制的第二代

---

[1] 2005 年 5 月 10～12 日，主题为"中西医结合发展与现代科技交叉"的香山科学会议第 253 次学术讨论会在北京香山饭店召开，会议聘请刘颂豪院士、邓铁涛教授、谢楠柱教授和陈可冀院士为执行主席。本文为邓铁涛教授所作中心议题报告，后收载于《世界中西医结合杂志》，2006，（01）：2.

复方青蒿素，由 7 天疗程，提至 3 天疗法：第三代为 48 小时疗法。他们防治疟疾的路已从中国走到越南，走到柬埔寨……他们的目标是在全世界消灭疟疾。

艾滋病，继何大一鸡尾酒疗法之后，我国近年中医药介入治疗已初见成效。其优点是既有一定效果，又无毒副作用，前途十分光明。

中西医结合的最大方向，是造福于全人类。要达到这个目的，首要的任务是挖掘中医药学之精华。正如毛主席所说的："中医药学是一个伟大的宝库，应当努力发掘，加以提高。"

中西医结合的提出，已有半个世纪，各家看法不一，如《中国中医药报》2005 年 3 月 28 日所刊登文章《中医发展应走中西医结合之路》指出中医三大痼疾：复古、信老、抱残守缺，因而提出"中医西化"是实现生存的必然选择，最后认定"中西医结合是中医振兴和发展的一条重要出路"。

该文肯定中西医结合就是中医西化，中医应走被改造之路。这是中西医结合的又一种方向。从百家争鸣的角度论此文之出发点无可厚非，但如果把中西医结合看成是为了中医的生存，这个方向未免太渺小了，因为把学术发展看作行业宗派求生存本身就错了。

回顾中医的发展史，的确易使人产生误解。中医药和中华文化一样已有五千年的历史，二千年前已奠定理论基础，历史悠久但其内涵却博大精深，不易被现代人所理解。19 世纪以来，中医先经过自我反省，产生了中西汇通派。20 世纪前半叶几乎被国民党所抛弃，新中国成立后又深受王斌思想所影响。后有幸得到党中央、国务院和人民的重视，发展传统医学被写入宪法，差不多全国各省、自治区都设立有中医学院。这是正确对待传统文化的英明措施。但由于历史的和其他的种种原因，中医药的受重视程度与西医相比还有差距，至今并未达到"并重"的地步。

中西医结合，必须站在平等的地位上。

从辩证唯物史观来看，21 世纪中华文化必将复兴，中医药学是中华文化的瑰宝，也必将振兴。而中医药学二千多年来随着时代的要求，在各个时代都有较大的发展，如果从临床医学角度看，当时是走在世界的最前列的。由于近百年中医受煎熬，学术危机。中医药学 21 世纪的发展，对比西方医学的突飞猛进，的确存在的确需要来一次凤凰涅槃，中西医相结合的确是办法之一。过去 50 年中西医结合出了不少成果，如针刺麻醉、急腹症非手术治疗、青蒿素等等。但这一切并不能引起中医理论的质变，主要是在基础理论上未有重大的成果。我认为主要原因是客观原因多于主观努力。余云岫、王斌的思想在卫生部门影响很大而且很深远，使针刺麻醉与急腹症的研究没有得到推广与提高。如果 20 世纪 50 年代中医治疗乙型脑炎受到卫生领导部门的重视而不是排斥，花大力气研究中医为什么没有微生物学说，却能治疗病毒性传染病，而且其疗效还远远高于世界医学，若研究至今一定能为医学做出大贡献。中医药学真正得到扶持是 1986 年 12 月国家中医药管理局成立之后才开始，至今未到 20 年。中医中药一直处于从属地位！

现在政府对中医越来越重视，是中医药学大有作为的时候。中医药学不是中医人群的，中医药是中华文化的瑰宝，发扬瑰宝是全体炎黄子孙的责任。论卫生队伍，人数最多的是西医，但这支 2000 年已达到 157 万的庞大队伍，却 95% 以上与中西医结合无缘。当然追逐西方之成就是重要的，但追赶何时了。正如凌锋教授等专家在广东省中医院脑血管病中心成立时表示：跟在外国之后超越西方不容易，打个平手已很难了，若与中医药学相结合，超越西方便有可能了。可见毛泽东发动西医学中医是对的。但半个世纪了，合起来人数几何！中西结合，搞好搞大，必须发动西医专家把目光投向中医，西医高等教育必须大量增加中医药学的课时，为今后的中西医结合打好百年基础。

中医队伍，新中国成立几十年，仍然和新中国成立初期的 30 万人差不多。这支队伍是个弱势群体，但要保存中医药学的精髓并加以发展，他们的责任最大。但可惜近 40 多年中医教育走弯路，以为多学点西医可便于发展中医，但其结果是整体中医的临床水平在下降，个别中医博士甚至不懂得用中医药技术为人治病。中医是中国的特有医学，如果中国的中医不能在中医药方面不断前进，而西医学却在世界各国都在不断提高，可以想象中西医结合的双方一个不断强大，一个不断萎缩，那么中西医结合之路还能走多远？当然，中医之外，还有西学中的同志，他们人数不多，为中西医结合做出了不少的成绩。但西学中的同志也必须在临床中尽量运用中医的理、法、方、药，才能有所发现，有所发明。根据其专长，或药或医，必须深入钻研中医这个伟大宝库，才能把"宝"不断地挖出来并加以整理提高。千万不能以西医的思维去改造中医，中医和西医是两个不同理论体系的医学，千万不要先入为主，不要认定凡与西医不符的就不科学。要虚心学习中医，要"求异存同"去进行中医药之研究，而不是"研究中医"、批判中医。

为了中西医学结合得更好，在人才策略上我建议：

（1）希望西医高等教育大量增加中医学时，以便培养出的人才能参与中西医结合工作。这些人才是一支不可忽视的力量。

（2）中医教育必须深化改革，培养出一大批在临床上过得硬的"铁杆中医"。培养百万"铁杆中医"是振兴中医的基础。

（3）西学中是一支精干的队伍，应以研究为主，但不可脱离以用中医药为主的临床工作。因为中医之理论来源于临床。中医学可以说是"信息医学"，是通过几千年的临床和养生保健的信息组成的。

中医药的历史证明，中医药学的发展是靠多学科相结合而不断发展。例如宋代哲学上的争鸣和"五运六气"的深入研究，引发了金元时代的医学争鸣，对中医学基础理论的发展起到了推动作用。《四库全书总目提要》总结曰："儒之门户分于宋，医之门户分于金元。"印刷术的进步，带来了宋代医学的普及，并引发了点校医书这一系统工程，为中医学之传承与创新立了功勋。为了中西医结合得更好，到了21世纪，我们的医学应与多学科相结合，中医亦不例外。比如西医与光学结合出了不少成果，为人类造福不少。我认为学科交叉将使既古老又青春的中医药学更能发出21世纪的光辉。

可不可以说多学科交叉是中西医结合的发展呢？

略谈叶天士与《临证指南医案》[1]

清代名医叶天士临终时告诫其子说："医可为而不可为，必天资灵敏，读万卷书而后济世，不然鲜有不杀人者，是以药饵为刀刃也，吾死，子孙慎勿轻言医。"反映了他对医学严谨的态度。正是由于治学严谨，心思灵动，叶天士成为清代最杰出的中医临床家之一。

《临证指南医案》是一部习中医者必读之书，内容相当丰富，但对于它的作者有人曾存有疑问。《临证指南医案》是华岫云等访辑三年叶天士之医案而撰成，《四库全书总目提要》曰该书："乃门人取其方药治验，分门别类，集为一书，附以诊断，未必尽桂本意也。"对其门人所论，有所批评。胡震远《考证〈临证指南医案〉》根据编者及刊行与徐评之时间，认为所有编者都不是叶天士的学生。其实，学生不仅仅是及门弟子，还应

---

❶ 2005 年 07 月 28 日，为暨南大学沈英森教授《〈临症指南医案〉发挥》作序。

包括私淑弟子,《临证指南医案》各门按语,都有较高之水平,使叶案生色不少,并给后学以津梁,可说都是叶天士的得意门生,又何必斤斤计较是否亲传?象主要的编辑者华岫云,编辑年限距叶氏之卒年不远,对先生医案之刊行如此苦心,若真不是门生亦胜似门生了!

陆九芝在论叶天士《临证指南·伤寒门方》时说:"叶先生《临证指南》卷五,以风寒分门,而寒门所有者六方,并非伤寒大证,即在太阳一经,亦仅言其至小,此书行后,遂不闻以伤寒论治病。"前人是以寒温对立的眼光而作此说,这也反映出叶天士倡导温病,使温病学说盛于清代,正式与伤寒学说并立。现在我们提倡寒温统一,以发展的眼光来看,叶天士对中医发展的贡献确实很大。

目前所传为叶天士著的理论著作有《温热论》和《幼科要略》。但《温热论》并非叶氏手笔,而是门人顾景文所记录;《幼科要略》,王孟英说是叶氏手订,亦有待鉴定。总之叶天士医名太甚,终生忙于诊疗,未有系统著书。故学习他的经验,从医案着手就是方便法门。而《临证指南医案》中体现的叶氏创新精神、灵机活法,确实启迪后人良多。故自来习医者均十分重视。

对初学者而言,从医案中学习治疗经验不易。前人曾有不少研究和导读之作。如徐大椿为此书作评,很有影响,尽管王孟英曾作《叶案批谬》,指出徐大椿有不少误批之处,但总的来说徐评大致中肯。吴鞠通在整理叶氏经验将之规范化方面作了不少工作,《温病条辨》中不少方剂直接来自叶案的处方。近代岭南医家潘兰坪也曾作《叶案歌括》,用歌诀的形式帮助学习《临证指南医案》。但是这些都是前人的工作。现代的语言环境和医疗环境都有很大变化,在帮助今之医者学习此书方面,近数十年来似未见有好的著作。沈英森教授是学验俱丰的中医专家,他与同道在数年前就曾著成《＜临证指南医案＞发挥》在香港出版,如今又计划重作修订,在国内出版。问序于余,我认为这确实是足为后学津梁的好事,乐为之序。

经典著作是中医理论之根[1]

今年是中医药高等教育成立 50 周年,虽然中医之有学校教育已近百年,但正式纳入国家教育系统,并由国家筹办之第一批四所中医院校是从

---

[1] 2006 年 10 月 26 日序《中医经典著作智能电子版·伤寒论》。

1956 年 9 月开始的，这是中医近百年来的第一个春天。虽然开头规模小，学生少，但总算把中医学教育纳入国家计划了。

五十年来，中医教育培养了不少人才，应予肯定。但从临床医学角度，从中医学术与进步的角度来看，不少有识之士怀有隐忧！因为中医教育、医疗、科研等部门都有一个通病——中医学术的根日趋浮浅。医学是一门应用科学，保护人民健康，以防病治病为第一要务。而当前之中医医院在中医现代化的口号下，日趋西化！当然，个中原因不少，但最主要的还是中医的内在问题，说到底是中医学术人才的培养出了问题。我认为，自从中医教育对中医经典著作轻视，和设置西医课程与中医课程的比例失调，教育因而走了弯路是最根本的原因。经典著作，是中医学的灵魂所在。学好经典著作，不但能应对常见疾病，更重要的在于从中浸透了中医理论的精华，便能在继承的基础上创新。2003 年 SARS 之战，中医面对世界上从未有过的凶狠之病，居然能战而胜之，就是证明。

我校和一些兄弟院校一样重视经典教学，除《内经》教研室外，《伤寒》《金匮》《温病》教研室都设在医院，深入临床第一线。就是《内经》的教师也不能脱离临床。而按卫生部的法规规定基础教师不能参与临床工作，这是违背中医药学发展规律的错误措施。

近百年来中医经历坎坷之途，几经民族虚无主义者之打压，但今天，党中央，国务院更加重视我们民族独创的中医药学之发展。"中国中医研究院"更名为"中国中医科学院"就是最好的证明。中医是不是科学？已由国家下定论了，相信中医之从属地位将一去不复返矣。目前关键的关键在于在中医群体内之"自我从属"思想之改变了。

重视经典的学习，重温经典，是中医创新发展的巨大发动机，不可忽视。希望能在中医药界形成共识。

宋俊生教授为伤寒学博士，现根据其 20 多年教学与临床带教经验，运用新科技——与电子计算机相结合，设计编排了《中医经典著作智能电子版＜伤寒论＞》。它是第一部具有检索、归纳、智能鉴别诊断为一体的智能电子版《伤寒论》。该电子图书能帮助我们的大脑减负与增容，对于广大在校本科生、研究生、留学生、研究工作者及临床医生的学习、温习，与发展《伤寒学》将会起到重大的作用。

我一向认为中医药学的发展，一定要按照中医自身发展的规律发展，不能按西医的途径发展。中医药学在 21 世纪与新技术革命相结合，就会从量变发展到质变。当然有五千年文化历史积淀的中医学，不可能在几十年或近百年就能发生质变的，因此中医的经典著作，不会在一二百年内过时的，因为不管新的疾病谱如何变化，四大经典会启发我们去应付、去创新，并进而解决之。经典著作是中医理论的根，根深才能叶茂。只要中医药学的魂在，中医药学就会不断地发展创新。让我们为好好地学习经典，发展经典，创新医学而欢迎这套与智能电子相结合的系列丛书的出版吧。故乐为之序。

上工治未病谈❶

健康是人类追求的永恒主题，发达国家的经验证明，8%～10%生产力的提高是由于国民健康状态改善而实现的。三分之二的疾病和过早死亡是可以避免，也就是说，引起人类死亡的因素，70%以上是能被人为所控制，例如体重、体育锻炼、饮食、吸烟、喝酒、血压和心理状态等。哈佛公共卫生学院疾病预防中心的研究表明，通过有效地改善生活方式，80%的心脏病与糖尿病，70%的中风以及50%的癌症是可以避免的，个人的不健康风险因素是可以控制并降低。中医对防病、养生有独特的优势，古人早有"圣人不治已病治未病"的科学格言，值得现代人好好学习以及推广。

后世的医家将"治未病"理解为3个层面：一是"未病先防"，二是"既病防变"，三是"已病早治"。

"未病先防"即是在没有疾病的时候要预防疾病的发生。早在二千年前的马王堆"帛昼"就有导引图的记载，所谓导引包括今天的气功与健身运动如太极拳、八段锦之类。

"既病防变"是指对已经发病要防止疾病进一步的发展和恶化。中医之辨证论治的精髓在于动态地观察疾病的变化，十分重视标本先后缓急之治。

"已病早治"是指已经发病要及时治疗。如确诊为高血压，虽然没有任何症状，但要及时治疗，控制血压，减少因为"高血压"这一危险因素而出现的"心、脑、肾"的并发症。

由于经济条件和医疗卫生条件的改善，无论是一般的群众，还是医护人员都比以前更重视发生疾病后的治疗。但对于疾病的预防还未有足够的认识。

---

❶ 2007 年 1 月 3 日。

据 2004 年 10 月 12 日国务院新闻办新闻发布会上发布的"中国居民营养与健康状况调查报告"中指出：我国成人高血压患病率为 18.8%，估计全国现患病人数为 1.6 亿，比 1991 年增加 7000 多万，人群高血压知晓率、治疗率和控制率分别为 30.2%、24.7% 和 6.1%。我们知道，高血压是脑卒中（即中风）、心肌梗死的危险因素，减少高血压，就可以有效减少脑卒中，减少心肌梗死。但遗憾的是，很多病人只是在发生了中风或心肌梗死后才到医院去就诊，这样做，"不亦晚乎？"在医护人员中，重治疗、轻预防的现象也很严重，在医生给病人诊治疾病的时候，很少有医生给病人谈养生保健，谈疾病的预防。

"上工治未病"要求重视疾病的预防，强调在"未病"时、在疾病发生前采取积极措施。中医学在长期医学实践的积累过程中，对"治未病"逐步形成了样式多种、角度各异、简验便廉的干预手段。中医学除了使用中药或中成药保健预防外，更重视通过养性来调畅情志，规律而适度运动，辨体质施膳食，辅以针灸、沐足、按摩、导引等方法内外综合调整身心。正如《黄帝内经》所言："其知道者，法于阴阳，和于术数，饮食有节，起居有常，不妄作劳，故能形与神俱，而尽终其天年，度百岁乃去。"中医的养生的理论核心是"调和阴阳"，通过协调阴阳、保阳益阴，重视保养"精、气、神"，坚五脏，通经络，调气血以达养生之目的。

随着我国进入老龄化社会，心脑血管疾病、肿瘤及呼吸系统疾病的发生率显著增高，治疗这些疾病的医疗费用也呈高速增长态势。我们在进一步提高疾病诊治水平的同时，更要将视点前移，把关注的重点放在预防上面。

美国经过 20 多年的研究得出这样一个结论，即预防与健康管理对于任何企业及个人都有这样一个秘密，即 90% 和 10%。具体地说就是 90% 的个人和企业进行预防和健康管理后，医疗费用降到原来的 10%；10% 的个人和企业没有进行预防和健康管理的，医疗费用比原来上升 90%。因此，通过全社会的努力，尤其是承担公众卫生保健的全体医护人群的努力，改变公众的健康观念，提升公众的健康意识，通过行之有效的养生保健手段，改善公众的健康水平，降低发病率，延长寿命，提高生存质量，进而为国家与人民分忧，降低医疗卫生总体费用显得非常迫切与必要。

养生四要[1]

我幼承家学,后接受中医院校教育,粗通医术,在临证教学之余不免将之施诸自身,在长期的防病、治病过程中摸索总结出一些心得经验。归结起来大致是:养德、养心、养脾胃和养肾。

一、养德

历代养生典籍大多强调养德可以长寿,"养生"必先养德这一观点。如唐代医家孙思邈在《千金要方·养性论》中指出,"性既自善,内外百病皆不悉生,祸乱灾害亦无由作,此养生之大经也。"据说孙真人活到147岁,既然他如此强调养德的重要性,必不可小视。

结合自身阅历,我非常赞同"仁者寿"、"大德者方得其寿"的观点。中国养生之道,贵在静中寓动,善养生者,必重调神,而神之修养,德字为先。唯有勤修德行,才能心平气和,气血通畅。今年我已经93岁了,仍然耳聪目明,思维清晰,言语流利,步履安稳。我想,这同自己不断修养德行而逐步达到心胸豁达,乐观开朗有很大关系。

养德与养生二者之间之所以关系密切,就在于通过对自身道德性情的修养,可以帮助我们净化心灵,使思想纯正健康,情志恬淡愉悦,心神安宁,从而使机体气机调和、气血畅达,而有利于身心的和谐与健康。

养德的人必须多涉猎书籍并付诸实践。我自己除了看中医药学著作外,还很喜欢看中国传统文化的经典著作,如《论语》《大学》《中庸》《孟子》《道德经》《庄子》,还喜欢诵读诗词歌赋,如我在90岁大寿时还即兴高歌《在太行山上》。

品读这些书籍,常令我心境获得平和。至于行动方面,我行医教学至今70余年,时刻不敢忘记"医乃仁术"与"师者所以传道、授业、解惑也"的古训。

二、养心

中医的经典著作《素问·灵兰秘典论》指出,"主不明则十二官危,使道闭塞而不通,形乃大伤,以此养生则殃,以为天下者,其宗大危,戒

---

[1] 邓铁涛口述,李俊德整理。发表于《中华养生保健》2010 年 4 月 1 日。

之戒之!"强调养生必先养心,养心是保持脏腑功能健康运行的基础,如果心不处于正常状态,血脉闭塞不通,便会影响各个脏腑的功能,且损伤形体,达不到养生长寿之目的。由于神藏于心,"心主神明",心是一身之主,故调神即养心。中医养神强调的是"静养",即"神以静为养",避免外物所扰,保持内心的清净和安宁。如何"静养"?我认为可从以下几方面入手。

(一)要保养心神,首先要重视七情的调节

所谓"七情"就是喜、怒、忧、思、悲、恐、惊。要进行七情调节,便需要不断修炼自己的精神世界,逐步做到心胸豁达。我一生较乐观,爱开玩笑,也很少动怒,所谓"笑一笑,百年少",而"发怒是对自己的惩罚"。

(二)以动促静,修习静心功

即通过静坐、入定、冥想等方法使自己获得内心的平静,轻装上阵,面对生活。如打坐,其要点是:双腿交叉盘坐,稳坐于板床上。静坐时,上身自然放松,头位正直,自然闭目,含胸拔背,两手置于腹前相互轻握,也可双手自然垂放于两腿上,以人体感觉舒适为度,上半身稍向前倾。舌尖轻抵上腭,自然闭口。坐正后,全身放松。不加意念,听任平素的呼吸习惯,约50次呼吸即可。此法不但晨起和入睡前可以帮助静心,还能在旅途奔波中帮助安定心神。另外,我的体会是练太极拳与八段锦也能使心境平和。

(三)寄寓书法,以练字养心神

闲暇时,我喜欢练习书法。多年的书法练习,使我受益匪浅。以前一遇到强烈的情绪波动时,我便常持毛笔写字而令自己安静下来,从而保持头脑轻灵,减少不良情绪的干扰。多年修习,现在我一旦提起毛笔,便能很快让心情安定下来,甚至达到"入静"的状态。至于如何练字,限于篇幅,此处便无法展开了。当然,琴、棋、画等也有此等功效。只要投入进去,必有意想不到的效果。

(四)充足睡眠,调神养心

调养心神,必须注重睡眠质量;要想睡眠质量高,必须坚持早睡早起,作息规律。为保证高质量睡眠,我自己喜欢用温热水浴足,浴足过程中同时用双手按摩、揉搓脚背及脚心,最好以劳宫穴摩擦涌泉,以加速

脚部的血液循环，以产生温热感为度，每次 10~30 分钟，自觉确能帮助入睡。有时，还用一些药材煮水泡脚，具体药物是：怀牛膝 30 克、川芎 30 克、天麻 15 克、钩藤 30 克、夏枯草 10 克、吴茱萸 10 克、肉桂 10 克。

（五）食疗药治，养心妙法

我比较喜欢吃橙子与榴莲，夏天则适当吃些苦瓜。这些果蔬对养心有帮助。榴莲具有温养心肾的作用，若吃后有上火感觉，可进食适量山竹以解其温热；夏天适当吃苦瓜则可以清心火。此外，有时我还喜欢炖人参与田七，一般每次各 10 克左右，可加 2 克陈皮。

三、养脾胃

要想长寿，必须注意养脾胃；欲想脾胃健旺，关键在于重视饮食习惯与适量运动，具体可从以下几方面着手。

（一）饮食有节

俗话说"暴饮暴食易生病，定时定量得安宁"。这说明饮食要有节度，过分的肥甘厚味，或过饥过饱，食无定时，都易伤脾胃，脾胃一伤，则诸病丛生。

（二）杂食不偏

我一贯主张进食宜杂不宜偏，五谷杂粮，酒肉果蔬都可以进食，关键在于不可过量。每种食物都有寒热温凉之偏性，更有酸苦甘辛咸之殊味，缺之则易令人体气血阴阳失衡，正气不足而易患内伤或遭受外邪，疴疾易起。我自己有个习惯，每次出差时，必品尝当地的土特产，一方面可以大饱口福，另一方面则对纠正身体之偏胜有一定帮助。有些人老以为自己脾胃虚弱，这个不能吃，那个不敢碰，结果反而导致营养不良，脾胃虚衰，实不可取。

（三）宜温不凉

现在得慢性消化道疾病的人非常多，其中部分原因便在于长期进食寒凉饮食，日久耗损脾胃阳气，导致脾胃运化功能失常，从而影响营养物质的吸收和利用，结果变生诸疾。广东地处岭南，常年气候炎热，许多人为了降温解暑，喜欢大量进食冰冻的食物，故而胃痛、腹痛、腹泻、腹胀的人非常多见，小儿与老人更为严重。年轻时气血旺盛，尚不觉有何不妥，等到中老年时，气血渐弱，肠胃病证丛生，悔之不及。故而，饮食宜温不宜贪寒凉，方可养好脾胃。

（四）动以养脾

脾主四肢，脾气虚弱则四肢疲软乏力，精神倦怠不适，饮食不振；适当锻炼则精神爽朗，精力充沛，四肢有力，进食亦觉甘美。华佗在论五禽戏时曾指出："人体欲得劳动，但不当使极耳。动摇则谷气消，血脉流通，病不得生。"其中"不当使极"是一句关键性的话，就是说运动不能过量，失度过量，则容易劳损伤身。基于此，我最喜欢的运动便是八段锦。我从50岁后便开始修习此拳，深觉受益匪浅。

四、养肾

肾为先天之本，历代养生家多认为养肾可令人长寿。简单而言，我认为可用以下措施养肾。

（一）珍惜精气，节戒色欲

我国最早的医学典籍《黄帝内经》曾指出"醉以入房"的弊端。历代医学家又反复强调保养肾精的重要性，如元代名医朱丹溪的《格致余论》，就专门为此撰写了《色欲箴》。精是人体赖以生存的高级精微物质，精充则体健寿长，精耗则体衰而不能尽其天年。

（二）午间散步，采阳助肾

我喜欢散步，在天气晴朗阳光灿烂的日子，每天中午时分我都会围绕楼下空地悠闲散步数十个圈，尤其在阳光充沛的夏日，我称此为"午间散步采阳养生法"。这个方法比较适合于中老年人以及阳虚体质的人群。人到老年，真元渐耗，身体阳气渐趋不足，容易出现一派阳气虚弱之相，如怕冷、恶风、面色苍白、气短乏力、容易疲劳、精神萎靡不振、腰膝酸软冷痛、小便频多清长、夜尿多等表现，这些症状，在老年人群中很多见，有这些症状的老年朋友，都可尝试此法。此外，这项练习还适合于一些经常无精打采、爱打瞌睡，总感到精力不济的年轻人。

（三）药取平和，常服养肾

历代养生书籍中，记载了丰富的药物养生的资料，其中大部分药物与养肾相关。我认为较好的养肾药物必须选择那些药性平和的，最好是食疗为善。我个人较喜用的是枸杞、何首乌、杜仲、肉苁蓉、灵芝、桑椹子、蜂王浆、女贞子、山萸肉等。这些药物长期适量服用有一定养精保肾效果。

（四）嗜欲耗精，龟欲固肾

过度的欲望，容易导致肾精的耗散。现在不少年轻人，为了某种欲望，如名利欲，拼命奋斗，废寝忘食，结果在不知不觉中使自己白发丛生，腰酸腿软，牙齿退化，耳鸣眼花；而有一些中老年人，退休之后，总觉得心有不甘，终日患得患失，于是，失眠、心悸、胸闷等症状随即而生，身心也更快衰老。

基于此，干祖望老在总结他的养生经验时，便说"龟欲"二字可以令人长寿。原因是乌龟欲望很少，却活得很久。而清代的尤乘在《寿世青编》中则强调说"养生之要，首先寡欲"。正由于此，我一贯对很多东西都看得很淡。如个人名利得失，我便很少放在心上；而在吃穿住行方面，我的要求也都比较低。我想，唯有在不断修养中克制欲望，才能使肾精充沛，达到寿而康的目的。

辨证论治

重症肌无力的中医认识及治疗❶

重症肌无力（myastheniagravis）是一种神经肌肉接头传递功能障碍的自身免疫性疾病。最近有关重症肌无力的流行病学调查表明，此病是一种常见的神经内科疾病，年发病率为 8 人/10 万人，终生患病率高达 10 人/10 万人。重症肌无力是一种由乙酰胆碱受体抗体引起的自身免疫性受体病，主要临床特征为受累肌肉极易疲劳，经休息后可部分恢复。全身肌肉均可受累，以眼肌为主，呼吸肌受累则出现肌无力危象，甚至危及生命。中医历代医著对重症肌无力虽未见较完备而系统的记载，但从本病的病理机制和临床表现来看，应属中医的虚损证。

虚损证不同一般的虚证，它有虚弱与损坏的双重含义。虚弱着眼于功能，损坏着眼于形体，故虚损是对各种慢性疾病发展到形体与功能都受到严重损害的概括。重症肌无力是自身免疫性受体病，临床上既有功能性障碍也有实质性损害，病程长且易反复，具有虚损证的特点。因此，重症肌无力不是一般的虚证，其实质应是虚损性疾患。

中医学对虚损证早在公元一二世纪就已有所认识。《难经·十四难》就有"一损损于皮毛，皮聚而毛落；二损损于血脉，血脉虚少，不能荣于五脏六腑也；三损损于肌肉，肌肉消瘦，饮食不能为肌肤；四损损于筋，筋缓不能自收持；五损损于骨，骨痿不能起于床"的记载。历代医家对于虚损的认识也十分详尽。根据中医学的虚损理论，结合脾胃学说脾主肌肉

---

❶ 国家中医药管理局于 1999 年和 2001 年分别在长春和北京举办了两期"全国名老中医专家临床经验高级讲习班"，并将两次授课的名老中医的讲稿整理编辑为《碥石集》出版。为了让更多的基层中医工作者学习、掌握名老中医们的经验，中国中医药报《中国医师》专刊于"临床"专版的"医门传薪"栏目中选登部分名老中医的授课内容。刊登时对原内容适当进行删节。本文见 2003 年 1 月 9 日中国中医药报。

的理论认识和临床运用，重症肌无力的中医病名诊断应是脾胃虚损。根据重症肌无力的临床表现及分型，具体又可分为睑废、痿证和大气下陷。

眼睑下垂为重症肌无力的常见症状，《北史》有"睑垂覆目不得视"的记载。巢元方《诸病源候论·睢目候》中称"睢目"亦名"侵风"。《圣济总录·卷第一百一十》称"眼睑垂缓"，清·黄庭镜《目经大成》称为"睑废"，后世称为"上胞下垂"。

重症肌无力的临床特征是一部分或全身骨骼肌异常容易疲劳，晚期病例的骨骼肌可以发生萎缩。《素问·痿论》根据痿证的病因、部位、临床表现及五脏所主，有皮痿、脉痿、筋痿、肉痿、骨痿等五痿之分，其中的肉痿与重症肌无力的症状有类似之处。《素问·太阴阳明论》指出："脾病而四肢不用，何也？岐伯曰，四肢皆禀气于胃，而不得至经，必因于脾乃得禀也，今脾病不能为胃行其津液，四肢不得禀水谷气，气日以衰，脉道不利，筋骨肌肉皆无以生，故不用焉。"这一论述强调四肢不用、痿软乏力乃脾病所致，脾不为胃行其津液，气血不充而引起肌肉病变，与重症肌无力的临床表现及病理机制颇为吻合，现代的临床观察也证实了这一点。

重症肌无力可出现面肌无力，说话声音逐渐减低，讲话不清、吃力，吞咽困难，饮水呛咳等。声音嘶哑，中医称为"音喑"。重症肌无力之声音嘶哑，乃因脾虚气陷，肺气虚衰，肾虚无根，致使气机无力鼓动声门而出现声音嘶哑。吞咽困难中医责之肾。咽为胃之系，上接口腔，下贯胃腑，是胃接纳水谷之门户，脾胃虚衰，则摄纳运化无权；又肾为胃关，胃肾亏损，则吞咽困难。

呼吸困难，是肌无力危象。中医称之为大气下陷。如张锡纯《医学衷中参西录》指出："胸中大气下陷，气短不足以息。或努力呼吸，有似乎喘，或气息将停，危在顷刻"。

综上所述，中医虽无重症肌无力之病名，但是根据其临床特点及中医的理论认识，将其归属为"脾胃虚损"病之范围是比较恰当的。具体还可以结合病位、病性、病机，分别用"睑废"、"痿证"和"大气下陷"进行诊断。一般来说，成人眼肌型及少年型多属"睑废"范围；成人重症肌无力轻度、中度全身型、迟发重症型、伴肌萎缩型多属"痿证"范围；成人重症激进型多属"大气下陷"证范围。

重症肌无力的禀赋不足，后天失调，或情志刺激，或外邪所伤，或疾病失治、误治，或病后失养，均可导致脾胃气虚，渐而积虚成损。因此，重症肌无力的病机主要为脾胃病损。脾胃为后天之本，气血化生之源，居于中焦，为气机升降出入之枢机。脾主升主运，脾虚气陷，则升举无力，上睑属脾，故提睑无力而下垂；脾主肌肉四肢、脾虚生化濡养不足，故四肢痿软不能随用；胃主降主纳，与脾相表里，脾虚胃亦弱，则升降之枢机不利，受纳无权，故纳呆溏泄，吞咽困难；脾气主升，上充于肺，积于胸中而为宗气（大气），司呼吸，贯百脉，中气下陷，胸中之大气难以接续，肺之包举无力，故气短不足以息，若胸中大气亦下陷，则气息将停，危在顷刻。

重症肌无力的病机主要为脾胃虚损，然而与他脏关系亦密切，脾病可以影响他脏，而他脏有病也可影响脾脏，从而形成多脏同病的局面，即五脏相关。但矛盾的主要方面，仍然在于脾胃虚损。脾胃虚损，则气血生化乏源。肝乃藏血之脏，开窍于目，肝受血而能视；肾主藏精，"五脏六腑之精，皆上注于目而为之精"，肝血不足，肝窍失养，肾精不足，精明失养，"精脱则视岐，视岐见两物。"故见复视、斜视或视物模糊，易倦。脾胃为气机升降之枢纽，气出于肺而根于肾，需脾于中间斡旋转运，使宗气充足以司呼吸。脾胃虚损则枢机不运，聚湿生痰，壅阻于肺，故见胸闷、疼痛、气促等。脾病及肾，肾不纳气，气难归根，甚或大气下陷，而出现肌无力危象。声音嘶哑、构音不清、吞咽困难等，亦与脾胃肺肾的病理变化关系密切。有些患者尚有心悸、失眠等症，则是由于脾胃虚损、心血不足所致。

为了进一步探讨重症肌无力的病因病机和辨证规律，我们对1987年4月到1991年6月收治的233例重症肌无力患者作了系统观察，并对58个中医证候做了频率分析，结果表明重症肌无力以眼睑下垂、四肢无力、纳差、便溏、舌淡胖边有齿印、苔薄白、脉细弱等症候最常见。从而说明本病以脾胃虚损为主的观点是符合临床实际的。

根据上述理论，对重症肌无力的辨证如下：

（1）脾胃虚损眼睑下垂，四肢痿软乏力，纳差，便溏，舌淡红而胖，边有齿印，苔薄白，脉细弱。

（2）脾胃虚损之兼证兼肝血不足者，复视、斜视明显。兼肾虚者，抬颈无力，腰背酸软，阴虚者，口干咽燥；阳虚者，夜尿多。兼心血不足者，心悸，失眠，夜寐多梦。兼胃阴虚者，口干，苔剥。兼痰湿壅肺者，胸闷、气促。兼湿者，苔白厚或白浊。兼痰者，咳嗽痰黏。兼瘀者，舌暗红，尖边有瘀点、瘀斑，脉涩。兼外邪者，鼻塞流涕，喉痒咽痛，脉浮等。

（3）大气下陷症见呼吸困难、痰涎壅盛、气息将停、危在顷刻等肌无力危象。对于本病的治疗，根据"虚则补之"、"损者益之"之旨，当以补脾益损、升阳举陷为治疗大法。此外，本病毕竟有先天不足，精血虚损；况且气为血帅，血为气母，气血相生，故亦应兼顾养血益精以固肾。至于肌无力危象，则以标证为主要矛盾，急则治其标，缓则治其本。对于兼证的处理，则可随证加减，灵活变通。

常用方药如下：

（1）脾胃虚损补脾益损，强肌健力饮（自拟方）。主要药物有黄芪、党参、白术、当归、陈皮、五爪龙、甘草等。

（2）兼症的处理肝血不足加枸杞子、首乌、黄精、鸡血藤。肾虚加菟丝子、桑椹子，阳虚明显加巴戟、肉苁蓉、淫羊藿；阴虚明显加山萸肉，或加服六味地黄丸。心血不足加熟枣仁、夜交藤。胃阴虚党参易太子参，加石斛、金钗。痰湿壅肺加橘络、百部、紫菀。兼湿加苡仁、茯苓。兼痰加浙贝母。兼瘀加丹参。兼外邪一般用轻剂之补中益气汤，酌加豨莶草、桑叶、千层纸、浙贝等。

（3）大气下陷之肌无力危象应及时采取抢救措施，加强吸氧、吸痰，鼻饲中药，辨证使用苏合香丸或安宫牛黄丸点舌以及其他中成药除痰、保留灌肠等。感染严重时用抗生素。

脾肾阳虚证医案[1]

李某，男，71 岁，印尼华侨，1999 年 6 月 14 日初诊。

患者 30 年前无明显诱因出现下肢发冷，后逐渐发展至全身畏寒，怕风，每天早晚自觉从身体内部向外透寒气，饭后稍有缓解。曾在印尼、新加坡、美、加等多个国家求医无效，病症未改善。经实验室检查：抗链球菌溶血素"O"阴性，类风湿因子阴性。X 线检查：心肺无异常；腰椎退行性病变；主动脉硬化。B 超示：左肾囊肿，胆囊较小，肝脾无异常，前列腺肥大。体温、血压均正常。诊见：面色暗红，流涕，头戴双层帽子，内为羊毛，外为太阳帽。时至六月却身着羊毛衣裤并带护膝，纳差，大便干，小便频，夜尿多。舌胖嫩、色暗瘀、苔淡黄厚润，舌下络脉充盈，脉数，右寸浮滑，尺无力，左脉沉细尺弱。

---

[1] 雷立屏协助整理。发表于：《新中医》，2001（02）：18.

从病史知其阳气素虚，症见流清涕而右寸浮滑，乃兼外感所致。治疗宜先治标症，后治本病。予桂枝汤加减。

处方：桂枝、白芍各15克，生姜3片，大枣（去核）4枚，五爪龙50克，甘草6克。4剂，每天1剂，水煎服。

二诊：患者自述药后有一股股暖流从腹部向上涌动，畏寒怕风症状减轻。诊其脉已不浮滑，表邪已解，苔稍薄。证属脾肾阳虚，治以潜阳健脾法。

处方：桂枝、白术、白芍各15克，甘草6克，生龙骨（先煎）、生牡蛎（先煎）、党参、茯苓各30克，五爪龙50克，神曲10克。5剂。

三诊：患者已除去羊毛帽和羊毛衣，身觉温暖，但下肢寒冷仍未减轻。舌嫩、色淡红、苔薄白，脉沉细、两尺弱，夜尿减少。续守前法，温补脾肾。

处方：茯苓、白术、桂枝、白芍各15克，黄芪、党参、生龙骨（先煎）、生牡蛎（先煎）各30克，炙甘草10克，巴戟天12克，牛膝9克，干姜6克。7剂。药后全身及下肢寒冷感已除，续服10剂，身体继续好转，已近正常。

按：本例30年之顽疾，缠绵不愈，根据中医辨证，其阳虚证候甚为明显。初诊兼感外邪，辨证既非麻黄汤证，亦非桑菊饮、银翘散证，故选用桂枝汤：桂枝汤本治太阳病，头痛，发热，汗出，恶风。现既无头痛发热与汗出，只有流涕、恶风寒，为何选用桂枝汤？据《伤寒论·太阳病篇》："太阳中风，阳浮而阴弱。阳浮者，热自发，阴弱者，汗自出。啬啬恶寒，淅淅恶风，翕翕发热，鼻鸣干呕者，桂枝汤主之。"此案之脉右寸浮滑而两尺弱，符合阳浮而阴弱之脉，并见流涕（鼻鸣）。因外邪初得，桂枝汤证未全俱，加上其有30年之恶风寒病史，故选用桂枝汤。又因其体虚正不足以胜邪，故加五爪龙益气扶正祛邪。五爪龙为广东草药，素有南方黄芪之称，虚人外感之宜用桑菊饮、银翘散者我亦时加此味。桂枝汤加五爪龙，亦桂枝汤之变方也。外感病，往往症未现而脉先见，或两寸独浮或寸关俱浮，或三关均浮，凡寸脉独浮，应指如豆者，多为已感外邪，应注意暂勿用补益之剂以助外邪。本案之脉数者主虚而不主热，舌苔淡黄、厚而润者亦非热，因舌质胖嫩应是脾阳不运所致。所见大便干者，乃小便多所致也，若以脉数、苔黄、便干而诊为热证则差矣。用药4剂而外邪已净，则治其本病——脾肾阳虚。如按西医检查：腰椎退行性变、主动脉硬化、右肾囊肿、前列腺肥大等论治，舍去中医辨证，去治疗这些病，如何解决他那30年的痛苦？时此病人的这些检查，均可作参考耳。病人是一个有机整体、局部病变，亦应用中医理论去分析研究。如肾主骨，腰为肾之府，腰椎退行性病变，可责之于肾虚，左肾囊肿亦病在肾，前列腺肥大亦与肾虚有关。主动脉硬化，病在心系，据我的经验与脾阳虚有关。

二诊时治肾阳虚为什么选用桂枝加龙骨牡蛎汤？仲景用本方治遗精，少腹弦急，阴头寒，目眩发落，脉浮、动、紧微之证，其机理为阳虚不能收摄精血。该方是在桂枝汤的基础上加龙、牡而成。患者数十年恶风寒，故用桂枝汤以和营卫；自觉从身体内部向外透寒气，则加龙骨、牡蛎以收敛阳气，再合四君子汤加五爪龙补脾气，脾肾双补，先后天并调；用神曲代生姜，取其既可解未净之外邪，又可疏导肠胃，反佐之意也。

三诊已无余邪未尽之虑，故加重双补脾肾之药，并以干姜易生姜。所以加牛膝者，乃下肢冷未减以之引药下行，未用大枣者则因已用参芪也。

弄舌身摇验案[1]

叶某，女，63 岁，1999 年 10 月 21 日初诊。不自主咀嚼磨牙、弄舌、腰腹摇摆 3 年余。1996 年下半年无诱因出现不自主地咀嚼磨牙，伤及牙齿，曾在当地（香港）西医诊所诊治无效。于 1997 年初经脑专科检查，疑为帕金森病，服用治疗帕金森病西药半年未效。同年下半年至 1998 年间，先后转诊于内科、神经科及精神病科，曾经脑部 CT、MRI 等多项检查均未见异常。加服精神科药物后，上症未减，并出现思睡，不能持续进行简单数学运算，逐渐出现吐舌、弄舌，右上肢前臂掌腕部震颤摇摆。1999 年 4 月因白内障行左眼玻璃体摘除术，术毕护士更衣时发现其腹部不自主运动，坐起时伴腰腹前后轻微摆动，后日渐加重，凡坐或立均腰腹不自主地前后摆动，行走或平卧时得以减缓。西医又增加治疗癫痫药物。内服药由原来 2～3 种增加至 6～7 种（药物不详），但症状仍未控制，患者苦不堪言，不思饮食，日渐消瘦。1999 年 9 月，经友人建议前往澳大利亚某医院诊治，经专家会诊，排除帕金森病。对咬牙、吐弄舌头、手震、腰腹摇摆未能确诊。并认为以往所服药物过多且剂量过大，建议减停所服西药，保留服 1 种，手震逐渐缓解。10 月中旬患者回家后对服西药失去信心，遂转中医诊治。诊见：患者除有上述症状外，兼见口腔溃疡，言语不畅，思睡，记忆力下降，不能写字及加减运算，纳呆，消瘦，大便秘结，情绪低

---

❶ 邓中光协助整理。发表见：弄舌身摇验案 [J]．新中医．2003，2：(15)．

落，时而烦躁，眼花，头痛，气促，喉间有痰，舌暗红、苔黄浊稍腻，脉弦稍数。神经科检查肌张力、腱反射均正常，未引出病理性神经反射。颅脑 CT、MRI 检查未见异常。

诊断：弄舌身摇症。

辨证：肝风内动，痰热上扰，腑气不通。

治则：平肝熄风，清热通腑，除痰开窍。

处方：钩藤（后下）、蒺藜、防风各12克，天麻、蝉蜕、石菖蒲、丹参、天竺黄各10克，大黄（后下）、琥珀末（冲服）、木香（后下）各6克，黄连、甘草各3克。21剂，每天1剂，水煎服。

11月11日二诊：患者服上药3周，口腔溃疡接近愈合，疼痛缓解，大便已通，唯时有干结，咬牙弄舌减轻，腰腹部摇摆幅度减小，情绪转佳，纳增。药已对症，效不更方，以赤芍12克易丹参，加僵蚕10克助疏肝熄风之力。

12月20日三诊：患者坚持服上方1月余，其间因宗教信仰自去僵蚕，又因睡眠不佳，曾电话联系调整部分药物，丹参易赤芍，并加龙齿30克。经1月治疗，患者咬牙弄舌、腰腹摇摆等症状减轻接近缓解，口腔溃疡愈合无复发，对答主动切题，精神转佳，胃纳正常，体重增加，已无眼花，唯觉眼朦，气短，睡眠不宁，舌稍暗红、苔白浊，脉稍弦数。处方：天麻、钩藤（后下）、蒺藜、防风、丹参、楮实子各12克，天竺黄、白芍、蝉蜕各10克，太子参30克，象牙丝、磁石（先煎）各15克，大黄（后下）、甘草各6克。

患者坚持服上方至2000年3月初，间中或感冒时停服，经过3月的治疗，弄舌咬牙、身摇等症状消失且无复发，言语思维如常人。于2000年10月前往澳大利亚医院复查，经颅脑CT、腰椎X线摄片、腹部B超及血液相关项目等检查均未见异常，病已痊愈，并对中医药疗效表示赞叹。随访至2002年无复发。

按：本案以咬牙弄舌、腰腹摇摆为主症，西医诊断不明，实属罕见病例。中医如何诊治？靠审证求因、辨证论治作指导。患者身摇、咬牙及手震等症乃"风胜则动"之候，《素问·至真要大论》曰："诸风掉眩，皆属于肝。"掉，即摇摆振动貌，可见，患者腰腹摆动，咀嚼咬牙，头痛眼花，心烦气躁，皆因肝气郁结，肝风内动所致。患者舌头上下左右不停伸缩，中医学称之为"弄舌"，弄舌症多见于小儿，成人间有发生。《中医临证备要》曰："小儿时时伸舌，上下左右，有如蛇舔，多因心胃蕴热，挟有肝风。"《小儿卫生总微论》："弄舌者，其证有二，一者心热，心系舌本，热则舌本干涩而紧故时时吐弄舒缓之。二者脾热，脾络连舌，亦干涩而紧，时时吐弄舒缓之，皆欲饮水。因心热则发渴，脾热则津液耗，二者虽引饮相似，惟心热面赤，睡即口中气热，时时烦躁，喜冷咬牙，治宜清心经之热。脾热者，身面微黄，大便稠硬，赤黄色，治宜微导之。"以此分析，本病例不但挟有肝风，且有心脾胃热。此外，脾胃蕴热，故患者口腔溃疡，大便秘结，腑气不通，反之又更阻碍脾胃的受纳与运化，故见纳呆、消瘦；而湿聚成痰，可见苔黄浊腻；心有热，肝有风，风火相煽，引动痰湿上扰神明，则见语言不畅，神疲思睡，运算不能，舌红，脉弦数。本例病位在肝，与心、脾、胃相关，病理变化为肝风内动，挟痰上扰，湿热内蕴，腑气不通。治法则根据上述辨证，以平肝熄风、清热通腑、除痰开窍之法。方中钩藤、天麻同入肝熄风，缓肢体挛急，前人认为："钩藤，去风甚速，有风症者必宜之"；"天麻为治风之神药"，"风虚内作，非天麻不能治"。钩藤兼清肝热，"舒筋除眩，下气宽中"(《本草征要》)，两者合用，相得益彰；再加蒺藜、蝉蜕、防风疏肝明目，祛风通络，助钩藤、天麻平肝熄风。兼治患者目疾。针对痰热上扰之病机，方中选用天竺黄、石菖蒲，干祖望教授认为，天竺黄既清化热痰，又安神镇惊，滋补五脏，是一味有百利而无一弊之药；石菖蒲除湿豁痰，通心辟浊，《重庆堂随笔》："石菖蒲，舒心气、畅心神、怡心情、益心志，妙药也。清解药用之，赖以祛痰秽之浊而卫宫城；滋养药用之，借以宣心思之结而通神明。"两药舍用，除痰开窍相得益彰。根据"痰瘀相关"的理论，除痰不忘理血，故用丹参活血通心，琥珀安神化瘀。腑气不通，也是本病不可忽视的病理变化环节，热难清泻，气失流畅，肝失疏泄，风痰外煽内窜，易生他变，故选用泻下力宏之大黄，能走气血而推陈出新。此外，方中黄连与木香合用为香连丸，乃治痢之方，根据笔者经验，此方可治急慢性口腔溃疡，黄连能清心火，木香理气止痛，配甘草为佐使之品。后期以太子参益气健脾；楮实子滋水涵木，柔肝熄风；象牙丝、磁石镇惊安神。本案病在肝，辨证用药不离治肝，肝之失调常与五脏相关，随证治之，不离中医理论指导。若舍中医理论而从西医微观理论从脑、神经去思维，千方百计要去辨属西医何病，则理、法、方、药何所依从？欲愈此病难矣！

论中医诊治非典型肺炎[1]

中国中央电视台的开播格言——传承文明，开拓创新。可以看成是中华民族复兴的导言，中医振兴的指针。千万不能丢掉中医的精华，空想创新。当然世界各国文明也在传承之内，但世界人民都希望我们把中华优秀文化传给世界。

一、战胜非典型肺炎我们有个武器库

非典型肺炎是全新的疾病，为20世纪以前所未见。无论中医与西医都遇到新问题，中医不能袖手旁观。我认为对病毒性疾病的攻克，中医自有其优势。从历史可以上溯至仲景时代，他宗族素多，十年不到却死亡了三分之二，伤寒十居其七，这个七就包括流行性病毒性疾病。故1956年石家庄流行乙型脑炎，师仲景法用白虎汤疗效超世界水平，并不因为中医无微生物学说而束手无策。1957年北京乙脑流行，白虎汤效果不明显，蒲辅周用温病之法，疗效又达90%。1968年广州流行乙型脑炎，我曾参加救治，为暑热伏湿之证，凡舌苔转厚者必不死，暑湿得外达故也。统计中医之疗效亦达90%，且无后遗症。20世纪60年代广东麻疹流行，番禺等地麻疹肺炎死婴不少，我校医疗队所到之乡村，用透疹清热之法，死亡病例便被制止。广州60年代亦曾流感流行，用吴又可法——达原饮，又收到良好的效果。

国家七五攻关科研项目——流行性出血热之研究成果：南京周仲瑛组治疗1127例其效果为：中医药组治疗812例，病死率为1.11%。西医药对照组治疗315例，病死率为5.08%（$P<0.01$），明显优于对照组。江西万有生研究组治疗413例，其效果为：中医药组273例，病死率为3.7%，西医药对照组为140例，病死率为10.7%（$P<0.01$），疗效优于对照组，由于时、地、人等条件不同，西医辨病为同一病毒性疾病，但周氏、万氏的辨证论治完全不同。周氏治疗以清气凉营为主，万氏则治湿毒法为主，按西医理论，病原相同，都是病毒性疾病，但中医治疗如果两者治法对换，则病死率肯定高于西医组。所以病原体只能作为中医辨证论治根据之一，诊治的关键在于辨证论治。

---

[1] 2003年4月20日。邱仕君、邹旭协助整理。

这些事例说明中医的理论，不把着力点放在对病原体的认识上，而在于病原体进入人体，邪气与正气斗争所表现的证候以辨证论治，这些辨证论治的理论及方法历传2000多年，的确是战胜"非典"的武器库。

二、战胜非典型肺炎的理论依据与特色

世人多不理解中医没有细菌学说，却能治疗传染病，对病毒性传染病的治疗效果甚至处于世界领先地位，其故安在？因为中医走的是另一条道路。

中医虽无细菌学说，但细菌早已被概括于"邪气"之中。吴又可的戾气、厉气、杂气学说，已非常接近对微生物的认识，惜明代无光学上的成就，致未能进一步发展耳！但温病的病原说发展到吴瑭，却使中医理论从另一角度认识发热性传染性及流行性疾病，提出独特的温病病因理论。这一理论，今天看来科学性极高，足以破解中医虽无细菌学说，仍然能治疗急性传染病之道理所在。

吴瑭《温病条辨·原病》篇专门论述温病的病因、病机、证候、诊断、治疗与预防等方面的问题。其中关于病因理论的论述共三条。吴瑭曰："叙气运，原温病之始也，每岁之温有早暮微盛不等，司天在泉，主气客气相加临而言也。"吴氏继承传统之理论，承认气运的变化是温病发生的原因之一。他承认吴又可厉气之病因，但温病不能统由于厉气所致。他最后补充流行病发生的微与甚，还与凶荒兵火之后有密切的关系。即是说他承认大自然的变化规律与发病有密切的关系，大自然的变化既作用于人体，也影响致病物质的生长与广泛为害，又创造性地提出地理气候及社会因素与发病有密切的关系。

《温病条辨·原病》篇："《阴阳应象大论》曰：'喜怒不节，寒暑过度，生乃不固。故重阴必阳，重阳必阴。故曰：冬伤于寒，春必病温。'吴瑭注曰：'上节统言司天之病，此专言人受病之故。'"吴瑭按伏气为病，如春温、冬咳、温疟，《内经》已明言之矣。亦有不因伏气，乃司天时令现行之气，如前所列《六元正纪》所云是也。此二者，皆理数之常者也。更有非其时而有其气，如又可所云戾气，间亦有之，乃其变也。温病之形成有内因与外因两大因素。"喜怒不节，寒暑过度"而致"生乃不固"，说明正气内存的重要性。"冬伤于寒，春必病温"，是说明"重阴必阳，重阳必阴"。冬天属阴，寒亦属阴，两阴相重，与正气相持（伏气）不即发病，至春天乃发，便成温病。总之用以说明邪正相争的观点。吴瑭承认吴又可

的戾气这一致病物质的存在，承认戾气与司天时令现行之气同为致病物质，而区分引发疾病之轻与重，一般与特殊的发热性流行性疾病。

《温病条辨·原病》篇："《金匮真言论》曰：'夫精者身之本也，故藏于精者，春不病温。'吴瑭注：'《易》曰履霜坚冰至，圣人恒示戒于早，必谨于微。记曰：凡事预则立。经曰：上工不治已病治未病，圣人不治已乱治未乱。此一节当与月令参看，与上条冬伤于寒互看，盖谓冬伤寒则春病温，惟藏精者足以避之。……不藏精三字须活看，不专指房劳说，一切人事之能动摇其精者皆是。即冬日天气应寒而阳不潜藏，如春日之发泄，甚至桃李反花之类亦是。'"这一条强调"内因"在发病上的重要性。其冬不藏精需活看之说，是吴氏的创见，吴氏把冬伤于寒与冬不藏精互看，统归之为内在致病因子，并处于重要之地位。吴氏之论符合唯物辩证法的内因与外因的辩证关系，即内因是物质变化的关键，外因是变化的条件。

总括言之，吴氏之病原说为：

（1）岁气、年时（气候与环境因素）。

（2）藏精、冬伤于寒（人体内在因素）。

（3）戾气、时行之气（致病物质）。

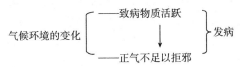

这样的病原说比之只重视病原体的西医学理论似略胜一筹。当然吴氏对于微生物的认识与现代微生物学相比，就有天壤之别了。如果我们今天把微生物学的知识，取代比较含糊的戾气与时行之气，那就是比较完满的传染病流行病的病因学说了。

我们的治疗不在一味只知与病毒对抗，而是既注意祛邪，更注意调护病人的正气，并使邪有出路。正如叶天士所说，或透风于热外，或渗湿于热下，不与热相结，势必孤矣。这是一个多么高明的战略啊！

中医注意祛邪或透邪，不是杀病毒。所谓祛邪，叶天士认为可以汗解，也可以从小便去，而仲景早就有三承气汤之法以祛邪，吴鞠通又将三承气汤扩而广之，还有杨粟山升降散之法，可谓丰富多彩。西医知道发汗可以退热，今天不少青年中医也学了西医用退热针退热，而不知应该以微汗出才能祛邪，大汗淋漓病必不除。大汗能一时退热，过后又热。西医还有一个理论就是高热会损脑，故一遇高热便用冰敷，不知一冰便使邪气内伏，邪无出路，病必缠绵或有后遗症，特别是乙脑之类属暑热之证。前人说："暑当予汗出勿止"，故中暑证冰敷者多死也。中医之三宝是高热护脑的圣药，但今天的药监部门又认为三宝有重金属！药监部门无中医药之才，中医则无权，可悲又可叹！

我们的中青年中医，学了不少西医这应是好事，但欠缺独立思考，更因中医教育把四大经典作为选修课，便放弃了中医的辨证思维，以西医理论为指导，对非典型肺炎之发热病人，不敢不用抗生素，还认为可以对抗继发感染之类，而现在的新抗生素强力杀菌也强力抑制病人的正气，使人体菌落失常。而中医若辨证准确，因势利导，增强正气后邪可拒。故非典不宜随便使用抗生素，白细胞偏低便是正气不足的表现之一。中医有扶正祛邪之法应注意善用之。故非典后期往往可用人参以培其根本也。仲景的人参白虎汤早就启示我们了。

三、非典型肺炎属于春温病（伏湿）

根据广东省中医院收治本病患者 112 例的临床观察和初步总结，认为该病属于中医春温湿热疫病的范畴，病机以湿热蕴毒，阻遏中上二焦，并易耗气挟瘀，甚则内闭喘脱为特点。我则认为可以定名为春温病伏湿之证。我同意广东省中医院所订之辨证论治方案。

（一）早期

多在发病后 1~5 天左右，病机以湿热遏阻，卫气同病为特点；治疗上强调宣透清化。常见证型有湿遏肺卫、表寒里热挟湿 2 型。

1. 湿热遏阻肺卫证

症状：发热，微恶寒，身重疼痛，乏力，口干饮水不多，或伴有胸闷脘痞，无汗或汗出不畅，或见呕恶纳呆，大便溏泄，舌淡红，苔薄白腻，脉浮略数。

治则：宣化湿热，透邪外达。

方选：三仁汤合升降散加减。

药用：杏仁 12 克，滑石 15 克，通草 6 克，白蔻 5 克（打、后煎），竹叶 10 克，厚朴 6 克，生薏米 20 克，法半夏 10 克，白僵蚕 6 克，片姜黄 9 克，蝉蜕 6 克，苍术 6 克，青蒿 10 克（后下），黄芩 10 克。

湿重热不明显，亦可选用藿朴夏苓汤加减化裁。

2. 表寒里热挟湿证

症状：发热明显、恶寒，甚则寒战壮热，伴有头痛，关节痛，咽干或咽痛，口干饮水不多，干咳少痰，舌偏红，苔薄黄微腻，脉浮数。

治则：辛凉解表，宣肺化湿。

方选：麻杏甘石汤合升降散加减。

药用：炙麻黄 6 克，生石膏 30 克（先煎），炒杏仁 10 克，炙甘草 6 克，白僵蚕 10 克，片姜黄 9 克，蝉衣 6 克，薄荷 6 克（后下），连翘 15 克，银花 15 克，黄芩 10 克，芦根 15 克，生薏仁 20 克。

（二）中期

多在发病后 3 ~ 10 天左右，病机以湿热蕴毒、邪伏膜原、邪阻少阳为特点；治疗上强调清化湿热、宣畅气机。

1. 湿热蕴毒

症状：发热、午后尤甚，汗出不畅、胸闷脘痞、口干饮水不多，干咳或呛咳，或伴有咽痛，口苦或口中黏腻，苔黄腻，脉滑数。

治则：清热化湿解毒。

方选：甘露消毒丹加减。

药用：生石膏 30 克（先煎），炒杏仁 10 克，茵陈 15 克，虎杖 15 克，白蔻 6 克（打、后煎），滑石 20 克，法夏 10 克，僵蚕 10 克，蝉蜕 6 克，苍术 6 克，姜黄 10 克，石菖蒲 10 克，柴胡 12 克，黄芩 10 克。

2. 邪伏膜原

症状：发热、恶寒，或有寒热往来，伴有身痛、呕逆，口干苦，纳差，或伴呛咳、气促，舌苔白浊腻或如积粉，脉弦滑数。

治则：疏透膜原湿浊。

方选：达原饮加减。

药用：厚朴 6 ~ 9 克，知母 10 克，草果 1 ~ 3 克（后下），黄芩 12 克，柴胡 15 克，法半夏 10 克，杏仁 10 克，生薏仁 30 克，滑石 20 克。

3. 邪阻少阳

症状：发热，呛咳，痰黏不出，汗出，胸闷，心烦，口干口苦不欲饮，呕恶，纳呆便溏，疲乏倦怠，舌苔白微黄或黄腻，脉滑数。

治则：清泄少阳，分消湿热。

方选：蒿芩清胆汤加减。

药用：青蒿 10 克（后下），竹茹 10 克，法半夏 10 克，赤茯苓 15 克，黄芩 10 克，炒杏仁 10 克，陈皮 6 克，生薏米 30 克，滑石 20 克，青黛 6 克（包煎），苍术 6 克，郁金 10 克。

（三）极期（高峰期）

本期多在发病后 7～14 天左右，临床的突出表现为气促喘憋明显，或伴有紫绀，病机以湿热毒盛、耗气伤阴，瘀血内阻为主要特点，少数可表现为邪入营血，气竭喘脱；治疗在祛邪的同时必须重视扶正，可选用白虎加人参汤、清营汤、犀角汤等加用活血化瘀之品，并静脉使用参附针、参麦针、丹参针等。

1. 热入营分，耗气伤阴

症状：身热夜甚，喘促烦躁，甚则不能活动，呛咳或有咯血，口干，气短乏力，汗出，舌红绛，苔薄，脉细数。

治则：清营解毒，益气养阴。

方选：清营汤合生脉散加减。

药用：水牛角 30 克，生地 15 克，元参 15 克，银花 15 克，西洋参 5 克（另炖服），麦冬 10 克，山萸肉 15 克。

并可静点参麦针以益气养阴。

2. 邪盛正虚，内闭外脱

症状：发热不明显，喘促明显，倦卧于床，不能活动，不能言语，脉细浅数，无力，面色紫绀；或汗出如雨，四肢厥逆，脉微欲绝。

治则：益气固脱，或兼以辛凉开窍。

药用：大剂量静点参麦针或是参附针，并用参附汤或生脉散（汤）送服安宫牛黄丸或紫雪丹。

（四）恢复期

多在发病后 10～14 天以后，病机以正虚邪恋，易挟湿挟瘀为主要特点；主要证候有气阴两伤，气虚挟湿挟瘀；治疗强调扶正透邪，并重视化湿、活血。

1. 气阴两伤证

症状：热退，心烦，口干、汗出，乏力，气短，纳差，舌淡红，质嫩，苔少或苔薄少津，脉细或细略数。

治则：益气养阴。

方选：参麦散或沙参麦冬汤加减化裁。

药用：太子参 15 克，沙参 10 克，麦冬 10 克，白扁豆 12 克，炙甘草 3 克，山药 10 克，玉竹 10 克，法半夏 6 克，芦根 15 克。

2. 气虚挟湿挟瘀证

症状：气短、疲乏，活动后略有气促，纳差，舌淡略暗，苔薄腻，脉细。

治则：益气化湿活血通络。

方选：据虚实不同可分别选用李氏清暑益气汤、参苓白术散或血府逐瘀汤等加减化裁。

药用：太子参 15 ~ 30 克，生白术 15 克，云茯苓 15 克，扁豆 10 克，生薏仁 30 克，佩兰 10 克，郁金 10 克，法半夏 10 克，桃仁 10 克，丹参 12 克，当归 10 克，赤芍 12 克，忍冬藤 30 克。

四、典型医案

患者邓某某，女性，33 岁，广东省三水籍，医务人员，因"发热伴恶寒两天"于 2003 年 1 月 25 日入院。

2 天前自觉无明显诱因出现发热，入院当天自觉症状加重，测体温 38℃，微恶寒，神疲乏力，稍口干，纳差，面红，无头痛，无流涕，无咳嗽、咯痰、无咽痛，无汗，无鼻塞流涕，睡眠一般，二便调。查体：体温：38℃；脉搏：68 次/分；心率：20 次/分；血压：90/60 毫米汞柱，神志清，全身皮肤、黏膜无出血点、亦无黄染，咽无充血，双侧扁桃体不大，气管居中，双肺呼吸音正常，未闻及干湿啰音，白细胞（WBC）：5.0×10^9/升，中性粒细胞：63.9%；红细胞：4.31×10^{12}/升，血红蛋白：131 克/升，血小板：95×10^9/升，行胸片检查示：右下肺少许模糊阴影。诊见：发热，微恶寒，干咳，无痰，动则心慌气短，头痛，微感胸痛，口干、口苦，纳差，神疲乏力；舌淡红，苔薄白，脉濡细。

中医诊断：春温伏湿。

西医诊断：右下肺炎（非典型肺炎）。

治则：清凉解毒，透热达邪。

处方：青蒿 15 克（后下），黄芩 15 克，柴胡 12 克，大青叶 20 克，板蓝根 30 克，法夏 12 克，枳壳 10 克，浙贝 12 克，紫菀 12 克，天竺黄 12 克，杏仁 10 克，炙甘草 6 克，每日 1 剂，水煎服，配合清开灵静滴加强清热，西药则投以注射用亚胺倍南西司他丁钠、注射用盐酸万古霉素。

二诊：1 月 27 日，仍发热，热势上升，以夜间及午后为甚，体温：38.6℃，肢体困倦，纳食减少，舌脉未变，二便通畅；化检：白细胞：2.9×10^9/升，中性粒细胞：57.7%；血小板：90×10^9/升；胸片与 24 日比较右下肺感染病灶明显扩大，大片灶；为湿热蕴毒，阻遏中上二焦之表现。

治则：清热解毒达邪，解表宣肺化湿。

处方：炙麻黄8克，杏仁10克，石膏20克（先煎），甘草10克，柴胡10克，黄芩10克，半夏10克，竹茹10克，茅根15克，前胡15克，桑枝10克，薏仁20克，滑石18克，藿香6克，佩兰6克。

三诊：1月28日，热势仍未遏止，反有上升之势，体温：39.2℃，症状未减，疲倦加重，双肺呼吸音粗，肺底闻及少许湿啰音，舌淡红，苔薄白，脉濡细。化检：白细胞：2.5×10^9/升，中性粒细胞：50.96%；血小板：67×10^9/升，邓老意见：湿热蕴毒，毒势盛，并易耗气挟瘀，毒瘀互结，且变证多端，有入营之势，治宜加重清热凉血解毒，化瘀软坚散结，少佐益气之品，原方继续服用，加服安宫牛黄丸，并加用仙方活命饮，加服西洋参10克另炖服。

处方：金银花30克，浙贝15克，赤芍15克，白芷12克，陈皮3克，升麻6克，防风12克，当归6克，虎杖20克，皂角刺12克，穿山龙12克（先煎），乳香6克，没药6克，连翘18克，五爪龙15克。

根据西医观点，此时属于炎症渗出期，需要注意肺纤维化的问题，而运用仙方活命饮以化瘀软坚散结，甚为合拍。西药则停用注射用亚胺倍南西司他丁钠、注射用盐酸万古霉素，改用左氧氟沙星滴眼液，注射用头孢他啶。致1月30日，应用左氧氟沙星滴眼液后出现头晕，故停用所有抗生素，停用后头晕等症状大减，体温降至37.5℃。

四诊：1月31日，体温降至正常，但神疲，乏力，头晕，偶有咳嗽，白黏痰，无口干，舌淡，苔薄白腻，脉濡细，白细胞：2.3×10^9/升，中性粒细胞50.2%；红细胞：3.12×10^{12}/升，血红蛋白：97克/升，血小板：90×10^9/升，胸片：病灶增多，密影；热势已退，胸片虽病灶增多，强弩之末势也，未足为虑，此乃正虚邪恋，治当清热养阴，扶正透邪，此时舌苔呈现白腻，为伏湿外达之象，治疗上并重视化湿、活血。

处方：炙麻黄8克，杏仁10克，甘草10克，黄芩10克，半夏10克，竹茹10克，茅根15克，桑枝10克，苡仁20克，太子参20克，五味子20克，麦冬15克，藿香6克，佩兰6克，仍加服仙方活命饮方，并加大补气而性温和之五爪龙至30克；热势既退，停用清开灵，改以参麦针益气生津。

五诊：2月4日，已无发热，乏力，偶咳嗽，未闻及干湿啰音，舌淡，苔厚微腻，脉濡细。胸片示：有所吸收；白细胞：2.4×10^9/升，中性粒细胞：47.8%；红细胞：3.62×10^{12}/升，血红蛋白：131 克/升，血小板：191×10^9/升，病势渐衰，但湿性缠绵，如油入面，且易伤气，又易挟瘀为患。

治宜：清热利湿，益气活血。

处方：杏仁 12 克，甘草 6 克，青皮 6 克，桃仁 12 克，当归 6 克，苍术 9 克，五爪龙 30 克，太子参 20 克，橘红 6 克，升麻 10 克，白术 10 克，神曲 12 克，麦冬 10 克，加服：太子参 15 克，土茯苓 30 克，茯苓 12 克，枳壳 6 克，陈皮 3 克，威灵仙 20 克，杏仁 10 克，薏仁 30 克，苍术 9 克，枣 3 个。

六诊：2 月 8 日，自觉身轻体爽，舌苔腻转淡，脉细；白细胞 6.5×10^9/升，中性粒细胞：46.2%；红细胞：3.62×10^{12}/升，血红蛋白：131 克/升，血小板：161×10^9/升。

2 月 12 日胸片示：右肺炎症全部吸收。守方加川萆薢 20 克运脾除湿。治愈出院。

总结：该病案有以下发病和病机特点：起病有接触同类病患者的病史，感受戾气，即邪气，具有传染性，初期即有肢体酸痛湿重的表现，为伏湿所致，较之普通的风温不同，故诊断为春温伏湿。起病后进展较快，2 天右下肺即出现大片阴影，毒力强，出现白细胞、血小板下降表现，患者神疲乏力、发热加重，为毒盛伤正的表现；患者初期之所以感邪受传染发病，是因为先有正气不足，邪乃干之，感受毒邪之后，热、毒、湿使正气更损，内因外因共同导致的结果，此外，患者神倦较重，与抗生素的使用，同样损人正气，根据上述病机，治疗上注重祛邪，所以初期注重透邪，给以清热解毒达邪，解表宣肺化湿，结合伏湿特点自始至终注意利湿渗湿使邪有去路，后期注重增强正气，益气养阴，因势利导，扶正祛邪。

本病由戾气、湿、瘀、毒、虚，随证而治之，早期应用安宫牛黄丸，防邪毒内陷心包，防传变；早期应用人参扶助正气，及时停用抗生素；早期应用活血软坚散结，防止肺纤维化，防止病灶扩散，以及加快病灶早日吸收。效果满意。其一：发热至退热仅用 6 天，比之同类病患者，退热较快，另外如自 1 月 27 日，热势较高，体温 38.6℃ 开始计算，至 1 月 30 日，体温降至 37.5℃，历时仅 4 天；其二：症状改善快，整体调理后，较之同类病人，纳食始终正常，大便通畅，胃气未受影响；其三：多数病例终至演变为双肺炎症，而本例未蔓延至双肺，且较低的白细胞、血小板，迅速恢复正常，肺部病灶吸收快，应归功于扶正祛毒之法。

五、治疗非典型肺炎的中医参考书目

《伤寒论》东汉·张机著、《瘟疫论》明·吴有性著、《温热论》清·叶天士述、《广瘟疫论》清·戴天章撰、《温病条辨》清·吴瑭著、《温热经纬》清·王孟英撰、《温热逢源》清·柳宝诒撰、《瘟疫论补注》清·郑重光补注、《疫疹一得》清·余霖撰、《寒温条辨》清·杨栗山著。

论中医诊治传染病❶

一、历史回顾

公元 1918 年欧洲流行性感冒，西班牙被夺去 800 万人的生命，后向欧洲扩散，死亡人数超过 2000 万。这是一场使人十分可怕的瘟疫！西方医学束手无策。

公元 1347 ~ 1350 年欧洲有 2000 万人死于鼠疫。16 世纪末欧洲再次爆发鼠疫，至少有 2500 万人死亡。

我们的祖国，原始社会在甲骨文中即有逐疫的记载。我国最早的典籍，《山海经》便有"疫"、"厉"病的记载。

魏·曹植在《说疫气》一文中："建安二十二年，厉气流行，家家有僵尸之痛，室室有号泣之哀；或阖门而殪，或覆族而丧！"说明当时疫症流行的严重性。

东汉张仲景（公元 150 ~ 219 年）《伤寒论·序》："余宗族素多，向逾二百，建安纪年以来，犹未十稔，其死亡者三分有二，伤寒十居其七。"

从张仲景的序言看，灾情也是严重的。但历 2000 多年，中华大地传染病一次流行其死亡人数达 1000 万以上者未之有也。

原因何在？是有伟大的中医药学在历次瘟疫流行中发挥保卫作用故也。

二、中医如何认识传染病

中医没有微生物学说，反而在病毒性传染病的防治上超过现代的西医？似乎不可理解。

---

❶ 2004 年 8 月 27 日。

疾病有内因和外因，有不内外因，这是中医的三因学说。外感六淫之邪为外所因；内伤七情为内所因；饮食饥饱、疲极筋力、虫兽金刃等为不内外因。这是宋·陈言《三因极一病证方论》的疾病分类。传染病属于外所因的外感病类。

风、寒、暑、湿、燥、火之感染为外感病的病因，统称外邪。仲景时代强调"寒"邪。故其巨著名《伤寒论》。

金元时代刘河间创立"六气皆从火化"的新说，这是"温病学说"的启蒙时代。

明代吴又可《瘟疫论》对急性传染病的病因提出"戾气"、"厉气"说，最后认为这些"戾气"、"厉气"有多种多样因而又提出"杂气"说。此书著于公元1642年，吴氏杂气之说已摸到"细菌"的边缘了，可惜当时我国没有光学的发明，而失之交臂！但吴又可创立的"达原饮"、"三消饮"等方为制止疫疠之流行起到卓越的作用。即使在2003年也有用"达原饮"治疗SARS的病例。

如果从传染病学的病因病机来看，在公元1798年吴瑭"原病篇"已比较完整地提出中医对传染病发病机理的认识。吴氏论"原病"共三条，总括言之：

（1）岁气、年时（气候与环境因素）。

（2）藏精、冬伤于寒（人体内在因素）。

（3）戾气、时行之气（致病物质）。

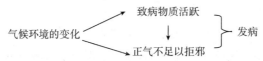

各种各样的致病物质，在大自然环境中早就存在，但要到一定的自然气候和社会环境，适合其生存发展才能横行为害。另一方面在同一个自然气候和社会环境下，不利于人的生存。但最后决定能否成病的关键，是"不藏精"，所谓不藏精不专指房劳说，一切人为之能动摇其精者皆是。就是说"正气内存、邪不可干"这是中医理论可贵之所在。

反观现代西医，至今只把着力点放在致病物质上。SARS的罪魁祸首是冠状病毒，带给人的是果子狸。因禽流感把鸡杀光！

而中医学对大自然气候环境的变化方面还有一门"运气学说"。近200年来受到批判的五运六气学说，经过2003年SARS之战，已再次为中医学界所注意和重视。2003年为癸未年，是太阴湿土司天，太阳寒水在泉之年。我不懂运气学说，我曾根据粗浅的见解答记者问，预测6月以后广东疫情将退，我认为SARS乃湿邪之疫，6月阳气升发湿当去则疫亦止。

三、中医对传染病及感染性疾病的诊断模式

中医对疾病看成是变动的而不是静止的，从病情千变万化之中，掌握其规律，并提升为诊断模式。

张仲景——寒邪自皮肤而入，循六经传变，按六经辨证。

叶天士——温病自口鼻而入，按卫、气、营、血辨证。

吴瑭——分上焦、中焦、下焦，按三焦辨证。

王孟英——赞成卫、气、营、血辨证之外，又分外感温病与伏气温病两大类。

从上述可见中医对外感病有几种诊断模式至今未有统一。上述几种模式应看成是辨证的发展。应互相补充而不是互相排斥。模式之统一，责任在21世纪的中医。

总之中医对传染病的诊断是抓住致病物质的总称——邪（包括多种细菌与病毒）在进入人体之后，引发病人的各种反应特点而作为辨证依据的。

（1）把邪分为风、寒、暑、湿、燥、火与疫疬之气。

（2）邪进入之门户为皮肤与口鼻。

（3）邪的发展横向为六经，纵向为三焦，纵横向为卫、气、营、血。王孟英更强调邪气内伏自内而外发的补充。

（4）根据我国时间医学理论，掌握四季流行病的规律分为：风温、春温、湿温、暑温、秋燥、冬温等。这便间接掌握了各种不同传染病流行季节的常见病的规律。

几千年来，靠以上的诊断模式，建立中医对传染性、流行性、感染性疾病的诊断理论。

四、战胜传染病的理论与经验

西医以微生物为靶子，千方百计寻找杀灭病菌、病毒的药物，或研制预防疫苗。自抗生素发明以来近50年，对细菌性疾病的治疗取得显著的成绩，但由于抗生素的毒副作用越来越强，尤其是病菌的抗药性比新抗生素的研制更快，不少有识之士十分担心，将来会出现无药可治的细菌性疾病！

若论病毒性疾病，近半个世纪以来一再证明如乙脑、登革热、流行性

出血热，中医治疗远胜于西医。新瘟疫 SARS 之战则是众所周知，优势有目共睹不必多言了。疫苗之研制则是西医的优势。但中医药防治亦是优势。

中医对传染病治疗的优势，不仅在于有多少张验方，更关键在于有正确的理论指导。

（一）掌握"正"与"邪"的矛盾

中医重视"邪气"对人体的伤害，但更重视"正足以胜邪"的掌握，在治疗过程中处处注意维护人身的"正气"，故有"留人治病"之原则。

"祛邪"是治病常法，其宗旨不单在于杀灭病邪，而重在使"邪气"不得安生而被逐出体外。给"邪"以出路比之"邪"、"正"两伤更为高明。温病学家叶天士说："或透风于热外，或渗湿于热下，不与热相结，势必孤矣"。这几句话似乎平淡，但实际可以看作是中医治疗传染病的战略思想。引而申之汗、吐、下、和、温、清、消、补，辨证准确，用药得当，都能达到"祛邪"之目的。

如果按照西医之模式，所有有效中药方剂通过细菌培养，抑菌试验，大都属于无效的结果，有些药方甚至可成为细菌的培养基。比如张仲景的白虎汤与人参白虎汤，有人用动物实验全无退热作用。但 1955 年石家庄中医郭可明就是用这两方加减治疗 20 例，疗效达 90%（世界医学统计病死率为 30%～50%）。20 世纪 70 年代中央一首长高热，用尽西医方法无法退热，后请岳美中先生会诊用白虎汤三剂而愈。

（二）中医攻克传染病有个武器库

中药与方剂，是中医药宝库的重要组成部分。自神农尝百草而创医药。第一本中药学是《神农本草经》。唐代出现世界第一部官颁药典——《新修本草》。但用药治病自伊尹作汤液之后，便知道多种药物组合成方，产生更好的疗效。古代医学分为《医经》《经方》《神仙》《房中》四大学派。医经、经方成后世中医学的主流。现在驰名世界"鸡尾酒"疗法，从方剂学观只是中医伊尹时代之水平乎。中医制方是在中医药理论指导之下根据药性的寒热温凉，升降浮沉、药物归经，按君、臣、佐、使以处方用药。因此《医方》已成为中医治病的最为重要的手段，成为中医伟大宝库重要组成部分。宋代政和年间《太平圣惠方》选验方 16834 首，至明代朱棣的普济方载方 61739 首。

辨证论治是中医理论之精华，但历代名方验方则是中医战胜传染病的武器库。例如使刘海若能苏醒过来的"安宫牛黄丸"，是清代吴瑭温病条辨的名方。与"安宫牛黄丸"齐名的"至宝丹"是宋代《太平惠民和剂局方》方,"紫雪丹"是宋代许叔微《本事方》方。以上三种药合称"三宝",是中医治疗高热神昏谵语的三张王牌。西医每逢高热,便用冰敷以降温,认为可以保护脑细胞。但往往使邪气内伏,而产生后遗症。我们的三宝既能退热,又能保护脑细胞。如果今天拿三宝去申请药审,一定不能通过。因为有重金属成分——朱砂一至三两。这说明中药方剂是不能以西药理论为准绳的。从清代到现代用"安宫牛黄丸"者可谓不计其数,从未闻有什么副作用。当然辨证错误应用于寒证的患者便要命了。这是用错药而不是药之错。

五、展望

(一)扫除歧视中医之障碍

(1)中医没有细菌学说不能参与传染病的防治。

(2)以统计学为准绳抹杀中医之疗效。例如 1956 年蒲辅周一人成功治疗乙脑 167 人,卫生部却以其使用了 98 组中药处方,不具统计学意义,不承认其疗效。

(3)中医药不能重复,怀疑中医药的科学性。不懂中医辨证论治,只照西医的辨病,如何重复?

(二)培养"铁杆中医"为当务之急

由于社会上重西轻中已成风气,中医教育之偏差按西医学的观点认为《伤寒论》与《温病学》乃几百年乃至一千年前的著作,在 20 世纪时代已落后了,乃将这两门经典课降低为选修课。致使后之学者,只知细菌病毒之感染与抗生素之应用,而把中医治疗传染病的精粹丢掉了!这种情况从全国中医院治疗发热病来看,已是普遍之现象了!因此大温课,并深研四大经典,以培养真正能用中医药治病救人的"铁杆中医"。实为当务之急也。

(三)中药剂型改革,发展中药针剂

血管给药,是西药的一大优点。中药注射剂的研制,这是提高中医治疗效率的一大途径。二三十年来,这方面已有一些可喜的成就,但仍很不够。如果在这方面下大力气,下工夫,抗菌消炎领域,中药针剂将成为一支主力军。我校与药业集团已经开始合作,正在起步。希望会有惊人的成就。

（四） 我十四年前对温病的展望，至今仍然值得参考

《展望温病学》一文1990年刊登于《新中医》11期。文章最后我提出几点不成熟的看法。

（1）中医学是综合性的科学，它重视宏观，重视整体，重视动态观察，重视具体问题具体分析。温病学亦不例外，必须保持这些特点，发扬这些特色，并应加强对运气学说之研究。我过去错误地认为运气学说是玄学，现在应该重新认识它，希望有人能利用天文、气象、生物、物理、化学等多学科的最新成就去研究传染病的流行病学与发病机制。这一研究一定会产生新的边缘学科。

（2）引进西医的分析科学方法进行辨病，在准确辨病的基础上，按中医寒温辨证的理论与方法，进行辨证，实行辨证——辨病——辨证之方法，从而摸索出各个病证的规律，写成包括发热性、传染性、感染性疾病的《发热病学》。到那时，就可以不再用《伤寒学》与《温病学》去教育学生了。但此一工作不是十年八年所能完成的。中医院校学生今天还必须学习《伤寒论》与《温病学》。我主张把《伤寒论》扩大为《伤寒论学》即把自仲景之后一些伤寒名家的理论与见解统编入教材中，使之成为一门现代的课程，不单只教学生以仲景原书。

（3）论发热，除外感发热一大类之外，还有内伤之发热，这是中医学一大特色，这是西医学至今未有而中医领先的伟大成就。"甘温除大热"之说倡于金元时代，距今已六七百年了，许多中医怀有瑰宝而不自知，这是非常可叹的事啊！用甘温如参、归、术、芪之类治疗39℃～40℃之高热，这是中医之绝唱，可惜能掌握此技者尚少耳！故应大大加以发扬、提倡与普及。因此在《发热病学》应加入"内伤发热"的内容。其中包括阴虚发热、阳虚发热、阴阳俱虚之发热。这样一来这本巨著，自宏观到微观，从外感到内伤，从寒到温，从中到西，都包括无遗了。期望我这一建议，能为人们所接受，有学者去实行，这是笔者的万幸。

以上是我在十四年前对温病学的展望，其实就是对《伤寒论》与《温病学》等有关传染病学或发热病学的展望。今天仍然值得参考。故重复引用以结束本文。

辨证论治是中医学的精髓[1]

辨证论治是什么？它是中医药学中临床医学的灵魂，是总的指导思想，而不仅仅是一个简单的方法问题。千万别把其应有的地位降低了。辨证论治的思想孕育于《内经》，发挥于《伤寒杂病论》，《伤寒论》提倡"六经辨证"，《金匮要略》提倡"脏腑经络先后病"。"辨证论治"的内涵由此奠定了基础。其最主要的内容是无论"外感"与"杂病"的病证，都不能凝固地、一成不变地看待疾病，疾病的全过程是一个变动的过程。这一主导精神与《易经》一脉相承——"易"者变易也。这一观点又与中医另一个精髓论点"整体观"相结合，外感病之变化被概括于"六经"整体之中，"杂病"之变化被概括于"脏腑经络"之中。"传变"之论，中医学并未被禁锢于仲景时代，到了清代温病学派崛起，发明了"三焦辨证"、"卫气营血辨证"等论，从而对发热性流行性传染病的认识与治疗从 19 世纪到 20 世纪的前半叶达到世界的最高峰，在抗生素发明之前，西医治发热性疾病与中医之疗效相去甚远也。

辨证论治之精神，来源古远，但加以提倡宣扬，是在新中国成立之后中医学院成立之初。第二版中医学院教材编写之时，郭子化副部长在庐山教材会议上提出把辨证施治之精神写入教材之中。后来经时间之推移，大多数学者同意定名为辨证论治。这是名称提倡之由来。

实践是检验真理的唯一标准。谁掌握好辨证论治之精髓，谁的疗效就好。疾病谱正在日新月异，有深厚的辨证论治理论基础，又有实践经验的中医学者，可以通过辨证论治的途径去研究新的疾病并进而治愈之。

一、辨证论治与辨病论治之别

有人说无症可辨怎么辨证？这是要贬低辨证论治者最喜欢说的道理。其实所谓无症可辨引用最多的例子就是人无症状，小便检查有蛋白、红细胞或白细胞之类的。这类病西医能检查出来，但目前似乎仍无办法治愈。我不会进行检查，病人拿来化验单我只作参考，我运用辨证之法，却治好了一些顽固之蛋白尿患者及尿有红、白细胞之患者。靠的是什么？靠的是症、脉、舌等四诊合参加以辨证。

---

[1] 2005 年 02 月 17 日。发表于《中医药通报》2005 年第 1 期。

从未听说有人问——无病可辨的病人怎么治？我几十年来也治疗过一些这类病人，即生化检查一切正常，体征正常的病者。例如在 20 世纪 70 年代某人民医院请我会诊中山大学一教授，经过多种检查，不能确诊是什么病。乃名之曰"厌食症"。病人一切检查正常，就是不想吃饭，吃不下饭与其他食品，乃日渐消瘦，卧床不起，声音低微。经过辨证，我认为他脾胃虚衰，宜大补脾胃，用大剂健脾益气养胃之剂治之，半月许已能行走，不到一月出院矣，到家嘱家人放鞭炮一串，以庆生还。又如我院一女职工，症见头晕，时止时作，发作晕甚，经各种检查不能确诊，我以甘麦大枣加减治愈。

西医诊断不明的病多矣，为什么不曰无病可辨如何辨？！

最近有文章拟将辨证论治改为辨病论治。我认为不妥，且无此必要。因为这个问题，早在高等中医院校二版教材——《中医诊断学》中已阐述清楚。辨证论治包括辨病，不排斥辨病，但比辨病高一筹。试阅第五版《中医诊断学》教材 142 页"辨证要点"中在"辨证与辨病的关系"中，详细论述了"病"与"证"的关系，并指出：如果说辨证是既包括四诊检查所得，又包括内外致病因素与病变，全面而又具体地判断疾病在这个阶段的特殊性质和主要矛盾的话，那么，辨病不同之点是：按照辨证所得，与多种相类似的疾病进行鉴别比较，把各种类似的疾病的特征都加以考虑，因而对病人的证候进行一一查对，查对的过程中，便进一步指导了辨证，看看有没有这种或那种疾病的特征，再把类似的疾病一一排除掉，而得出最后的结论。在得出结论之后，对该病今后病机的演变，心中已有梗概，在这个基础上进一步辨证，便能预料其顺逆吉凶；而更重要的是经过辨病之后，使辨证与辨病与治疗原则与方药结合得更加紧密，以达到提高治疗效果，少走弯路之目的。

可见从辨证 - 辨病 - 辨证，是一个诊断疾病不断深化的过程。

大学生读的教材对辨证与辨病已论述得很清楚，现在要改名辨病论治以取代辨证论治，有什么意义呢？辨证 - 辨病 - 辨证这一诊断过程，足以说明：辨证论治可以概括辨病论治，辨病论治不能概括辨证论治。"辨病论治"论者，可能是想引进西医之说以改进中医，因为西医对疾病的诊断至关重要。不知如此一来便把中医之精华丢掉了。

二、辨证论治是临床疗效的保证

我曾经在某专区人民医院带教，适遇该医院一胎死腹中之患者，妇产科曾用非手术治疗十多日不效，再行手术又怕过不了感染关，邀余会诊。经辨证属实证实脉，乃按常法予平胃散加玄明粉、枳实，1 剂，是夜完整排出死胎。医院认为偶中，后数日又入院一患者，邀会诊，经辨证属体虚病实之证，初用养阴活血行气润下之法未效，改用脱花煎亦不效，再予平胃散加芒硝2剂亦不见效。考虑辨证不误，用药不力，后用王清任的加味开骨散1剂，重用黄芪120克，当归30克，川芎15克，血余炭9克，龟甲24克（缺药），1剂。下午3时服药，6时开始宫缩，再于8时加艾灸足三里、针刺中极，是夜11时产下一脐带缠颈之死胎。

上述2例经西医诊断同为过期流产，诊断无误，但中医之辨证论治则一攻一补，天壤之别也。

又如曾会诊一车祸青年，颅脑损伤，合并脑出血，经西医方法处理，昏迷不醒已3天，我按中医辨证为血瘀内闭。患者不能口服中药，以上病下取之法用桃仁承气汤加味灌肠，得泻下，翌日开始苏醒，共灌肠4天，第5天改为口服，仍以桃仁承气汤加减并服安宫牛黄丸，后痊愈出院，多年追踪，未见后遗症。又如我院一位科主任亦遇车祸，未见昏迷，但头晕呕吐，闭目不愿开眼。邀会诊。我辨证为痰瘀内阻，治以除痰益气活血，用温胆汤加黄芪、桃仁、红花之属，治愈后无后遗症。

上述2例经CT与MRI之诊断，均属脑挫伤脑出血，只有轻重及部位之不通，按辨病则2例所用西药相同，但根据辨证用中药则大不相同也。

我是内科医生，对妇产科及骨伤科本属外行，既然被邀，只得按中医之辨证论治提出治法与方药。所治得效，功在辨证论治之学习也。

或说这些个别病例，说明不了问题。且看看国家"七五"攻关科研项目——流行性出血热之研究成果：南京周仲瑛组治疗了1127例，其结果为：中医药组治疗812例，病死率为1.11%，西医药对照组治疗了315例，病死率为5.08%（$P < 0.01$），中医药组明显优于西医对照组。江西万友生研究组治疗了413例，其结果为：中医药组治疗了273例，病死率为3.7%，西医药对照组为140例，病死率为10.7%（$P < 0.01$），中医药组疗效优于西医对照组。由于时、地、人等有关条件不通，西医辨病为同一种病，但周氏、万氏的辨证论治截然不同。周氏治疗以清气凉营为主，万氏则以治湿祛毒法为主。辨证论治比辨病论治的西医药组效果明显为优。但若两地之治法互换，则治疗效果不堪设想！

周氏、万氏的研究足以说明，时至今日，中医之辨证论治，并非封闭式的。他们把西医之辨病容纳于中医之辨证论治之中，便产生了超世界水平的成果。反之，如果以"辨病"取代中医之辨证学说，则中医药学将会倒退。不可等闲视之也。

三、辨证论治形式多样

有人以为用专方专药治病就不是辨证论治，这是误会。专方专药用在辨证之后，治疗用药有大方、小方、奇方、偶方、复方，专方专药是论治上的取舍。试举例言之。如张锡纯倡用鸦胆子以治痢疾。《医学衷中参西录·卷三》曰："沧州友人滕玉可，壬寅之岁，设教乡村，于中秋下赤痢，且多鲜血。医治两旬不愈。适愚他出新归，过访之，求为诊治。其脉象洪实，知其纯系热痢。遂谓之曰：此易治。买苦参子百余粒，去皮，分两次服下即愈矣。翌日愚复他出，二十余日始归。又访之，言曾遍问近处药坊，皆无苦参子。后病益剧，遣人至敝州取来，如法服之，两次果愈。功效何其神哉！愚曰：前因粗心言之未详，苦参子即鸦蛋子，各药坊皆有。"先父读其书，不知鸦蛋子为何物，乃去函烦以代购，始知就是鸦胆子。试用之治痢疾多验。方法单用鸦胆子一味，去壳选其籽实饱满完好者（破烂者不取），以滑石粉为衣，治疗痢疾每用20~50粒，开水送服，疗效甚佳。我于30年代曾患痢疾，服20粒，3次而愈，未再复发。粪便中发现有成粒鸦胆子排出。后之研究者，认为鸦胆子对阿米巴痢疾有特效。鸦胆子治痢，价廉效高，应予推广。

有人认为要经常转换方药才是辨证论治，这也是一种误解。证变则方亦随之变，证不变则效不更方。当然若对慢性病，服药时间较长，根据患者的证情，加减一二味，亦每每有好处，但治疗之大原则未变。

最近参加一次学术报告会。我校热带病研究所报告其研究成果之后，有人提问用青蒿素治疗疟疾，算不算辨证论治？大概提问者认为疟疾是一种病，治疗用一种药，便与辨证论治无涉。其实不然，热带病研究所研究人员以中医为主体，他们用的是以中医的理论为指导，深入到微观世界进行辨证论治，就算有西医的内容也纳入了中医辨证论治的理论体系之中。面对一个疟疾病人，首先辨别是间日疟、三日疟、恶性疟。恶性疟还要辨是不是脑型疟等等。李国桥教授还对脑型疟的患者进一步辨证，抽取病人皮内之血，以有无发现疟原虫来断定病人昏迷之轻重，预后之良恶。该成果已被载入英国牛津大学医学院的教科书之中，这是中医发现的辨证方法。至于治疗，他们还有论证之成就。如早期用青蒿素治疗疟疾，复发率很高，最后经研究，7天疗程，便不复发。这一成果为国际卫生组织所肯定，维护了青蒿素的疗效。后来为了缩短疗程，运用中医复方的理论，拟定了青蒿素复方治疗疟疾的3日疗法。此法已在越南推广应用。据说最近他们又在这一基础上，改进复方，成为 24 小时疗法，即用药 1 天即愈。这种治法思维源于中医之方剂学理论。又如他们对脑型疟患者原虫发育 26 ~ 32 小时，大滋养体期之昏迷，与原虫发育 38 ~ 48 小时，裂殖体破裂期昏迷之病人治法不同。这不就是辨证论治的深化与发展吗?

我校脾胃研究所，多年来应用唾液淀粉酶活性负荷试验及木糖吸收试验，作为脾虚证的客观检查指标，并得到同行的肯定与采用。我们 20 世纪 80 年代承担国家"七五"攻关研究课题——重症肌无力的临床和实验研究。西医认为重症肌无力是神经内科病。我通过辨证理论认为本病乃脾胃虚损之证。除了根据重症肌无力患者 233 例的系统观察，对 58 个中医证候做了频率分析以证明此病属脾胃虚损之外，又采用唾液淀粉酶及木糖吸收试验，以 30 例患者与 20 例正常人进行 2 项试验同步观察，结果表明患者比值明显低于正常组，经治疗后患者 2 项指标又明显上升。运用这样的检验试验，证明我的论断不误。

中国中医研究院原院长唐由之教授，以中医的针拨套出术为毛泽东治疗白内障，效果良好，受到称赞。他现在研究非手术治疗白内障，需要有一个对白内障病程进退的检测仪器，于是参考地质学检测岩石灰色度的仪器，根据眼科检测的需要制成晶体图像灰度计。这一仪器为白内障的辨证论治起了添砖加瓦的作用。

中医辨证论治理论与实践将随着时代的发展借助于新科技而不断深入不断提高。千万不能因为有所提高，即拿过来否定中医的理论。把中医学禁锢在一百年前的模样。中医与西医一样，正朝着现代化的道路前进。但中医药学必须走自己的道路，走按照自身发展规律的道路。不能走拿西医理论改造中医、以现代化之名去化掉中医之路，否则将成为中华宝贵文化的败家子，成为炎黄子孙的千古罪人!

对中医药防治艾滋病的几点意见[1]

一、我国外来传染病的回顾

(一)天花

世界上对天花最早的文字描述，见于晋代葛洪的《肘后备急方》书中

---

[1] 在中华中医药学会防治艾滋病学术研讨会上的讲话。2006 年 12 月 16 日，广州。

记载了本病的症状、流行性、病程经过、发疱特点及其预后，并说："永徽四年，此疮从西东流，遍于海中……以建武中于南阳击虏所得，乃呼为虏疮。"至迟在明代，发明了人痘接种术。后来人痘术很快传到国外，18世纪中叶，已传遍欧亚各国。公元 1796 年，英国人贞纳（E. Jenner）受我国人痘接种法的启示，试种牛痘成功，这才逐渐取代了人痘接种法。

（二）霍乱

中国古书如《黄帝内经》《金匮要略》等有"霍乱"之名，但不等同于西医学所说的真性霍乱。真性霍乱是在 1820 年前，从南洋传入，并在 1820～1821 年引起中国广泛性的大流行。此后中国医家针对此病形成了系统的有效治法。例如徐子默《吊脚痧方论》对霍乱寒症、脱症善于温阳固脱，王孟英的《霍乱论》则指出霍乱分寒热两种，用蚕矢汤为主治疗热霍乱。他们的方法很有疗效，在还没有输液条件情况下挽救了不少病人。

（三）梅毒

梅毒是性传播疾病。约于 16 世纪初期从海外传入。梅毒传入途径，一般认为是 16 世纪初葡萄牙商人来到广东后传入的。当时先在广东传播，后来传遍全国，以致曾被称为"广疮"。1632 年陈司成的《霉疮秘录》是关于梅毒最全面的专书。陈氏创用经过升华减毒的砷剂治疗梅毒，要比德国埃尔利希等人于 1907 年发明的 606（砷凡纳明）时间早 275 年。

（四）艾滋病

1981 年美国首先向全球报告 5 例艾滋病（AIDS）病例。1985 年 6 月 23 日在我国境内发现首例美籍 AIDS 病人，患者是一位祖籍阿根廷的美国人。同年，中国 19 个血友病患者接受了美国 Armour 公司生产的血液制品第 VIII 因子后，4 人感染了艾滋病毒（HIV），这是我国首次在境内居民中发现的外来传入病例。

1987 年 1 月，中国政府与坦桑尼亚政府签订协议，由中国派中医药专家前往坦桑尼亚协助治疗艾滋病。

二、病毒性传染病与中医

流感、乙脑、SARS 中医治疗成绩世界领先。

三、病机的看法

正邪相争，伏邪为患。虚邪伏于血分，导致伤气、耗血、伤精。邪气

89

为标，正气为本。

四、治疗设想

（1）扶正祛邪，不能只顾"邪"之一面。

（2）采用中西医诊断确诊，中医药综合方法治疗，按标本先后缓急，辨证论治。

（3）中医之战略是治未病，西医治未病用疫苗，中医应致力研究中医药之方法于带病毒而未发病之前即无症状期及艾滋病前期进行治疗。但对于艾滋病期，我仍然认为中医药的辨证论治综合方法治疗仍然值得深入研究。药监部门必须对中药之监控，采放松政策。必须把信心提高，向宝库挖掘。

应用中医药预防甲型 H1N1 流感❶

2009 年 3 月，墨西哥暴发"人感染猪流感"疫情，并迅速在全球范围内蔓延。世界卫生组织（WHO）初始将此型流感称为"人感染猪流感"，后将其更名为"甲型 H1N1 流感"。6 月 11 日，WHO 宣布将甲型 H1N1 流感大流行警告级别提升为 6 级，全球进入流感大流行阶段。此次流感为一种新型呼吸道传染病。目前，广东省疫情也日渐严峻，发挥中医药在防治甲型 H1N1 流感的优势特色，其意义十分重大。如何应用中医药预防甲型 H1N1 流感，要重视中医理论的指导和经验借鉴，强调治未病，以预防为主；重视人体正气在发病过程中的重要作用，"正气存内，邪不可干"，重在扶正祛邪，以人体为主；在对 H1N1 流感病毒的认识中，不是一味的与病毒对抗，杀病毒，而是以祛邪为主，使邪有出路；强调因时因地因人制宜，南北气候、地理、人群体质各有不同，应注意发挥地方特色，灵活运用。

一、中医对甲型 H1N1 流感的有关认识

甲型 H1N1 流感主要通过飞沫经呼吸道传播，也可通过口腔、鼻腔、眼睛等处黏膜直接或间接接触传播。病人为主要传染源。临床表现为流感

---

❶ 本文为：2009 年 12 月 5 日，邓铁涛、肖鑫和、邹旭、钟嘉熙、邱仕君、邓中光致广东省中医药局《关于应用中医药预防甲型 H1N1 流感的建议书》。

样症状，包括发热、咽痛、流涕、鼻塞、咳嗽、咯痰、头痛、全身酸痛、乏力。部分病例可出现呕吐和/或腹泻，可发生肺炎等并发症。少数病例病情进展迅速，出现呼吸衰竭、多脏器功能不全或衰竭。根据广东省中医院收治本病患者的临床观察和初步总结，认为该病早期流行（病发夏季）的临床表现以发热恶寒、咽痛、咳嗽、痰少为主，苔白、微黄，脉浮数；近期（秋冬季节）收治的本病患者，多以发热恶寒、咳嗽无痰、周身疼痛为主要症状。说明在预防治疗该病过程中应充分考虑季节因素。

中医在长期临床实践中对时行感冒防治积累了丰富的经验，在梳理文献和前期中医药防治甲型 H1N1 流感的基础上，可运用伤寒、温病等有关理论指导对该病的认识和防治。

"祛邪"是治病常法，其宗旨不单在于杀灭病邪，而重在给病邪以出路，清除邪气，祛邪外出。"或透风于热外，或渗湿于热下，不与热相结，势必孤矣"。引而申之汗、吐、下、和、温、清、消、补，辨证准确，用药得当，都能达到"祛邪"之目的。因此在预防和治疗甲型 H1N1 流感中对祛邪法要有正确的理解与运用。

中医强调辨证论治，提出因时、因地、因人制宜的三因原则，我们认为在防治甲流过程中也应遵循这一原则，临床辨证用药应结合气候、地理和体质不同而灵活运用。

中医重视治未病，亦即未病先防，已病防变，因此，对于甲型 H1N1流感的防治，重点在预防，可采用简便验廉的各种方法，如服用简易方、香囊香薰、经络保健操以及饮食疗法等。

二、中医药预防甲型 H1N1 流感的措施

（一）注意生活饮食起居

保持良好心态，避免恐慌。作息规律，适量运动，动静结合。饮食有节，少进辛辣刺激之品。适寒温，勤洗手，少集聚，保持居室常通风。

（二）内服中药预防

预防甲流的基本方：桑叶 10 克、菊花 10 克、银花 10 克、连翘 10 克、葛根 20 克、大青叶 15 克、淡竹叶 10 克、芦根 15 克、薏苡仁 15 克、甘草 5 克。

治则：疏风清热，清轻宣透，化湿解肌。

加减：症见发热恶寒者可加柴胡 10 克、青蒿（后下）10 克；恶寒明

显可加荆芥（后下）5 克、防风 10 克；咳嗽明显者可加桔梗 10 克、北杏仁 10 克；湿重见呕吐、腹泻或舌苔滑腻者加藿香 10 克、佩兰叶 10 克；咽痛加玄参 15 克、牛蒡子 10 克。

适用人群：发生群体流行期间，易感人群。

煎服方法：每日 1 剂，水煎服，早晚各 1 次，连服 3～5 剂为宜。儿童、老人用量酌减。

（三）其他

香囊：可用芳香化浊类中药，制成香囊，如大叶桉、黄皮树叶、香茅、山奈、五指柑、羌活、藿香、佩兰、薄荷、麝香、雄黄、苍术、八角茴香、香薷、石菖蒲等。

醋熏：每立方米空间用食醋 8～10 毫升，加水一倍稀释后加热，每次熏蒸 1～2 小时，每天或隔天 1 次，连续 3～6 天。

运动疗法：可根据条件选择经络保健操、太极拳、八段锦等，持之以恒，增强体质。

三、建议

（1）建议对医院医护人员、就诊患者，学校、幼儿园师生，公共场所密集人群重点加强防护。

（2）大力推广中医药防治办法，尤其适用于农村基层，简便验廉，经济易行，达到群防群治。

（3）加大对基层中医机构的投入，加强中医药防治甲型 H1N1 流感的宣传、推广和应用。

略论硬皮病的证治[1]

中医学无硬皮病之病名，临床见到该病，根据其证候表现和发展情况，按照中医学理论为指导的原则，分析研究其病因病机，然后辨证论治。我最先遇到的硬皮病患者，是一位西北地区的病人，经函诊治愈。患者经当地医院皮肤活检确诊为硬皮病，曾用激素治疗无效。经人介绍，按新中医杂志刊载邓铁涛治疗硬皮病验方自行服药，自觉症状好转，遂来信

---

[1] 2013 年 06 月 30 日，饶媛、陈坚雄协助整理。

求诊。治疗近2年，患者局部皮肤明显软化，期间曾至广州面诊，后来函告知："服药2年有余，病症基本消除。"这位患者当时伴有慢性肝炎、肝功能损害，我建议他不能按照肝炎去治疗，因而停止服用治疗肝病的用药，最后经中医中药治疗而康复了。此后不久，附院先后收治了几例硬皮病，我在诊治过程，进一步完善了对该病的认识。患者中，有一位是广州人，病情特别重，长期使用激素治疗。该病属疑难病，危害性特别大。

硬皮病首先病在皮肤，早期皮肤增厚变硬如皮革，呈蜡样光泽，后期皮肤萎缩，皮纹消失，干燥，光滑而细薄，毛发脱落。皮毛的病变，根据五脏相关理论，肺主皮毛，皮毛之脏腑归属于肺。肺为水之上源，若雾露之溉，起着熏肤、充身、泽毛的作用。津液亏损，或肺主宣发肃降、通调水道之功能失常，则皮肤失却津液之润养，日渐干燥，日久变硬如皮革。所以本病首先责之于肺。津液从五脏相关来看，与肾相关，津液亏损为肺肾相关，源头在肾。

硬皮病的治疗以五脏相关理论为指导。既然津液亏损就要养阴，养阴选六味地黄汤，以生津、养肾阴为主，又考虑到病在皮肤，所以须加用阿胶，光六味地黄汤药力难以直达病所，选阿胶以形补形，且兼引经之用。因此，六味地黄汤加阿胶，是针对这个病，按照五脏相关理论制定的基本方。但是，津液的输布要靠血运，皮肤增厚变硬血运必然不好，所以我常选加红花以活血化瘀，如无内热者，还常选加桂枝以和营卫，推动血液、津液的运行，引药力达肌表，如果有热象，则不用桂枝，可以选益气之黄芪等，带药力出表分。

以上是理法方药的基本思路，然后再看病人有何其他兼夹，四诊中还有其他什么表现，兼予治疗。若兼脾胃气虚，选加党参、黄芪、太子参、人参；若兼脾肾阳虚，选加鹿角胶、仙茅、巴戟；若兼心血不足，加熟枣仁、白芍；若胃阴亏虚，加石斛、麦冬；若痰湿壅肺，加橘络、浙贝、五爪龙；若血瘀甚者，加丹参、牛膝。配合饮食疗法，如田鸡油炖冰糖，沙虫干煮瘦肉，猪肤煮淮山、黄芪、百合等质重味厚，填阴塞隙，血肉有情，皆能充养身中形质。

附函诊案：熊某，男，48岁，1978年4月初诊。

患者2个月前经当地医院皮肤活检确诊为硬皮病，症见双乳至下腹皮肤局限性增厚，硬如皮革，伴心悸，曾用激素治疗无效。经人介绍，按新中医杂志刊载邓铁涛教授治疗硬皮病验方自行服药，自觉症状好转，遂与邓铁涛教授函诊治疗。

处方：炙黄芪45克，党参、何首乌30克，当归、熟地黄、山药、茯苓、丹参各15克，红花、川贝母各6克，牡丹皮、泽泻各9克，山茱萸12克，白术10克。

此方加减治疗近2年，患者局部皮肤明显软化。于1980年3月5日来广州初次面诊。诊见：精神、体力增加，局部皮肤变软，心悸消失，咳嗽，痰多质稠，脐周及腰背出汗多，纳食、睡眠均可，大便稍结，3~4天1次。检查：面色红润，腹平软，胸腹部皮肤较正常略硬，可捏起皱褶，心肺听诊无异常，舌嫩红有齿印，苔白厚，脉虚右大尺弱。

续上方加减，处方：黄芪60克，党参30克，熟地、茯苓各15克，牡丹皮、当归、麦冬、五味子、生地黄各10克，泽泻9克，橘络5克，川贝母末（冲服）3克，山茱萸12克，红花6克，山药18克。

此后患者仍函诊治疗，以上方随症加减，酌加桑寄生、沙苑子或女贞子养肝肾，兼腹胀、纳差加大腹皮、砂仁或蚕沙，咳嗽、咽痒加桔梗、玄参，1980年8月函告："服药2年有余，病症基本消除。"

传承寄语

万里云天万里路[1]

一、辉煌历史

有人说中国科学 15 世纪以后便开始衰落，若就中医学而言，此言不确。中医药学在 20 世纪上半叶受到摧残与压迫，但 80 年代却开始走向世界。其所以然者，因为中医学"是一个伟大的宝库"（毛泽东语），有人称之为中国第五大发明。

早在春秋战国时期，诸子蜂起，百家争鸣，医药卫生已有四大学派："医经"、"经方"、"神仙"、"房中"。后两派由道家继承。《汉书·艺文志》列经方十一家，医经七家，后存《神农本草经》与《黄帝内经》。东汉三国名医有外科鼻祖华佗，可惜失传。幸有医圣张仲景，用"医经"家的理论整理"经方"家的方药，为中医的临床医学奠定坚实的基础！晋代的《脉经》，隋代的《诸病源候论》，使中医学的诊断与病理学进入新的高度。公元 433 年，政府已有初步的医学教育，有太医博士、太医助教等医官设置。公元 624 年唐代的医学教育已发展至比较完善的程度。其所设立的太医署，主要是培养医学人才，既是教育机构也是医疗单位，由行政、教学、医疗、药工四部分人组成，有医科、针科、按摩科、咒禁科等。医科包括：体疗、少小、疮肿、耳目口齿、角法，按摩科包括伤科。先习基础课：《素问》《神农本草经》《脉经》《甲乙经》等，然后再分科学习，月、季、年都有考试。学习九年仍不及格者，即令退学。中医之医学教育比意大利 9 世纪成立之 Salerno 医学校早 200 余年。而且分科比较详细。除中央之外地方也有医学校与家传及师徒之教育并列。

---

[1] 发表于：广西中医学院学报，2001，4（4）：6 - 7.

唐代已有官颁药典——《新修本草》。

宋代有官颁方典《太平圣惠方》（成书于公元 982～992 年，全书共 1670 门，载方 16834 首）。1046 年经何希彭选其精要，辑为《圣惠选方》，作为当时的教科书：宋代医学教育有较大的发展，太医局共设 9 科，学生名额达 300 人。元代继之分为 13 科。

医学发展，医著日多，时间久远，历代传抄，讹误甚多，加上宋代印刷术已有较高之水平，政府特设校正医书局，校正历代医学著作。这一工作，用今天的话来说是一项艰巨的系统工程，其功甚伟。医学从此更易普及，为金元时代的医学争鸣打下基础。金元时代有刘、张、李、朱四大家，《四库全书提要》说："儒之门户分于宋，医之门户分于金元。"金元之后，各家学说纷呈，明清医学大为发展，特别是传染病学上的成就可谓前无古人，20 世纪上半叶仍然走在世界之前列。

鸦片战争以后，西学东渐，中医学自发进行改革，产生了"中西汇通派"，虽然没有什么成效，但足以说明中医并不排外，并不保守，但当时西医的水平不高，中西医学是两个不同的学术体系，当时的学者的确无法汇通。

1929 年国民党政府通过了余云岫的"废陈旧医以扫除医药卫生之障碍案"，虽然遭国人反对，未能执行，但中医从此便处于被轻视、歧视、排斥的地位。新中国成立前中医药事业已奄奄一息，新中国成立初期又来了个王斌（卫生部副部长）继承余云岫的衣钵，企图改造中医，中医又受到严重的打击！幸得毛泽东、周恩来老一辈革命家及时觉察，给王斌以公开批判，并撤职，但中医仍未逃脱"从属地位"。直至 1986 年 12 月国家中医药管理局成立之后，有一个组织专门管理中医药的事业与发展，中医药事业才真正开始摆脱"从属地位"。十多年来中医之发展，使世界瞩目，并于 20 世纪 80 年代走向世界。这就说明中医作为一门科学，推而不倒，受压近百年而不衰，直到今天科学发展一日千里之际，仍能屹立于世界科学之林，充分证明中医药学的确是一个伟大的宝库，人类不能没有中医。

二、再现神奇

中医近百年历尽劫难而不倒，是历史事实，但在时代对比之下，如何认识这古老而又新颖的中医药学实在不容易。有人说中医有经验而无理论，有人说中医能治好病，没有实验研究，不能算是科学；又有人说中医是哲学而不是医学科学。这些均是以西方医学观、西方的文化观作为衡量标准的结果。

中医学是中华文化的瑰宝之一，具有中华文化的特色，吸收中华文化的天人合一观，形成天人相应的医学观，而世界医学的模式最先是生物模式，把人放在生物低层次之中，最近进一步发展至生物－心理－社会模式。中医是把人放在天地之间对人进行研究了几千年，从理论层次看高了几层。

中医学不是哲学，而是医学与哲学相结合、与多学科相结合的产物，正是在一个正确的哲学观指导下而不断发展的。例如中医辨证的"八纲"，寒与热、表与里、虚与实、阴与阳，不就是矛盾的四个方面吗？但每一纲所讲的是证候而不是哲学。八纲的充实与提高，其间用了近二千年的时间，靠这八纲及其他辨证方法，中医可以面对全新疾病谱，从中找到诊治的方法。比如我研究"重症肌无力的辨证论治"，靠的是中医的系统理论而不是动物实验。

西医走的是微观的道路；中医走的是宏观的，以人为实验对象的路。中医过去也曾有过动物实验，但主要是通过在系统理论指导下的对人及病人的保健养生诊治活动长期的、大量的观察与总结得来的，是无数信息构成的，而不是从狗、兔、鼠实验得来。相传神农尝百草而有医药，《本草经》的药效其开始正是以自己为实验对象得来的。

20 世纪 60 年代中医界曾讨论什么是中医的理论核心，大多数认为是——阴阳、五行、藏象、经络。一切防病、治病、养生、康复的理论，都由此而派生。若用现代的系统论、控制论、信息论以审视中医学，就会豁然开朗，知道中医精要之所在与合乎科学之理了。"经络"就是中医学的信息网络系统，形态学上未能找到不等于它不存在。世界科学界必须重新认识中医，我国学者更要正确认识中医。

邓小平强调"检验真理的唯一标准是实践"，请让我提出一些实践的例子：中医没有微生物学，但直到今天，治疗病毒性传染病，疗效远高于西医。20 世纪 50 年代治乙脑，90 年代治流行性出血热，南京与江西共治疗 1000 多例，设中西医对照组，两地的疗效都明显高于西医组。治疗肝炎，大陆大多数传染病院现在是用中药为主的。在澳大利亚我的学生杨伊凡用中药治丙肝，经过严格的科学研究，其疗效在该国医院已得到证实。我认为艾滋病的治疗也将由中医药去攻克。抗生素退不了的高热，我曾用补中益气汤之类补药退了。有人说中医治不了急症，20 世纪 50～60 年代西医学习中医的中西结合研究，不少急腹症不用开刀，急性胰腺炎用中药治疗疗效使人满意。我们学校张景述教授，用稀饭加骨炭末再加蓖麻油外加中药一剂治一例10个月男婴误吞一个六角形螺丝钉（钉长约3cm），会诊时已是第3天，患者高热、惊叫、抽搐，药后10小时螺丝钉黏满骨炭粉自肛门排出。至于慢性病，查不出病名的患者，中医治疗有时却得心应手。心理治疗中医医案所记应有1000多年历史，七情为病早已在2000年前便明确提出来了。又如中医认为肺有非呼吸功能，脾有免疫功能都比西医早近2000年。

西医认为肝硬化是不可逆的，但我也治好过一些这样的病人。例如香港的薛先生，黎先生。过去不能讲治愈，讲大家也不相信，现在有微观检查为证，就可以讲能治愈了。

中西医是两种不同的医学，各有长短，功能互补，不能偏废。但从理论高度来看，西医的基本观点是在逐步向中医靠拢中。西医讲微观，中医讲宏观，微观取得科学上的飞跃发展，宏观同样取得了不起的发展。不能说只有微观才科学，宏观不科学。试举例言之。我是从宏观角度研究重症肌无力（myasthenia gravies，MG）的。全世界西医治疗该病办法是一致的：吡啶斯的明＋激素或胸腺摘除。西医实验证明该病是神经肌肉接头传递功能障碍的自身免疫性疾病。一切治疗方法都用"攻法"，但效果并不理想。我们中医从宏观方面研究此病，我的结论，本病是"脾胃虚损，五脏相关"之证，治法以大补脾胃，兼补五脏为主。我用的是补法，我们的研究获1991年国家中医药管理局科技进步一等奖，1992年国家科委科技进步二等奖。我临床研究该病数十年，组织人力进行"七五"攻关研究取得成果。

西医自l895年Jolly根据本病之症状特点命名以来，世界上进行了许多研究，直至20世纪60年代，随着免疫学说研究的不断深入，重症肌无力的病因病理诊断治疗取得新的进展。论确诊西医长于中医，论辨证治疗，我敢说中医暂时领先于西医。就此病而言，西医千方百计研究"病"之所在，忽视所以发病的更高层次的脏腑阴阳气血之失调，未能从整体掌握，故对此病无法根治。（研究详见《邓铁涛医集》第62页。）

三、未来展望

展望未来，人类对健康的要求，应该是：

人类将摆脱化学药与创伤性的检查、治疗所带来的痛苦、副作用与后遗症。医学要讲人道主义。

"上工治未病"，医学将以养生、保健为中心，使人人生活过得更愉快、舒适、潇洒。医学将以"保健园"的形式取代医院的主要地位，医院将成为辅助机构。

医药学除了是科学范畴之外，将融入文化、美学与艺术，使医学从人体的健康要求上升到精神世界的美好境界。气功、武功、文学、美术、音乐、歌舞、美食、药膳、模拟的环境，梦幻世界成为"保健园"的重要组成部分，接受维护健康是快乐的事而不是苦事。

21世纪，几十亿第三世界人民短期（数十年）内，仍未能摆脱贫病的折磨。要解决人人有卫生保健的民主权力，要求医药必须"简、验、便、廉"，而不是天文数字的医药费开支。简、验、便、廉，正是中医的优良传统。

艾滋病、癌症、疟、心脑血管病……之攻克，要靠回归自然，要靠绿色医学革命的发展。

按展望的要求，在21世纪，中医药学是大有作为的。中医不仅是现代化社会所必须，而且将是后现代医学的重要组成部分。

中医之路，"路漫漫其修远兮"，值得大家去上下而求索，以造福于人类。

寄语21世纪青年中医 [1]

21世纪中医药学的命运将如何？

21世纪将是中华文化的世纪，是中医药腾飞的世纪，这不是空话、大话，我认为这是历史的必然，相信历史将为我们作证，请拭目以待。

自鸦片战争以来，到20世纪的前半叶，中华民族灾难深重、中医中药已奄奄一息！新中国成立后，中国雄狮醒了，中医中药也开始复苏。反思欧美文化，在20世纪创造了史无前例的辉煌，创造了物质世界的顶峰，但给地球环保带来的灾害、将祸及子孙。资本主义文化，剥削，掠夺，只要自己活得更好，不管别人的死与活。侵略、战争，20世纪从未停息过。21世纪真正的马列主义大旗，飘扬在中华大地之上，人类未来的幸福，寄托于中华文化的发扬与推广。中医药学是中华文化的瑰宝，有人称之为第五大发明，21世纪中医中药将发展腾飞，造福于人类。这是唯物史观的前瞻

---

❶ 邓铁涛. 寄语21世纪青年中医 [J]. 新中医. 2002, 34 (1)：15 – 16.

而不是空想。

回顾中医中药，20世纪前半叶，中医教育被政府承认，民国以来中医虽未遭灭顶之灾，但倍受卫生行政部门的歧视与排斥。新中国成立后王斌思想流毒深远，80年代中医中药仍处于从属地位，在这样的历史影响之下，正确认识中医中药的科学性，实为难矣。时至今日，强调现代化、强调与世界接轨，于是又增加了人们对中医药的误解！近数十年来，批评中医落后、保守，把中医药学发展缓慢，错误地归咎于中医学术本身。能发扬中医学理论的优势并加以大声疾呼的文章则不多见！可悲可叹！！

中医能治好病，说你是"经验医学"；你说中医有理论，说你是"哲学"；若说中医饱涵辩证法思想，便说中医只是朴素的辩证法。总之，有些人必把中医药贬低而后快、并以显示自己之高明、企图改造中医、视而不见充满唯物辩证法思想的中医药理论已建立于两千年前、而且天衣无缝地和中医药理论结合得如此深刻与丰富，如此能指导中医药理论不断发展，这是多么值得岐黄子孙引以自豪的啊！建议中青年中医同志，多学一些马列主义的辩证唯物主义和历史唯物主义，正确掌握科学的哲学以指导研究生命科学、发扬中医药学，千万不可作脱离中医药学精髓的空头理论家。

中医药学的精髓出于哪里？几千年来，不是出自实验研究，而是出自临床实践，在中医系统理论指导下的无数临床实践。为什么汉代出医圣张仲景，因为传染病在"建安纪年以来，犹未十稔，其死亡者，三分有二、伤寒十居其七，感往昔之沦丧，伤横夭之莫救，乃勤求古训，博采众方……，为《伤寒杂病论》，合十六卷。"这部巨著是理论整理与临床实践相结合的科研成果，至今仍具有很高的科学价值。又如金元时代的李东垣，生活于连年战争的环境中，他继承《内经》《难经》《伤寒论》的学术思想与系统理论及其师张洁古的创新思想及辩证用药理论，经过无数的临床实践，写成名著《脾胃论》，取得甘温除大热等全新的科研成果。这些成就，今天仍然珍贵，能在临床上取得西医药无法取代的效果，李东垣没有进行动物实验和化学分析，却能创造出如补中益气汤之类的名方。几千年来众多名医，众多的新学说，从哪里来？是在继承中医系统理论基础上、通过医疗、康复、养生的无数实践总结提高得来的，中医走的是不同于西医还原论之路。中医是在先进的系统理论指导下、通过宏观观察与临床实践得来的。因此在理论高度上、不是落后而是先进的。例如西医知道肺有非呼吸功能不过近几十年的事，中医早就知道肺对血循环系统的影响及对水液代谢的作用，中医治水肿，不但知道利尿，还知有时要"开利肺气"。西医知道脾有免疫功能，再不敢随便把人的脾切掉，只不过是四五十年的认知，而张仲景早就提出"四季脾旺不受邪"，清楚地说明脾有免疫功能。为什么宏观研究就不能领先于微观研究一千七百年呢？

有人说现代医药已达到分子水平了，比之中医的四气五味，升降浮沉，已相去千万里，不可同日而语了。西药天天出新药，其创新的生命力，使人佩服（但另一方面也反映其没有经得起时间考验的好药），化学药能人工合成，中药仍是草根树皮，对比之下，中药太落后了。我们试回过头来看看汉代张仲景的方药能否有所启发？《伤寒论》用药 90 多种，组成方剂 113 方，但在治病的舞台上，一千多年来直到今天仍熠熠生辉，用现代的化学研究仍难揭其奥秘。以白虎汤为例：1956 年石家庄乙型脑炎流行，证属暑热，中医用白虎汤治疗，治愈率达 90%，且无后遗症，而当时西医治疗的死亡率在 30% 左右，且有后遗症，这一疗效受到质疑，几经调查、核实才得到卫生部的肯定。当时广东省中医进修学校一位药理学教师，用白虎汤进行动物实验，不论是单味药，或 4 味药合用都没有退热作用！白虎汤用治阳明高热，合格的中医都有白虎汤可以退高热的经验。白虎汤能不能退热，应该相信 1700 年前的仲景，还是相信大白鼠的实验结果呢？又如桂枝汤，由桂枝、芍药、炙甘草、生姜、大枣组成，主治外感风邪，头痛发热，汗出恶风证。在《伤寒论》中桂枝汤及其演变之药方共 19 方。如桂枝汤原方，加大黄一两，倍加芍药，变为桂枝加大黄汤，主治误下而阳邪不解，因而腹部大实痛者。又如桂枝汤倍芍药加饴糖又变成补中缓急的小建中汤。这些汤方的加减变化，估计用分子化学也难以分析说明其疗效改变的机制。又如李东垣的补中益气汤如果离开了李东垣的升发脾阳的理论，很难想象在参、芪、术、草、当归之外加入柴胡、升麻的道理。今天我们能想象出用化学合成之研究方法，创造出流行 700 多年的补中益气汤来吗？这里我没有否定现代化学对药物研究的重要性。我只想说明，不仅只有微观才能进行科学研究，根据中医药的宏观理论也能进行科学研究，并且取得超现代的科研成果，其实验的对象是最高级动物—人。这样得来的成果多么值得珍贵。

中医中药，自从国家中医药管理局成立之后，形势一片大好，论教育从中专至博士后，论医疗从县中医院到国家级中医院，论科研机构在中医而言数目是空前的，但我们不能盲目乐观。中医教育 45 年之后，开始发现问题了，学生对中医药信心不足，毕业生中医药的水平在下降，中医院的日子有些不好过，科研还没有大的突破。中医水平在下降，我们老中医早就看出问题，现在 1956、1957、1958 级毕业的老三届毕业生也看出问题了。问题出在"重西轻中"，自从经典著作成为选修课之后就更加每况愈下了！

中医所以历经百年的风风雨雨，推而不倒，能巍然屹立，乃治病有良效也。如果不能用中医药为人民解除疾苦，则中医中药可以休矣！应当消亡了！！我们坚定相信，历史的发展不会这样。当中国的中医放弃中医药的时候，中医药会更快地流入国外，今天活跃在世界各地的中医，凡是有水平的中医生活都过得很好，他们只能用中医药为人治病，故治疗水平能更快地提高。

青年中医们，不管你是大专、本科、硕士、博士、博士后毕业，我们真诚地期望你们重新温课，进行经典再学习，多读书，多临证（不管你干什么工种都不能远离临床工作），尽量用中医、中药、针灸、按摩等方法把各种病人治好。我们不排斥西医，但必须坚持以中医理论为指导，能中不西，先中后西，中西并用。临床研究是中医药学最重要的实验室。论中医药学，应该是世界向中医药接轨，千万别用西医的理论去改造中医。接受 21 世纪的最新科技去研究中医、发展中医，使中医药学有"质"的飞跃。我们更希望在中医药学飞跃发展时，中医药的成就又会反过来促进世界新科技的发展。

我坚信，和 21 世纪的新科技相结合就会带来中医药学的腾飞。要腾飞必须有一个基础，那就是目前十分需要千千万万个高明的中医临床家和相对少数的基础研究家。中医药理论的源泉来自临床实践，检验真理的唯一标准是实践。

21 世纪年青一代成长起来，能用中医药解决世界医学上的难题，发扬中医理论，还有什么事情比这更激动人心呢？21 世纪，中医药已站在腾飞的起跑线上，辉煌的时刻一步一步向我们走来了。年青的战友们，努力吧！

寄语 21 世纪青年中医（续）❶

中医之振兴靠人才，靠 21 世纪的栋梁之材。若从终身受教育的角度出发，今天的青年中医应如何继续接受教育成为栋梁？过去有句话："秀才

---

❶ 邓铁涛. 寄语 21 世纪青年中医（续）［J］. 新中医. 2003，35（9）：12 – 13.

学医，笼里抓鸡"。中医药学是一门多学科相结合的学问，它既是自然科学，又包涵社会科学。文、史、哲是中医学的基础，故具有文、史、哲学问的秀才，易成为名中医。一代宗师岳美中先生，原是一位小学教师，未读过医校，只读了一段时间不长的中医函授，岳老却是周恩来总理曾九次派到欧亚等国家为领导人诊治疑难病的中医专家。

我有一位硕士生，录取后报到之前正值暑假，指定她背诵《古文观止》几十篇，报到后让她定时对协助导师讲解这些文章，以提高其自学古汉语水平和领会背诵的兴趣与好处，为继续自学古汉语以承传中华传统文化，打下"文"的基础。结果显示这位学生的文章写得比较流畅和具有文采。可见，古汉语是中医学基础的基础。

作为中国人，对中国历史，特别是近代史必须细读谨记，才会奋发自强。中医的近代史也是一部使人心酸的学术史！必须熟知，以史为鉴才会明白中医学术兴废继绝的责任之重大。把历史的重担变成动力，没有这种动力的人，会视中医药的存废与己无关，就不会坚决为中医之振兴贡献自己的一切。有人说中医是"哲学"，以图贬低中医学。正确的评价应该是——中医药学是充满唯物辩证法的医学。早在两千年前中医学说就有辩证唯物的内涵。也就是说在黑格尔、马克思、恩格斯之前两千年，中医学已与哲学相结合，而其哲学的核心竟然是"唯物辩证法"，而且结合达到天衣无缝的境地。"阴阳者，天地之道也，万物之纲纪，变化之父母，生杀之本始，神明之府也，治病必求于本。"这不就是中医的矛盾论吗？表里、寒热、虚实、阴阳，是中医辨证论治的总纲，这不就是四对矛盾吗？这四对矛盾中，寒热、虚实，有真有假（现象与本质问题）；重阴必阳，重阳必阴，阴损及阳，阳损及阴（矛盾相互消长与转化问题）；辨证论治就是在疾病的运动变化中去掌握其矛盾变化的规律。但八纲是中医辨证论治的总纲，是中医认识疾病与战胜疾病的思想方法，而不是哲学研究。但若从理论高度来审视，中医学与哲理的结合是惊人的，这是中华民族优秀文化的结晶。但有些人对这些超世界水平的成就视而不见，说这只不过是自发的、朴素的辩证唯物耳！

纵观唯物辩证法的历史，自从德国黑格尔（1770～1831）创造唯心辩证法，到马克思、恩格斯，吸取黑格尔辩证法的合理内核，抛弃了他的唯心主义外壳，加以改造，创造了"唯物辩证法"，前后所经历的时间，至今不过两百年。从哲学的角度看，中医学的理论是落后还是先进呢？用科学的哲学观去衡量医学，中医学处于领先地位。西医学到目前为止仍然是机械唯物论多于辩证唯物论。20 世纪 30～40 年代苏联的伊·彼·巴甫洛夫，可说是西医辩证唯物论的代表者，但他的学说对西医学理论影响并不大。

唯物辩证法是科学的哲学的核心，也是科学发展不可缺少的指导思想与方法论。中医学是医学不是哲学，论哲学当然以马克思、恩格斯的哲学最科学，所以要学好中医，振兴中医，必须深入学习自然辩证法。毛泽东的《矛盾论》与《实践论》是辩证唯物主义的经典著作，也是最好的入门书，宜反复细读，不可不读。有时间的话，读一读中国哲学史，以便更深一层知道自己祖宗的思想斗争与成就。总之文、史、哲的内容丰富，中医药学根植于中华文化的土壤之中，发扬中医就是发扬中华文化。

中医药学是世界上唯一从古到今没有中断过的一门科学。几千年来一直在不断发展中，虽然近百年来受到打击与摧残，却仍矗立于 21 世纪医学之林，成为中华文化的瑰宝，因为其根正、其枝繁、其叶茂之故。

中医的"根"在哪里？在四大经典。以前四大经典是《内经》《神农本草经》《伤寒论》与《金匮要略》。新中国成立后中医界公认的四大经典为《内经》《伤寒论》《金匮要略》与温病学说。《内经》是中医理论的源头，必须下一番功夫，其中《灵枢》还是针灸医家必须精读之书。我校已故名医韩绍康教授，是针灸专家，新中国成立前私人开诊，当收入到一定数量便闭门读书数月，读什么书，读《灵枢》。其弟子得其心法，多能行针下凉、针下热的手法，即"烧山火"、"透天凉"。个别弟子学习他常读《灵枢》已成习惯。《伤寒论》与《金匮要略》，乃张仲景用"医经家"的理论整理"经方家"的经验而奠定中医学辨证论治体系的巨著，至今仍能指导临床实践与医学研究。非手术治疗急腹症的研究多用仲景之理论与方法。如治肠梗阻用大承气汤，治急性胰腺炎用大柴胡汤，治麻痹性肠梗阻用大建中汤等等。西学中专家吴咸中先生对承气汤类药之研究达数 10 年，近代名医曹颖甫一生致力于仲景之学，屡起沉疴。我读了他的《经方实验录》才开始敢用大黄牡丹汤治疗急性阑尾炎。但《伤寒论》《金匮要略》最可贵之处在于张仲景交给我们以临床思维的金钥匙。就是说我们面对全新的疾病可以运用仲景的辩证思想、理法方药，可以找到出路，找到攻而克之的成功之路。例如我用桃核承气汤加减灌肠，加安宫牛黄丸点舌以治疗脑挫伤、脑出血昏迷不醒已 3 天的患者，治愈后无后遗症。张仲景的辩证思维，就是医学与辩证法的结晶，"八纲"来源于张仲景之书，没有六经辨证，不会有三焦辨证及卫气营血辨证的衍生。没有脏腑经络先后病的指导，也就没有后世脏腑辨证及其他辨证论治理论及方法的派生。那些没有体会的人，根据西医日新月异之模式，认为都21世纪了，还拿1700年前的一本书作教材太落后了。他们是不能理解美国西点军校在20世纪除了掌握原子弹导弹之外，还要学习《孙子兵法》。2003年3月24日《参考消息》引述了日本《朝日新闻》3月23日报道："震慑"行动参考了《孙子兵法》（记者石合力、梅原季哉发自华盛顿）。美国攻打伊拉克的战略思想是学了孙子兵法。

中医的"枝"在哪里？在仲景以后的各家学说。每个朝代，都有其代表人物与著作，是中医学的宝藏。有人不从这个源远流长、博大精深的学术中去窥测中医学，而欲以现在一部分中医的治疗水平，作为代表中医药学术水平的标准，错了！唐宋各大家及金元四大家的成就，显示中医药学在高速发展，明清时期对传染病流行性、发热性疾病之研究，可谓世界无匹。20世纪40年代之前，传染性、感染性疾病的最高水平在中医而不在西医。直至现在，病毒性疾病的疗效，中医仍处于领先地位。21世纪的瘟疫——非典型肺炎（SARA），若以中医学温病学说治之则活矣，若滥用抗生素等药则危矣。据报道广州之"非典"病人死亡率最低，广州中医药大学第二附属医院112例非典患者统计发现❶以中西医结合治疗平均退热时间为（6.14±3.64）天，平均住院天数为（19.04±8.76）天，曾到广东考察的世界卫生组织专家称是"他所了解的最短退热时间和住院天数记录"。加拿大SARS患者例数不是很多，而死亡率则最高，因无中医药参与治疗也。香港医界西医占绝对统治地位，也邀请广州中医药大学第二附属医院两位专家去会诊，因初见成效而邀其多留数月继续为患者用中医药救治。温病学说虽然成熟于晚清，因其自成理论体系，疗效显著，故列为经典著作之一。

自抗生素发明之后，有些中医对治疗发热性疾病失去信心，每遇发热患者，不从《伤寒论》、温病学说去辨证，首选抗生素，世人便以为中医治不了高热，是慢郎中！现实是因滥用抗生素，病菌产生抗药性日渐明显，估计将来对付凶险而又耐药的致病菌，非中医药治之不可。年青的中医同仁，当你的儿女高热40℃时，你能用中医药治愈之，你的中医水平便合格了。按能中不西、先中后西、中西结合之规则办也很不错。路是走出来的，问题是愿不愿意走耳。

---

❶ 参考文献：廖怀凌，粤中医援港抗非一再加时［N］，羊城晚报，2003－06－23.

中医的"叶"在哪里？在现代名中医的脑海里。目前出版了大量名老中医的学术思想与经验总结的著作。这是中医药宝库的时代结晶，是献给人民、献给青年中医的文化财产，值得珍惜。其中蕴藏着无数创新的素材，不可等闲视之啊！面对中医药这个庞大的伟大宝库，如何着手呢？我认为目前应先行对经典大温课。拟订一个温课计划，在工作之余每周用固定的时间进行温课，风雨不改。另外，有条件的可以选定研究课题，大多数都是临床医生，研究课题应是临床研究为主。按照研究课题的需要，追踪前贤的成就阅读文献或拜访名师，有博有约地不断学习，不断提高。如果中医有这样一支上百万人的队伍，中医的振兴便指日可待了。

对西医的学习，放在什么位置呢？我一向不排斥对西医学的学习，但中西医要有一个主次，既然我们是中医，便应千方百计使自己的中医水平达到应有的高度，中医为主西医知识为辅，对当今院校毕业的中医，不怕其不学西医，就怕不愿读祖宗之书耳。我一向主张尽量用中西两法诊断，重点在于中医的综合治疗。即竭尽全力想方设法运用中医的针灸、按摩、汤药及各种外治法。西医的诊断，做到高深也不容易，疑难者可以借助于西医。例如我七五攻关研究的课题是"重症肌无力的辨证论治及实验研究"，治疗此病我以李东垣的脾胃学说（脾主肌肉）为指导进行研究，在治疗上我又学习王清任学说，重用黄芪。经数百例的研究，我认为此病病机为"脾胃虚损，五脏相关"。重症肌无力是西医病名，便应按照西医的确诊方法与手段进行确诊与分型，并采用统计学方法进行总结，这样才能得到世界的承认。实验研究方面，我的博士生到上海去学习造模及进行系列生化分析等研究方法进行研究。西医认为重症肌无力是神经、肌肉传递功能障碍的自身免疫性疾病。我们却认为是脾胃虚损，理论相去万里。为了证明我们的理论，便采用我校脾胃研究所创造的经过国家药政部门认可的脾虚诊断试验——唾液淀粉酶活性负荷试验和木糖吸收试验方法进行观察，两者均符合"脾虚"之诊断。经中药治疗，上述两项指标明显恢复正常。证明重症肌无力为脾虚证有其微观上的确切的病理、生理学的改变。我们的研究证明，凡未用过可的松和新斯的明类药物的患者，疗效更快更好，凡胸腺切除后复发者最难治，20多年来根治的患者不少，严重呼吸危象者，抢救成功率也比较满意，中药功不可没也。该研究足以证明用中医的宏观理论是能够指导临床与科研，并且可以攻克世界医学上的难题。

我同意中医的振兴不可忽视微观的研究，但必须在中医理论指导下，创造性地设计实验研究方法，走自己的路，我们便会走在世界的前头。目前，振兴中医战略的重点应是培养人才，培养真正的中医人才，实行养精蓄锐，准备腾飞。年青的战友，中医药之振兴，全靠你们。努力吧！祝你们从胜利走向胜利，为大中华文化增光。

继承整理中医学术经验培养造就更高层次中医人才❶

一、历史的回顾

大家公认《黄帝内经》为中医学的发展打下了良好的基础，《黄帝内经》为确立独特的中医学理论体系奠定了牢固的基石。历代名医无不取法经典，深研内经。可见《内经》蕴藏着强劲的生命力，时过 2000 多年而不衰减其学术光辉。这种生命力到底是什么？我认为是——朴素的辩证法与医学的结晶。

《内经》的成书年代，历史学家大都同意梁启超的判断：开始于战国时期，而成书于汉代，非一时一人之作。春秋战国时期正处于诸子蜂起，百家争鸣之时，也正值我国哲学思想丰富多彩之秋。特别是此时朴素的辩证唯物论已有惊人的成就。值得我们重视的是对古代哲学影响深远的易经。此书产生于殷周之际，虽然是卜筮之书，但其中包含着自发的辩证法思想因素。中医阴阳学说之渊源来自易经，虽然易经中没有阴、阳二字，但已有阴阳对立的概念了。《易经》中的"—"与"– –"两个符号，后来都称为"阳爻"和"阴爻"。国语周语上（约春秋时）阴阳之词便出现了：阴伏而不能出，阳迫而不能蒸，于是有地震。《左传》（约成书于战国初年）以六气：阴、阳、风、雨、晦、明来解释疾病的成因，而易传（约成书于战国末期）有关阴阳的论说就更多了。如一阴一阳之谓道，继之者善也，成之者性也。

殷末周初是社会变动、阶级矛盾十分尖锐的所谓"武王革命"的时代，这种社会变动不能不反映到《易经》中来，从而给《易经》带来了朴素的辩证法因素。根据周易专家之研究，多数学者认为《易经》虽然是卜筮之书，应列入唯心主义神学体系之中，但《易经》已有关于对立的观念，关于运动变化的观念，关于不断发展上升的观念，关于矛盾转化的观念等原始的辩证法思想因素。如果说，《易经》仅仅有一些朴素辩证法思

---

❶ 本文发表于《中医药学刊》，2002（03）：262 – 264.

想的萌芽的话，那么成书年代约在奴隶社会崩溃、封建制度确立的战国时的《易传》，其中的辩证法思想，比之《易经》又大大发展了。

《易传》作者已认定"变"是世界的普遍规律，称之为变化之道。道有规律之意，《易经》作者认为自然界自身存在的。对立矛盾，并且理解矛盾的双方，有一方居于主要地位，起着支配作用，还认识到矛盾的双方，是会互相转化的；还进一步了解到矛盾着的双方向其相反方向转化时，必须有个量的积累过程。《易传》作者初步认识了矛盾的统一体是可以分为矛盾的双方的，又斗争又统一，才能使事物变化而构成万物。统一性和斗争性的结合使得一切事物的矛盾"日新"运动，从而生成万物，这就是易传交感的基本思想。

《易传》朴素的辩证法思想，在中国哲学史上产生重大影响，不论唯物与唯心的哲学家，都各取所需，以建立各自的哲学思想体系。由于时代和阶级的局限，《易传》的对立统一的辩证法思想未能贯彻到底，在某些问题上不得不陷入形而上学。但《易传》还有唯物主义的认识论，承认在意识之外有独立存在的物质世界，主张人们用感觉器官观察世界并认为世界是能够认识的，从而提出"观"的范畴，这是感性认识说；又提出"知"的范畴，便含有理性认识之意。可见《易传》作者已从感性认识触及到理性认识之边缘了。

战国是诸子蜂起，百家争鸣时期，老子、墨子、孙子等都有不少关于辩证法的见解，此外还有惠施与公孙龙子的逻辑学和辩证法思想。而《内经》正诞生于这个伟大时期。《内经》作者大量吸收《易经》《易传》以及诸子的辩证法思想；另一方面吸收《尚书·洪范》含有朴素唯物论的五行学说以及当时自然科学。如天文、历法、数学、地学、农学等学术成就，使之与医学实践的成就结合起来，从而奠定中医理论体系的基础。《内经》的精髓在于有辩证法思想的内涵，是有辩证唯物思想的医学理论。从马王堆出土的医书来看，其著作年代早于内经，足证《内经》定型于汉代之论是可信的。很可能是《汉书·艺文志》所说的医经七家的集成本，因以《黄帝内经》为主要蓝本，故名《黄帝内经》（这是个人的推论）。汉代名医张仲景运用《内经》的理论作为指导思想，勤求古训；对经方家的著作，在理论的指导下，博采众方，进行筛选与整理，写出巨著《伤寒杂病论》。至此，中国医学从基础到临床的医学体系已经初步建成，这是一个成就辉煌的时代。

宋代自然科学发达，朝庭又组织人力校正医书，并大量印行，医学得以普及与提高。特别是哲学上唯心与唯物论学派争鸣，带来了医学上的争鸣，从而产生了金元四大家（即刘河间、张子和、李东垣、朱丹溪）。我是不赞成把四大家归纳为河间学派与易水学派的，因为这种归纳只讲师承关系而未能反映学术之争鸣与四大家的突出成就。这个争鸣还与王冰把七篇大论纳入《素问》，"恢复已散佚之第七卷"有关。在七篇大论影响下，宋代研究运气学说比较先进，乃有六气皆从火化及张元素"运气不齐，古今异轨"之论。在辩证思想的指导下，明清两代医学不断发展。清代温病学的成就，对传染病与感染性疾病的防治，直至 21 世纪初仍然远远走在世界的前头，今天仍有重大价值。唐、宋、元、明、清医学的发展，与其说是由于其他自然科学的发展带来的影响，不如说更重要的仍然是中医学的辩证唯物思想的继续影响。阴阳、五行学说，病因学上"内、外因"学说，以及整体观、内外环境统一观、恒动观、辩证论治等理论都在向纵深发展，从而在各临床学科领域中取得丰硕成果。成为我国朴素的辩证唯物主义的因素。就拿中医辩证论治的总纲"八纲"来看，八纲即阴阳、表里、寒热、虚实。八纲就是四对矛盾。任何病证都可以用八纲去辨别。八纲还注意辨别矛盾的主要方面与次要方面。八纲的寒与热、虚与实还有真假之分，如何透过现象抓住本质，八纲很重视这方面的辩证。正气与邪气的斗争，阴阳脏腑之间的盛衰消长，使疾病不断地运动变化，故八纲辩证还十分重视矛盾的互相转化与联系。这些都足以说明"八纲"有矛盾统一观的内涵，同时也再次证明，中医学已发展了古代朴素的辩证法，它是符合辩证唯物主义的医学。

鸦片战争给中华民族以灾难，中医学也不能幸免。在民族虚无主义思想影响下，中医药学开始停滞不前。民国时期买办资产阶级在医学界的代表余云岫，以机械唯物论，批判中医的辩证法，而作《灵素商兑》。有些中医有识之士，在改良主义的思想影响下，提出中西汇通之主张，但由于没有以辩证唯物主义作思想武器，虽然做了一些尝试，仍然没有找到出路。有些人还陷入废医存药的歧途去了。中医若存无天理，中药若亡无地理的说法就是突出的代表，对中医理论体系已丧失信心。于是一些以西医理论为头身，以中医处方为手脚的著作随之而出现，这是一个悲剧！中西汇通尽管出发点是好的，想为中医找寻出路，实际上却走投无路。我们必须明确的是，中西汇通派不能说成是当时中医学的主流，广大的高明的中医，在临床运用的仍然是《内经》《伤寒论》与《温病》乃至各种流派的传统理论与方法，而没有采用阿司匹林加石膏的理论与方法。就以张锡纯先生的著作而论，他的主导思想仍然在辨证论治，他的主要成就在于对药物的研究。

新中国成立后，在党的领导下，不少中医接受马列主义思想，学习了辩证唯物论。自从成立中医学院以后，需要教材，于是发掘整理中医理论成为当时的主攻方向，投入了大量的人力物力。应该看到，中医教材的出版，是近百年来中医的一件大事，不少老中医（当时还没老）的理论水平提高了，中医的理论体系重新建立起来了。也培养了新一代中医。这些新中医，特别是"老五届"大都已成为中医事业的骨干力量。

毋庸讳言，由于西医医院的大量建立，中医医院几成空白，我们广州的广东中医院建立于20世纪30年代，新中国成立后却要改名为实验中医院，只是实验性的。乃使整个中医界的各个方面，只守住了门诊阵地，丢掉了抢救急危重症的阵地，因为公费医疗，大量的病人只能往西医院送。中医学院先天不足，招生人数少，而附属医院的建制又很不相称，病床太少，这样一来，新旧交替，临床技术的传授中断了，到病床逐步有所发展时，老的老了，一代人已要告退了。中壮年只得自己去探索老一辈对危重病的治疗经验与理论，不能手把手地在抢救中传授，老中医的技术水平也得不到经常磨砺，亦有所下降，于是便出现后继乏术。30年来，以中医自身作比较，中医理论研究整理，是取得了较好的成绩的，但在临床实践方面，水平在下降。

当然，某些方面，也有超过前人的地方，但从整个来看，从中医技术发展方面来看，水平在下降。但现在概括地说，仍未摆脱后继乏人、后继乏术的局面，今天正处于兴与废的关头。原因何在？是值得我们深思的。

二、展望将来

中医衰落停滞不前已100多年，但仍在群众中有很高的威信，特别是近年来，受到某些科学先进国家的重视，可以预见中医已从绝境中挣扎出来了，它应该随着中华的振兴而振兴，应在科学现代化中占有一席重要的地位。

矛盾发展和转化，需要有一定的条件，现在中医学发展的条件如何？其一，有党中央重视，有宪法作根据；其二，有人民的需要；其三，有卫生部的正确领导；其四，有教育、研究、医疗等一套初具规模的机构系统，这些机构系统虽然条件很差，但有了前面三条，便大局已定了。

事物发展的根本因素是"内因"。中医之兴亡，将取决于现代之中医，如果目标一致，团结合作，中医之振兴经过艰苦之努力是可以做到的。现在中医老者已老，肩负兴废继承之责者为现在壮年一辈，特别是其中之骨干了。希望他们认识责任之重大，掌握方向，以迅速发展壮大中医队伍为己任。这是一个决定的因素。这里必须强调掌握方向问题，我们既然名为中医，必须不断提高自己中医的水平而不是西医的水平，也不是中西医结合的水平。长江后浪推前浪，我们祝愿中青年中医在中医学术水平上远远超过我们老一辈，如果不超过，我们将死不瞑目。

三、中医事业如何发展

人才是根本。百年树人，必须把中医教育搞好。中医的大专院校应该逐步创造条件，扩大招生人数，加强探索课程设置，注意如何有利于培养出在中医方面真正具有水平的人才，这种人才既不同于老中医，也不是中西结合医。此外还应大办中等中医药专业培训，培养中医药各专科人才。要抓紧抢救老中医学术经验等工作。办法还可以多样化，近10年内允许老中医带徒，通过国家考试，应承认其学历。

医院是关键。目前中医发展最薄弱一环的是医院。中医医院既少又小，与10亿人口的需要很不相称。由于中医医院少，学生实习无门，临床课的学习实习大受影响，中医乏术得不到解决。其次，已经为数不多的中医学院毕业生的分配，在有些地方也成了问题，亦因为没有中医医院容纳之故。一方面是队伍太小；一方面是毕业生分配困难，真使人啼笑皆非。这是中医事业发展的最大障碍。因此，中医医院应逐步健全和发展，使中医有"用武之地"，大显身手。

中医特色是方向。中医学院和中医医院，必须办出中医特色来，不然何必设立呢？如果偏离这一方面，中医学将名存实亡，我们将成为历史的罪人。我们必须把失去的岁月抢回来，万众一心去发掘、继承、总结、提高中医的临床水平。如果靠中医技术不能为人民解除疾苦，中医学就没有存在的必要了。靠西药治疗，硬多凑一剂中药，不是浪费国家钱财以自欺欺人吗？这样下去怎能提高中医药科学水平？有人认为抗生素发明之后肺炎的治疗中医已落后了，由于呋塞米的发明，利尿法已不及西医了。香港一位研究中药的化学家问我，我们治疗肺炎还用中药吗？好像凡是西医已经有的，中医的便可作废了。依我看，抗生素有它的优点，但现在越用越大量，越来越滥用，杀菌力越强，副作用也越大。不但不能否定中医药的治疗作用，相反，要更好地研究和发展中医。

四、中医学术如何发展

首先，必须以马列主义哲学为指导思想。先秦哲学中的朴素辩证唯物论思想，给中医带来几千年的发展，赋予中医以强大的生命力。马列主义哲学是现代最科学的哲学，我认为学习并运用它，指导中医的继承与发扬工作，使中医学又来一次飞跃的发展，是可以肯定的。中医教育必须加强这方面的教学，要把它看成是发展中医的命根子。

其次，发展中医辨证论治，运用中医的综合治疗方法，参考西医的诊断方法。中医针灸按摩，加上丸散膏丹，历来是医院抢救危重症的手段。但现在的年轻医生，大多不重视针灸、按摩，以会开刀为荣。中药常缺，急用之丸、散、膏、丹几成空白，这真是置中医于绝境了！必须改变这种不合理局面。西医的一些检查，大多借助于生化、物理学之手段，这些检查也可以为中医之辨证论治服务，我们不可拒而不用，应该看到采用现代科学技术，能帮助发展中医学。例如血液流变学与血流动力学检查，可以为我们对血瘀证的辨证提供指标。中医医院的仪器设备越新越好，但必须说明地是借用西医的诊断仪器和方法，其目的在于发展中医的技术与理论，使中医的经验总结更易于为人们所接受。

再次，继承与发展。继承与发扬二者是辩证的关系，没有继承，发扬便成为无源之水，无本之木，发扬只是一句空话；只顾继承而不去发扬，中医学的生命便会停止。就目前而论，中医学的继承工作做得很不够，特别是临床学科方面丢失的东西太多了，因此必须急起抓紧继承工作。抢救中医学术，已成燃眉之急。就整个中医学而言，"继承"与"发扬"，在现阶段，"继承"是主要的。因为没有继承也就谈不上发扬。当然，并不排除某些单位与个人可以重点搞发扬工作。

第四，与自然科学（包括西医学）的结合是今后努力的方向。要用实验研究解决中医的理论问题，单纯中西医结合是做不到的，甚至往往得出相反的结果。例如：白虎汤的退热问题，西医药理研究无法证实。至于脏象、经络、运气学说等就更难用目前西医之实验手段去突破。要想中医学由量变到质变的发展，对人类做出更大的贡献，不采用多学科的最新成果，是无法完成这一历史使命的。在与自然科学结合过程中，必须以马列主义哲学为指导，继承中医学的系统理论，才能发展得更快更好。希望有志于发扬祖国医药学的同志们团结起来，朝着正确的方向迈步前进！

谈非医攻博的教育问题[1]

一、启示录

（一）启示之一

2004 年 4 月 5 日，我的学生梁丽芳从美国回来看望我。送给我她写的一本书《Acupuncture & IVF》（中译名《针灸与试管婴儿》）。并说是美国的一本畅销书，现已发行到欧洲。这个礼物使我兴奋了一夜！

试管婴儿，可说是 20 世纪西医学的一个尖端技术成果。不过这个成果的成功率只有 20%。梁丽芳在美国三藩市，运用针灸与中药，把试管婴儿的成功率提高到 40% ~ 60%。因此她现在在美国很忙，请 10 多个学生（她在美国办中医学院）帮她工作。病人的来源绝大多数是进行试管婴儿医师介绍给她的。但也有个别医师不敢再介绍病人给她，因为施行试管婴儿之前用她的针灸与中药已经怀孕了，两万美元的手术费便落空了。

21 世纪不育不孕的创纪录是中医药，而不是费用昂贵的"试管婴儿"。

梁丽芳的成功，说明中医可以帮助西医尖端科技前进一大步。但在我们国家几十年来流行一种观点——中医药如果没有西医学的帮忙，不能发展。中医学的医、教、研，都带上这一个紧箍咒。从中医教育来看，中西医课程的比例，最先是 8 : 2，接着是 7 : 3 至 6 : 4（而实际是 5 : 5）。前卫生部长崔月犁早已指出我们培养的高级中医人才是两个中专的水平。但作为卫生部长，他也未能改变这一弊端！

（二）启示之二

蒲辅周先生，是杰出的中医学家。他的学术水平，举国公认为一代宗师。他 15 岁随父亲学医，3 年后独立应诊。新中国成立后调中医研究院工作。是一位纯中医。1957 年救治乙型脑炎，疗效卓著，但因不是一个药方统治，未被重视。

岳美中先生是自学成才的典范，他不但没有学过西医，也不是中医院校毕业，只短期读过陆渊雷的中医函授，但他也是 20 世纪一代宗师。周总理派他多次出国为国外领导人会诊，其中最著名的是为印尼苏加诺总统治

❶ 2004 年 5 月 8 日。

疗肾脏病，陪同他一起去的是名西医吴阶平。几位欧美世界名医主张肾脏切除，岳老用中药和针灸把苏加诺的肾保住了，病也好了。

研究流行性出血热取得卓越成绩的南京名医周仲瑛和江西名医万友生，据我所知他俩也没有学过多少西医课程。

双桥老太太不识字，但她的拨正疗法使世界医学解决不了的腰腿痛，一次手法而愈。军医冯天有学得后，震动一时，立成名医。但只学得罗老太太一招耳。冯氏后来根据解剖学加以形态学的解释，出过一本书。但罗老太太还有其他绝招，未被推广。不知在文献、在民间中医药绝招有多少已被遗忘、被轻视、被歧视？现在的医师法，就是一把看不见的双刃刀！

上面的例子举不胜举，当今的名老中医有几个是学贯中西的呢？正因为他们西医知识不多，逼迫着他们面对什么疑难急危重症都从中医宝库中去发掘去继承去创新，出成果。

反观近几十年中医医院，对刚分配来院的年青中医，首先考虑送去西医医院进修。几十年过去，如此一代一代到西医院进修，全国中医院中医水平不就是这样一代一代淡化下去吗?!

中医所以经历 100 多年的摧残而不倒，主要靠中医的疗效。在疗效已变成不中不西，西医成分重于中医的时候，岂能企望在现代科学的帮助下发展中医呢？中医高层教育，现在是硕士研究生要达到细胞水平，博士研究生要达到分子水平。试问中医药对这样的要求，能做到吗？难怪有人问，这样要求写出来的论文作假的成分占多少呢？又由于指向这样的方向，他们有些被训练成为中医药学的掘墓人，这就不足为怪了。一个对中医认识不深，毫无临证经验但能掌握分子研究水平的人，还会相信阴阳、五行、脏腑经络吗？还能相信中医的系统理论吗？

（三）启示之三

21 世纪的瘟疫 SARS，横行无忌地危害人类。中医在抗击 SARS 之战斗中，显示了震惊世界的威力。充分说明，中医面对新的疾病谱，不是束手无策，而是有战而胜之的能力。靠什么战胜 SARS？靠中医的系统理论，靠有几千年与瘟疫作斗争的丰富研究成果。中医旺盛的生命力在于临床，临床是中医理论的源泉。论中医的临床水平由于教育的失误，整体水平在下降。全国不少中医医院有生存危机，只能拼命西化求生存，如是恶性循环。青年中医对中医药失去信心，长此下去，能企望用实验研究手段，就能救中医吗？

非医攻博的学生都是高起点、高水平的学生，首先把他们培养成临床医家，成为铁杆中医，在这一基础上再进入科学研究阶段。欲速则不达，不能要求急功近利。

21 世纪中医要腾飞需要十万、百万的铁杆中医。千万不能满足于以科研型为模式，不能以西医发展之模式去套中医。

二、教育必须改革

（一）教学内涵改革

1. 重点学好经典著作

历经 2000 多年几乎所有有建树的医学家都对中医经典著作有深厚的基础，金元时代四大家之一的朱丹溪，未入医门，已研习《内经》十年。

新中国成立以后，确立《内经》《伤寒》《金匮要略》《温病学说》这四门为经典课程，必须教好、学好、用好。其次是，《中药学》《方剂学》《诊断学》亦必须学好，记牢。《各家学说》也很重要。

2. 西医课

中西之比控制在 8 : 2 之范围。西医课设：《解剖》《生理》《病理》《微生物》《诊断学基础》《内科学基础》《外科学基础》。

3. 老三论与新技术革命

信息论、控制论、系统论可列为必选的选修课。新技术革命与科技新进展，可用学术讲座形式，请名家作报告。

4. 中华文化素养课

《中国医学史》《中国哲学简史》《易经》《道德经》《孙子兵法》……可设系列讲座。中医学与中华文化血脉相连，而从小学到中学教育没有这方面的文化基础，对祖宗知之甚少！

（二）教育方法改革

1. 教学应划分为三大块

课堂教学；自学；实践。

过去课堂教学课时太多，满堂灌的教学必须痛改。可按过去的计划删去一半，有些课可以删去三分之二。把删掉的课时加入自学课时之内。

实践包括临床实习、见习、实验、做义工等等。其中应以临床实习、见习为主。学生必须早接触临床，多参与临床。临床实习时间应分配一年半，临床各科教学同步进行。设计一套硬指标，以实际中医临床能力为毕业论文的重要部分。所谓早接触临床，第一学年下半年至迟第二学年便到门诊跟师见习。亲身体验中医药能治好病，才能树立为中医药之发展而奋斗终身的大志。

为了能培养真正的中医人才，必须改革我们的附属医院那种以西医为主导，一壶中药可有可无的错误倾向。如果不能改变，怎样能培养出振兴中医的人才?!

2. 早跟师

师带徒是中华文化传统的教育方法，现代的教育与传统的跟师教育相结合，这是早出人才的一个好方法。宜于第二学年便开始拜师以便随时问道解惑。

三、目的与要求

根据上述，可能以为我偏离了办非医攻博的宗旨。

学五年中医便能进行实验研究并要求取得突破性的成果，我认为是不可能的。中西医结合自1958年到现在，到底出现了几位高明的理论家呢?只有把中医药学夯实了，先成为铁杆中医，他日才能作飞跃式的发展。中医有中医的成长与发展的规律，与西医是不同的。如果不能走自己的路，只套用西医之模式，则所培养的是中医的功臣还是中医药学的掘墓人，未可知也。

有人怀疑文、史、哲的学子搞不好自然科学的研究，认为只有学数、理、化的才能搞好科研，这也是片面的看法。中医药学几千年来并未与西方的自然科学结缘，却独树一帜于世界医学之林。今天在文、史、哲等基础上，再与新科技相结合，多学科交叉，才是超世界水平的发展方向。

我们学校的李国桥教授的成就可以为证。他是广东中医药专科学校（本校的前身）最后一届（1955年）毕业生。数、理、化不是他的专长，他现在是世界第一流的疟疾专家。他的科研成果——恶性疟疾有两个发热高峰期；查皮内血象以确定治脑型疟的时机。——被选编入英国牛津大学的教科书。

培养科研型人才，不是总目标。总目标是振兴中医，培养能为13亿人民奉献优良服务的人才，实现有中国特色的能保证人人有卫生保健的权利的骨干人才。先把非医攻博的博士生，培养成当代名老中医的学术继承人，使中医不致断代，比什么都重要，比什么都重要。

以上意见，不一定对，请指正。

关于中医高职（大专）教材的意见[1]

当今中医教育本科之模式，问题不少，如果不解放思想深化改革，中医药学将如海水淡化，二十年后，真正的中医将不复存在，中医药学变成了泡沫中医，精髓尽失，名存实亡矣！希望这次高职能正确起步，挽救中医教育于歧途。大胆建议如下。

1. 培养铁杆中医

铁杆中医，即系统继承中医理论，能熟练运用中医辨证论治的理论与方法，熟练掌握中药方剂、针灸、按摩及其他外治法。能为病人解除痛苦的、有仁心仁术的、白求恩式的大夫。

2. 学制

招收初中毕业生，学习五年。

3. 中西医课的设置比例

中医课与西医课之比，必须改革重西轻中思想。中西之比应限制在中8：西2的范围。课程安排必须先中后西。

4. 一定要加强四大经典教学

《内经》《伤寒》《金匮》《温病》四大经典一定要加强教学，这些教材必须大力编好。把经典看成是中医药学的灵魂。

5. 熟练掌握针灸、按摩

针灸、按摩是中医治病的重要手段不能忽视，必须学好、用好，应熟练掌握。

6. 古汉语与外语

古汉语为重点学科之一。可分二期：前期学古汉语，后期学医古文。外语作为选修课。几千年来的文献是中医学的信息库。外国的医学文献，也有参考价值，但中医学术之主流在中国，不可本末倒置。至于要到外国传播中医可另加培训。

7. 西医课的设置

解剖、生理可编成二合一之教材。西医综合课包括《诊断学基础》《内科学基础》《外科学基础》《医疗技术》（包括人工呼吸、心外按摩……）。

---

[1] 2005 年 3 月 23 日。

8. 文化素质教育课

政治（马列主义）、自然辩证法、中国医学史、中国哲学简史、系统论、信息论、控制论、世界文化新信息、电子计算机、武术与书法。

9. 临床各科课程与教学

临床如妇、儿、内、外……等教材的编写，必须实实在在理论联系实际，力戒求大求全。

10. 教学安排

将五学年分为两大段：头三年为课堂教学期，教授基础理论等学科，包括见习及社会服务与调查之类。临床各科在医院上课与实习相结合，学习时间共两年。

论中医教育，其关键之关键要有一个中医技术过得硬的中医医院，也就是姓"中"的中医院。不反对院内有过得硬的西医骨干，也不反对中西结合。但必须有过得硬的中医师资队伍，实行能中不西，先中后西，中西结合。临床疗效是中医的命根所在，如果中医临床水平没有与时俱进，三五年便结合完了，中医也就该退位了，还谈什么中医现代化呢？！

以上意见，不一定全对，仅供各位专家、领导参考耳。谢谢！

我的担忧和几点建议❶

我国不少医院竭力效仿西方国家的医院，甚至有过之而无不及；现在有些高学历、高年资的"中医"也认为中医是不科学的；对中医持怀疑态度的学者大多数是脱离临床或者是以西医学指导临床的；如果不注意承传工作，形成断代，中医将乏人乏术；短短两年，在中国已有 3 味中药被处以死刑。

美国波士顿《环球报》2004 年 7 月 27 日报道："根据一项新的研究报告，死亡本来可以避免的医院患者数量可能比原先估计的多一倍，而且毫无减少的迹象"。"这一发现将使医疗事故在全美死亡原因中位列第三，仅次于心脏病和癌症。"（参考消息 2004 年 7 月 29 日第六版）这则报道，把西方医学最先进国家的医疗实况真实地公之于世界了。此前，美国《洛杉矶时报》报道："2003 年，要求美国人列出他们对未来的担心时，医

---

❶ 中国中医药报，2005 年 01 月 17 日。

疗费用被排在恐怖活动、犯罪、工作保障和股市投资亏损之前……在过去两年中，约7500万65岁以下的美国人曾有一段时间没有医疗保险，几乎占美国三分之一，其中2000万是儿童。"（2003年7月28日《参考消息》）

上述是西方国家医疗保健的真实写照。美国是最富有的国家，按照他们的制度、科技与经济实力，至今尚未解决人人享有卫生保健的问题；中国是发展中国家，如果仍照搬西方的医疗模式，更难解决我国13亿人口的初级保健问题。因此，我国医药卫生绝对不能如此接西方国家医学的"轨"！

然而，我国不少医院却竭力效仿西方国家的医院，甚至有过之而无不及。各种检查、手术、用药，不是以人为本，而是看是否有公费医疗、是否有钱。医院不是真正以"病人为中心"，而最关心的是医院医护职工的奖金与工资，这一风气也是造成中医院不姓"中"的主要原因之一。

营利性医院的逐步出场，令医术较高的医护人员被挖走，因为人家医院更富有。中医数千年来有"仁心仁术"之美誉，当今社会已变成企业化管理；再世华佗，变成营利的工具。究其原因，就是唯利是图思想影响的结果。"三个代表"不是只用嘴去喊就能变为现实的，我们应冷静思考究竟如何制定我国的医疗政策。

一、"科学"——罩在中医头上的紧箍咒？

"五四运动"提倡民主与科学，是一次成功的思想新中国成立运动，其功不可没，但有后遗症，就是对传统文化打击过了头。中医药作为传统文化的重要组成部分，受到冲击，自不可免。正如毛嘉陵在《东方有科学》一文中所谈到的：维新派梁启超患血尿，被西医错把他无病的右肾切掉了，他知道"这回手术的确可以不必用"，但他仍然愿意为西医打圆场，并不忘向中医踢一脚说："不能像中国旧医那些阴阳五行的瞎猜。"中医是不是"科学"至今已争论一百多年了，遗憾的是现在有些高学历、高年资的"中医"也认为中医是不科学的。据我观察，对中医持怀疑态度的学者大多数是脱离临床的，或者是以西医学指导临床的。因其脱离中医临床，或不用中医理论指导临床，因此无法印证中医理论之正确与可贵。凡对中医热爱者，必是运用中医药治病有心得者。

究竟什么是"科学"？某些人认为必须以西方理论为依据，并且又把

119

"科学"神化了。如果依据西方理论的定义去衡量中医,那么中医就会被拒于"科学"门外。比如在20世纪80年代,有位老中医提出中医大学应招一些文科生,马上有人在《健康报》上质问他知不知道医学是自然科学,好像这位老中医很幼稚。其实当该专家发表高见的时候,世界科学已提倡自然科学与社会科学多学科相交叉来发展了。我们现在不是已经开办"非医攻博"的博士学位班了吗?由此可见中医不是落后,而是独辟蹊径,反而说你不科学。所以,应该说中医学是后现代的科学。

邓小平提倡"实践是检验真理的唯一标准",中医之真理在疗效,不在实验研究,而是要病人"点头",而不是仅仅要小白鼠"点头"才是。

2003年SARS之战,广州中医药大学附一院治疗60例"非典"患者,无一例死亡、无一例转院、医护人员无一例感染,达到3个"零"的奇迹。广州呼吸病研究所治疗80多例,其中中医介入治疗者71例,但这71例中,死亡者仅1例。北京中日友好医院纯中医治疗16例,也无一例死亡。而且凡是用中医介入治疗、激素用量少的"非典"患者,至今观察未见有股骨头坏死、肺纤维化等后遗症。香港医药管理局请广东省中医药大学第二附院两位不满40岁的中医女专家林琳和杨志敏去香港对"非典"患者会诊,得到香港西医专家的好评,获得香港特首董建华颁发的金质奖章。这两枚金奖,应该和奥运会金牌并重!

以上事实还不足以说明经受SARS考验的中医学的真价值吗?大骂"中医不科学"者,该明白是自己的观点不科学。中医药不"科学",这一罩在中医头上的紧箍咒可以休矣!

原卫生部负责人王斌认为中医是封建医学,应随封建社会的消亡而消灭。但消灭中医会遭到人民的反对,他吸取了余云岫的教训,提出"改造中医"的办法,以此试图达到消灭中医之目的。"王斌思想"虽然受到《人民日报》公开点名批判,王斌后来也被撤去卫生部副部长之职,但这种错误思想却像幽魂一样时隐时现,流毒影响深远。可以说,几十年来改造中医是成功的。无论教学、医疗与科研,一言以蔽之曰——重西轻中!很多问题都出在"轻中"上,其根源在于轻视中华文化而"崇洋"之故。

我国宪法第二十一条:"国家发展医疗卫生事业,发展现代医药和我国传统医药……"《中华人民共和国中医药条例》第三条:"国家保护、扶持、发展中医药事业,实行中西医并重的方针。"以上条文说明在发展现代医学的同时,应发扬传统医学,实行中西医并重。但回顾历史,环望全国,中西医远远未能并重。不少县级中医院有生存危机,而意图向西医转型已坠入恶性循环而此后将不再姓"中"了。

　　造成这一现状的原因，我认为主要是现在不少中医院是从民营"联合诊所"或在卫生院改一个招牌而成的，当一批名老中医在此"支撑"时，还可以过日子；如果不注意中医承传工作，形成断代，后继乏人乏术，这样过日子当然难受。

　　不过，也一些例外，比如广东省佛山市中医院，也是由几位名中医的联合诊所开始的。由于坚持以中医为主的办院方向，注重发扬中医特色，由此带来了显著的社会效益和经济效益，但与佛山市人民医院的规模比较，还是差了一截。

二、有特色才有竞争力

　　"建设有中国特色的社会主义"是邓小平理论的核心，邓小平文选指出："各项工作都要有助于建设有中国特色的社会主义"。近 20 多年来，落后的中国靠实行邓小平的总设计而富强起来了，这是全世界有目共睹的。

　　中医药是我国医药最具中国特色的文化瑰宝，是几千年来中华民族与疾病作斗争的伟大文化精粹，这个精粹是不能丢掉也不能拿到市场去出卖的。最近有些文章说"特色不等于优势"，那中国近 20 多年之所以能够和平崛起，靠什么呢？如果不按照邓小平"各项工作都要有助于建设有中国特色的社会主义"能行吗？苏联实行改革，中国也实行改革，但结果不一样，其精髓在于我们在建设有中国特色的社会主义。广东省中医院近 4 年来提倡"大温课、读经典、跟名师"，大力发扬中医之特色，因此发展得很快，现在广东省中医院一天药材的配剂量已发展至 5 吨左右。

　　中医在 20 世纪 80 年代就走向世界了，市场大得很，根本问题在于有没有中医的真功夫。临床中不少中医改成西医的人，认为西医能"包治百病"，西医这个病能治，那个病也能治，就是认为中医不能治。某省三甲中医院的心脏科主任，慨叹地认为心脏病科已把中医开除了。但后来一个严重心衰的病人，西医办法用尽，患者却越来越危重。最后请一位民间老中医辨证论治，重用中药附子等，结果患者被抢救过来了。这位主任这才惊叹原来是自己的中医没学好，应开除的是自己这样不合格的中医师。应该说，中医药市场不景气，其原因直接与中医整体水平下降有关。"酒香不怕巷子深"，中医药市场是有的。广东省佛山市南海区有个妇幼保健院，原来是区级西医院，后来请我校一名毕业生当院长，把该院变成有中医特色的妇幼医院，用中药外洗内服加头皮针治疗小儿脑瘫出了名，常年接受从欧美等国家慕名而来的患儿。现在该院病人如潮，再不建新楼就不能满足病人的需要了。试问，如果保持原来西医妇幼保健那一套，没有中医的特色，还会有这样景气的"市场"吗？

中医药学不仅仅是一种谋生之术，中医药学是中华文化的瑰宝，是世界人民共同拥有的科学财富，我们必须继承发扬它，才能对得起祖宗和人民。

三、解除西医模式的束缚

几十年来，中医在医、教、研、药各方面，都以西医的模式为准绳。现在看来，这一模式，对中医之束缚多于帮助，因此，必须按历史唯物主义与辩证唯物主义观点对中医重新做深入的研究和整改。

现在的中医医院已越来越不姓"中"了。一壶中药可有可无，成为了摆设，中医院宁要西医院校本科生也不要中医硕士生。中医教育也存在问题，原卫生部部长崔月犁说："中医大学培养出来的本科生是两个中专的水平。"

上海中医药大学的一位博士生在接受记者采访时说："中医院校的硕士生做实验到细胞水平，博士生做实验到基因水平，这种中医还是中医吗？"可谓一针见血地指出中医教育的病根就在于以西医模式办中医教育，难怪有人说有些中医博士不会用中医治病！

中医硕士、博士英语必须达到四、六级，但医古文水平可以不管。教授、主任医师之职称评定，必须考外语，后来中医毕业生已不准考医古文了。有些博士生写的汉字简直使人烦恼！说明中医之教育已远离中华文化。请问一个高学历的中医，他的学术源头在中国还是在西方呢？机械地用西医教育去培养中医之才，南辕北辙，如此下去，这样培养出来的硕士、博士一旦居于领导地位，按他们的理念办中医事业，则中医之消亡指日可待了！

一言以蔽之：以西医学之模式办中医药事业，是对中医药学执行"酷刑"也。

四、不能草率判处中药"死刑"

这里主要谈谈关木通问题。外国人用含关木通之药长期服用以减肥，出现肾衰，便大肆宣扬中药关木通害人，而不追究服药不当而归罪于关木通含马兜铃酸，目的是借机以排挤中药。我国药监部门屈从于西方，舍弃中医之理论，竟将关木通列入禁药。类似的情况最近又株连到青木香等药，这是中国医药的一种自杀行为。《中华本草》644页的"关木通使用注意项"中写道："内无湿热及孕妇慎服。关木通用量过大，可引起急性肾功能衰竭，甚至死亡。"写得再明白不过！病人出现肾衰不应归咎于使用含关木通的中药，而应用法得当。禁用有效的中药，这是愚蠢的行为，为何还加罪于凡含有马兜铃酸之药呢？以至青木香等也不能用。请看看西药，造成儿童聋哑的主要致病原因之一是由于抗生素的副作用，抗生素过敏可以致人于死地……我就有几个朋友死于青霉素针下。为什么西方没有因此禁止使用抗生素，而今短短2年，在中国却已有3味中药被处以死刑了呢？

"医师掌医之政令，聚毒药以供医事。"（《周礼·医师章》）有毒的药何止关木通！《素问·五常政大论》："大毒治病，十去其六，常毒治病，十去其七，小毒治病，十去其八，无毒治病十去其九。"如果凡药之有毒者都不能用，则中医可以休矣。中药有中药之理论，有炮制学之应用，今天把中医药的理论与经验都一笔抹杀，唯西方之命是从，则中医药前景令人担忧。

五、中医人才首先应相信中医

1. 中医发展人才是根本

对培养中医人才提出以下建议：

（1）国家中医药管理局启动的"名医工程"十分重要，要抓紧进行。

（2）为了使人才使用得更好，建议名老中医的学术继承人，其出师之证书上应写明：该学历等同于博士学位。这一学历，按中医水平他们受之无愧。中医学术不致断代，老一辈学者的责任重大。

（3）名老中医学术研究纳入科技部中长期计划的确是当务之急，一定要做好。

（4）设3个科研项目。一是东西南北中进行教学效果调研，不但要调查历届本科毕业生的中医学习水平，还要调研硕士、博士毕业生的中医水平及其研究项目与成果。二是调查全国100家中医院，包括中西人才结构情况、中医学术带头人的中医水平、中医治疗率、中西药的使用比例，参加查房观察其病例讨论中中医成分有多少等等。三是调查若干研究院的科研方向、项目及其成果。再组织中医科研论坛，寻找发展中医药的"高速公路"。

（2）中医高等教育必须培养出合格的中医。像外语评级一样，除了各科考试必须合格之外，另设 3 级中医综合考试，一级考中医基础理论及中药，方剂诊断。中药要记 400 ~ 500 味，方剂要记 300 ~ 400 首，舌诊、脉诊要考实际操作。二级考"四大经典"及辨证论治，其中辨证论治也可用病案分析的方法。三级考临床测试，可于实习后期面对病人临证诊治。

（3）研究生教育，应以中医临床型为主，兼及其余。现在全国以至全世界最欠缺的是有真本领的"铁杆"中医，即中医理论与临床技术都过得硬的高水平中医。因此硕士、博士生的教育，除少数搞实验研究之外，绝大多数应是中医药临床硕士或博士，以便不断提高中医的临床水平。只有培养成千上万这样的"铁杆"中医，才能满足 21 世纪中国以至世界人民的需求。

当然，如果一个："铁杆"中医的外语和西医都达到较高的水平，并能运用新科技与中医药相结合进行临床研究与实验，以振兴中医，这样的人才越多越好，但他首先必须是一个"铁杆"中医！

中医继承不足让人忧[1]

我接触过一些外国专家，发现大凡中医处理疾病卓有成效的方法，他们都觉得是新鲜事物，是创新。比如，"针四缝"治疗急腹症蛔虫团梗阻，既简单，又速效，又省钱。在外国医家看来非常神奇。把这一疗法放到世界医学中去，就是现代化的成果。什么叫现代化？就医学而言，不应只追求形式，不应以时间定位，应是用最少的支出、最短的时间，达到最佳的效果，这才是世界人民对现代化医学的要求。病人住院从头到脚，做各种仪器检查，出院交费几十万，这就是现代化吗？

继承与创新是一对矛盾，两者不能偏废，但具体情况不同，矛盾双方会随时变换。以中医药学而言，继承与创新都重要，但继承不足才是矛盾的主要方面。我们一直强调"中医不能丢"，因为中医几千年丢得太多了。努力发掘宝库，加以整理就是创新。但可惜的是，我们当前的医、教、研，

---

[1] 见：人民日报，2005 年 10 月 27 日，第 014 版，科教周刊·健康时空。

都努力引进西医的东西试图说明中医之理论，或以西医的理论改造中医的精华，以为是在创新。这种错误的倾向，不能不引起我们的反省。已故卫生部部长崔月犁曾指出，我们培养的高级中医是中西医两个中专的水平，他早就给中医教育敲警钟了。

为了更有成效的创新，全国中医特别是中青年中医，都先来个大温课，重读四大经典与历代名家学说，以提高临床和理论水平，在这个基础上，中医学与21世纪的最新科技相结合，走自己的路才能闯出新天地，为世界人民的健康做出贡献。高楼必须建在厚实的基础上，中医药学的大发展要求首先打好基础。然而"重西轻中"已成"时尚"，故必须大力扭转。否则创新也无用，也可以视而不见。

20世纪60年代，天津市传染病院院长学了中医之后，某地发现白喉开始流行，急需白喉血清，向他求助。他估计该地要接种血清的量，集中半个中国的存货都不够用。他便运用所学，继承中医治白喉之法，用养阴清肺汤，并拆方减成只用四味药，制成水剂，发往该地，把白喉的流行制止了。每一病例治疗成本才1.5元，且能免除今后再用血清时有血清反应之弊。这是一个继承与创新的好例子。

20世纪80年代，中医开始走向世界，先是针灸热，然后是中医热。欧美等医学发达国家逐步承认中医师的专业地位，针刺治疗早已纳入医疗保险系统，伦敦人排队看中医，德国人预约住中医院已不是奇闻。美国医师有3000多人学习并掌握中医的针刺术。反观我国西医懂针灸者有几人？

我承认，我们的科技创新能力不如发达国家，要追赶世界，与世界接轨。但中医学不同，最高的水平当然在中国，论接轨是外国向我们接轨。中医药学是中国的，也是世界的，但我们不努力行吗？

在霍英东中医药人才培养基金捐赠仪式上的讲话[1]

尊敬的雷于蓝副省长、尊敬的何建立先生、女士们、先生们：

首先感谢霍英东先生，感谢他对中医药事业的支持，感谢他对中医药

---

[1] 2006年6月13日下午，全国政协副主席、香港著名实业家霍英东先生捐资500万港元给广东省中医院"邓铁涛中医药人才培养基金"，专门用于中医药人才培养。这是霍英东先生生前的最后一笔捐款。

人才培养的支持。

霍英东先生今年应该高寿83岁（1923年出生），我90岁，我们都共同经历了中华民族由列强欺凌到站起来，再到走上改革开放，富强之路的过程，我们的命运都与祖国的命运紧紧地联系在一起。当然，霍英东先生贡献巨大，是全国政协副主席。我只是一个中医师。

从我一开始投身中医药事业，就走上了漫长的为中医药事业振兴而呐喊的道路。新中国成立前，我曾经担心自己这一代会是中医的"一代完人"，但由于有党的中医政策和一大批"铁杆中医"的坚持，中医终于走出了生死存亡的时刻。今天，在全国中医的共同努力下，中医药事业正越来越受到人们的重视和支持，广东省委省政府还专门制定了中医药强省的战略部署。但中医药事业的腾飞仍需要大量艰巨的工作，尤其需要培养和造就一大批新的"铁杆中医"！

2000年，我与十多位全国名老中医一起倡议，以广东省中医院为示范点，在这里尝试一种的"集体带，带集体"的新型师带徒的人才培养模式，目的就是为了培养一批年轻的肩负振兴中医重任的"铁杆中医"，时间证明，我们的努力是成功的。经过数年的努力，我们造就了一批年轻的骨干，他们正为中医药事业发挥越来越重要的作用。2003年，抗击"非典"期间，他们不仅经受了考验，还打出了中医药的威风！霍英东先生当时就对中医药给予了肯定！这都说明，中医药人才培养的重要性！

今天，霍英东先生再次为中医药人才培养给予大力支持，我很高兴！很振奋！很感谢！

我曾经说过，21世纪是中医药腾飞的世纪，我相信，在党和政府的支持下，在社会各界的关心下，我的这个预言一定能够实现！谢谢各位。

邓序神农草堂❶

中医药学历史悠久，它在中国文化的独特环境中，发芽、萌生并且壮盛，于中华民族的繁衍昌盛功莫大焉。有人认为中医药学是中国的"第五大发明"，相较之下四大发明还仅仅是技术发明，而中医药学则是一门包含理论和实践的体系完整的学术，更加难能可贵。

中华民族号称"炎黄子孙"。炎帝即神农，他是传说中亲尝百草、为

---

❶ 2007年1月12日。

民治病的先驱；黄帝为华夏之君，亲自与臣下岐伯、雷公等问答研讨，奠定了中医理论的基础。医药先圣与民族初祖同为一体，反映出医药学在历史文化中的重要地位。所以说："神农尝百草自身作试验，黄帝传内经群贤铸医魂。"他们的奉献精神，历经数千年而不灭；他们的创造发明，今天仍然在拯危济生。

当然神农与黄帝的故事带有口传历史成分，实际上他们是古代积极探索、积累和总结医药知识的先人们的代表与化身。中药学自《神农本草经》以降，不断丰富和发展，唐代有世界最早的国家药典，明代李时珍的《本草纲目》堪称巨著。中医理论从《黄帝内经》起确立体系，汉代张仲景创立辨证论治的纲领，金元四大家承前启后，明清温病学说异军突起……历史上，中医药学一直在自我完善、积极创新，这个伟大宝库，是无数前人心血的结晶。

我们借神农之伟名，建立草堂，纪念历代医药先贤，不仅是为了缅怀他们的历史贡献，也是为了勉励今人要更好地继承和发扬中医药学。中医药在现代社会同样发挥着积极作用，抗击 SARS 等疫病中就是明证。而且我相信，21 世纪是中华民族的世纪。传统文化与现代科技相结合，中医药学将会继续腾飞！

带徒感言[1]

师徒传承乃中医的优良传统。世界教育之培养硕士、博士导师制亦然。"名师出高徒"世所同认。1990 年在北京人民大会堂"全国继承老中医药学术经验拜师大会"上，我作为代表讲话提出："学我者必须超过我"，也就是说学者在医德、医学、医术等方面都要超过我们。

中国有两个主流医学。西医全世界在研究发展，而中医学术之研究发展主要靠中医。要走有中国社会主义特色的医学道路，不能没有中医。多年来经过我们师徒共同努力，一大批超过我们的后起之秀已培养成功了，岂不快哉?! 企望亲爱的同志们在振兴中医的大道上，大踏步前进！

附：邓中光跟师感言——"中医药犹如和氏璧，它的璀璨，需要和氏精神。"

---

[1] 2007 年 11 月 8 日。

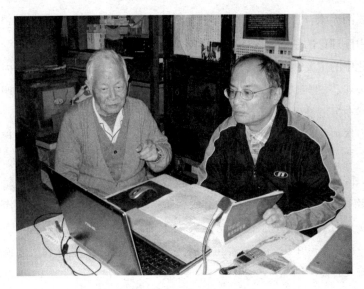

2007 年 11 月 8 日，邓铁涛、邓中光父子师徒

发展中医，人才是根本❶

十月的羊城，依然艳阳高照，风和日丽，正像中医药事业发展的态势一样。十七大"科学发展"的东风，吹绿了杏林，中医药的发展又将充满了生机与希望。广州中医药大学校园郁郁葱葱，小荷露角，一派生机盎然之象。在这喜人之际，广州中医药大学又迎来了"建优迎评"。为响应大学和医院的号召，广州中医药大学第一附属医院内科教研室（大内科）医、教、研各方面的工作都紧锣密鼓地进入了正轨。其中，大内科的人才培养是迎评的关键环节。为制定内科青年医师的培养计划，教研室主任吴伟教授亲自执笔，拜访请教了多位内科资深老专家，并反复修改计划。最近，在吴主任带领下，我们走访了全国名老中医泰斗、著名中医学家、国家科技部"973 研究计划"首席科学家、广州中医药大学终身教授邓铁涛，听取邓老对青年医师培养的真知灼见。

邓铁涛老教授虽是耄耋之年，但仍鹤发童颜，目光炯炯有神，慈祥的面庞带有几分深邃。年迈的他仍是老骥伏枥，一片热血丹心，时刻关心中医药事业的发展，时刻为中医药事业奔走呼号。这位学术大家，一谈到中

❶ 2007 年 11 月 12 日广州中医药大学一附院内科教研室采访邓老。蓝海、吴辉整理。

医的发展，一谈起青年医师的培养，神采飞扬，话匣子一打开，思路马上活跃了起来。

邓老首先肯定了青年中医师的培养计划"功在当代，利在千秋"，是中医发展的头等大事！能意识到培养中医从青年抓起是非常好的，方向也是正确的。邓老接着说，发展中医，人才是根本。中医就是要出人才。

然而，究竟培养什么样的人才？怎样培养人才？就是问题的关键与核心。邓老指出，发展中医要立足于造福中华民族健康的高度，立足于弘扬中华民族优秀文化的高度。中医是一门博大精深的科学，是中华文化的瑰宝。要继承和发展真正的中医，就一定要培养"铁杆中医"。什么是"铁杆中医"？就是立足于深厚的中华文化基础上，既善于继承又勇于创新的人才。他们必须有深厚的中医理论知识，熟练掌握辨证论治，能运用中医治疗方法为病人解除疾苦的医生；他们必须有科学的头脑，有渊博的知识；他们是能够与 21 世纪最新的科学技术相结合以创新发展中医药学的优秀人才。"铁杆中医"要从青年抓起。必须要青年中医端正思想，树立信心，要相信中医是科学、有效的。

讲到中医的科学观，邓老谈笑间旁征博引，充满信心。他指出，中医的理论是超前的，是一种信息医学。20 世纪的西医理论是机械唯物论，某种程度上是实验医学，实验模型大多缺乏心理、社会等因素。而 21 世纪的医学模式已经发展成为"生物—心理—社会"。单一的实验医学模式必然会被多维的信息医学所取代。中医几千年的实践表明，中医注重"心理因素"、"情志因素"在疾病的致病和治病的作用，讲求"生物—心理—社会"模式。西医不是越来越强调治疗性生活方式的改变吗？这些恰好是我们中医的优势。那些打着"取缔中医"幌子的所谓"科学家"、"哲学家"，叫嚣着"告别中医"，"中医中药退出国家医疗体制"，是典型的民族虚无主义回光返照。我国政府重视发展中医药事业，把中医与西医摆在同等重要的位置，写进了我国的根本大法《宪法》之中。这是中国人民的正确选择，是中华民族健康事业的福祉所系。中医、西医、中西医结合三支力量长期并存，是我们的基本方针。十七大的报告强调"中西医并重"、"扶持中医药事业"，吴仪副总理在今年的全国中医药工作会议上的重要讲话，都表明了党和政府的坚定政策，中医的地位及科学性不容歪曲。所以，青年医师更不应妄自菲薄，应该树立"铁杆中医"的观念及信心。并且，中年以上的专家也应该起带头作用，思想先行，"时时讲中医，处处用中医",为青年医师树立榜样。

怎样培养"铁杆中医"呢?这就涉及到方法论问题。邓老明确指出,培养"铁杆中医"立足于"继承"与"创新",我们很多青年医师在实际临床工作中,对"继承"与"创新"的理解还是不够深刻。继承与创新应该是辩证统一的。在继承与创新过程中,必须充分遵循中医药自身发展的规律、科学的内涵,不能用简单地跟着西医的思维来做。例如一个发热的病人,不应首先思考如何使用抗生素,而应该从中医的病因病机出发,思考是外感发热还是内伤发热。这些思路在《温病条辨》《温热经纬》等著作都有体现,这就是一种"继承"。一讲到"创新",并不是要与"继承"对立起来。我们不能排斥现代科学。现代中医,不单纯是中西医结合,应该是与现代科学技术相结合,如中医与数学、物理学、化学、光子学等的结合,这个途径就很好。要使现代科学为中医发展服务,为中医所用。"创新"不代表"丢弃",不能抛开中医药的科学内涵,简单盲目地追随西医的所谓"潮流"。

邓老寄语青年中医,要充分发挥中医药的优势。他以"上工治未病"为例,指出"治未病"比"亚健康"的概念还要超前。"亚健康"已经是健康的临界了。但是"治未病"就是健康状态下就要懂得"未雨绸缪",讲明了中医药在预防、保健、治疗等全方位的优势。青年医师要熟练掌握针灸、推拿等技能的运用,这些都是中医简、便、廉的方法。另外,中医易懂难精,青年中医师,要多了解中国文化如老子、庄子等诸子百家学说,才能真正认识中医,喜爱中医,深入学习中医。

最后,邓老欣然挥毫,留下墨宝:"人才是根本"。笔迹遒劲有力,铁划银钩。一代宗师语重心长,字字珠玑,短暂拜访,获益匪浅。他高瞻远瞩,气度恢弘;他纵华发鬓霜,却仍皓首穷经,他纵颐养天年,却仍情系青年。他骨子里有"中医情",血脉里有"中医魂"!

青年医师应当铭记邓老的教诲,坚定做"铁杆中医"的信念,刻苦学习,努力练就临床技能,为发展中医而奋斗!

同济大学大师传承班贺词[1]

今天是贵班开学的喜庆日子,谨致以热烈的祝贺,祝贺你们各位铁杆

---

[1] 2008 年 8 月 18 日。

中医将成为21世纪中医学的先锋、成为中医大师。并向领导和支持成立这一破天荒的事业的各级领导和颜老致无限的敬意。

我和颜老都是"为中医而生的人",而中医近百年来,在"废止"与"改造"等冲击之下若苟且偷生!则罪过矣!而我们命定为中医而生的人,炎黄之子孙,岐黄的传人,在中国共产党的正确领导下,能眼巴巴地看着中医学之沉沦,任由中医药事业之消亡吗?不!我们不能只会埋怨与叹息,我们不能看着我们的接班人从"自我从属"中走向成为"泡沫中医"!何为泡沫中医?论机构有大学与中专;论医院大的中医院病床有近千张;论职称有教授、副教授、研究员、副研究员;论学历有本科、硕士、博士、博士后;论研究,研究项目多如牛毛,经费总数以亿元计;如果这一切都以西化为荣,或名之曰"现代化",或曰与世界接轨,而丢掉中医之精华,中医药这个宝库便成为外表光泽闪亮的泡沫了!!岂不悲哉?但世界的形势,人类越来越需要中医,我有位在澳大利亚悉尼的学生说:出国谋生者,在国外生活得较好的是中医。不仅限于悉尼,欧美亦然。全世界60亿人口,13亿之外,你看中医中药的市场有多大。请调查一下,世界上哪个国家没有针灸师?

开头我和颜老等十多位老头以我校附属医院广东省中医院作试点,实验实验是不是必须西化才能治急危重症,必须西化医院才能生存,于是每一老带二徒。我们第一步的胜利是给中青年骨干树立了对中医药学的信心。不到一年,我们便取得中青年骨干的信任,达到了树立对中医药的信心之目的,他们真正进入中医药之门的标志是他们用中医药治病的疗效明显提高了,找他们看中医的病人大大增加了。他们感悟地说,这次才算入了中医之门。他们过去脑子里占满了西医之思维,中医之理论精华及辨证论治思想,被挤走了,已忘其大半了!

此后继续来院参与带教之每位名老中医,还未到院争相报名拜师者达一二十人,最后得由医院择优选徒。形势可谓喜人,老头们都大大的放心了!但更为可喜的是有三位已当博士生导师之资深西医也拜老中医为师,可能这是少有的例子。

很多人一谈中医,就说中医保守、落后,未能与世界科学相接轨。我们的教科书也常常说自己有这样那样不足之处。好像中医来自二千年前一直未有发展,自有先天不足之感!不知这是莫大的错误,对自己认识的严重错误!

当然,鸦片战争使中国人产生自卑感,自然科学多方面的确不如人,这是国民党要废止中医的依据，也是王斌之流要改造中医的依据。王斌与贺诚虽然被毛主席撤了职，但卫生系统并未因王、贺撤职而改变。证据是：中国人口从四亿五千万，发展至13亿，而中医人数却从50万跌至27万，足以说明外因是中医发展障碍的主要因素。这一点往往被人们忽略了。党的中医政策是明确的，中央的措施是正确的，但过去一段时期卫生领导部门的措施是有问题的！比如医师法，中医要考不少西医之内容，使已经减少的中医在人数上进一步减少，中医之医、教、研西化越来越甚。致使2006年那场"告别中医"的闹剧终于发生了！有些老中医忧心忡忡，我劝一些老人家此事不必老中医出面，中青年中医中自有人会站出来。结果那妄想万人签名告别中医中药的狂妄之徒，最后只有百多人签名耳！那四位干将最后只得落荒而逃。我说这是民族虚无主义在中医学上之全部结束史。对中医民族虚无主义史我认为可以用民族主义三部曲以概括之：一是余云岫之"废医曲"（包括民国元年不列中医纳入教育系统的"漏列中医案"是其序曲）；二是王斌的"改造曲"；"告别曲"是第三部曲，也就是民族虚无主义者的"回光返照曲"。在中国共产党的正确领导下，在人民的爱护下，在中医人百年来的斗争下，在中华民族的和平崛起下，面对中医之民族虚无主义已彻底地被中华民族，被炎黄子孙永远抛弃了，岂不快哉！

目前中医药的形势是从党中央到国务院到卫生部、国家中医药局、到各省市的领导部门与卫生部门，已一致努力以发展这一原创性的，有连绵五千年历史的，能为13亿人以至第三世界的人民解决"人人享有卫生保健"权利的，最为有力的保障的——保健医学，都在同心协力地加爱护，促其发展而共同努力。今天中医药学持续发展的矛盾主要在于内因了。内因是事物发展的关键，历史告诉我们，20世纪中医药学在逆境之下，仍然不断地在发展，并取得某些重大的世界水平的成果。而今天，真正是在一片大好形势之下，如果中医药自身没有跃进式的发展，其罪责应在当今自称为中医、中药和西学中的人们了！"少壮不努力，老大徒伤悲！"我和颜老已是耄耋之年，我们不会悲伤，因为有你们这些中医健儿以及全国有志之士，正在摩拳擦掌为中医之发展去夺取世界医学上的金牌。

国医大师领奖谢词❶

尊敬的王国强副部长、尊敬的雷于蓝副省长、尊敬的各位领导和各位嘉宾、各位同志：

节日好！今天是我们党的生日，首先让我敬祝中国共产党成立88周年，带领13亿人民战胜一切灾害和金融海啸，从胜利走向胜利！

王国强部长不远千里而来，雷省长于百忙之中到来，他们亲手给我颁发两个奖项，作为一个在坎坷路上走了几十年的老中医来说，是无限的光荣与幸福。饮水思源，我这些光荣与幸福，都是党和人民给的。没有共产党便没有新中国，我如果没有党的教导，没有政府的栽培，没有群众的信赖，我就会一事无成、一无所有。在这个大会上，我首先要感谢中国共产党、国家中管局、广东省人民政府、省中医局、我们大学和广大的人民群众。在衷心感谢之外，我悟出国家中管局和广东省人民政府，除了要鼓励我之外，通过这次大会动员广东的中医药人们实行加速变中医药大省为中医药强省。把广东中医药事业锻炼成为全国中医药的排头兵。为此我决心把国家交给我们的973重大国家科研项目，和我的学生、我们的团队，一定加倍努力胜利完成，为中医基本理论的创新向国家交上一份合格的答卷。

谢谢大家！

致第四批中医师承开班仪式❷

各位领导、各位导师、各位同学、各位同志：

上午好！

我有幸在会外参加这次开班仪式讲话，感到十分的高兴！因为这是在国家中管局领导下对中医教育改革迈出了正确而重要的一步！我为此致以热烈的祝贺！

---

❶ 2009年7月1日下午，在广州中医药大学第一附属医院，王国强副部长为邓铁涛教授颁发国医大师荣誉奖章。

❷ 2009年3月3日，邓老致广州中医药大学2009年第四批全国老中医药专家学术经验继承工作继承人攻读临床医学（中医师承）专业学位开班仪式上的录像讲话。

20 世纪 30 年代，余云岫之流想消灭中医，遭到全国人民的反对，国民党无法实行消灭中医。新中国成立了，王斌、贺诚要改造中医，被毛泽东主席撤了他们部长之职。但王斌思想这一阴魂深入卫生界，甚至走到中医的队伍中来，如果让他继续深入发展，中医就会成为泡沫中医！

古语说：皮之不存，毛将焉附！国家中管局现在迈出的这一步，是要将中医的命根留住啊！如果命都没有还谈什么发展呢?!

纵观世界，西方医学是世界的主流医学，是工业革命的产物，近百年来发展很快。但西方医学的问题不少，以美国之富有与进步，每年医疗费是天文数字，难以承担。有报道药源性与医源性疾病为美国第三杀手，仅次于心脑血管病与癌病。所以主流医学不等于是主导未来的医学。主导未来医学的是中医学，精确地说是经过 21 世纪大发展的中国医学。广大的西医是我们的战友，是发展中国医学的重要力量。现在是信息时代，而中医是以五脏信息为中心的经络为网络的信息医学。

我们回顾一下 SARS 之战，广州之死亡率最低，为什么？中医之介入治疗最早故也。不然为什么香港要请广东省中医院（广州中医药大学第二附属医院）派两位青年中医去帮助抢救病人，最后并得到香港特首董建华先生颁发之金质奖章。我们的第一附属医院收治数十例 SARS 病者无一例死亡、无一例转院、无一例有后遗症、医务人员无一感染。

又例如航天事业，俄、美早我们发展已四五十年，但凭他们的医学解决不了发病率为 50% 的航天运动病，而北京中医药大学的王绵之老先生、老教授，以治未病理论指导用中医药调理，使我国三批航天员，无一例发病。

中医学是以人为本之医学，西方医学为生物医学，虽然后来西方医学模式有所改变和进步，但仍然是生物医学，以动物实验为师，故对人体疾病之难治者则摘除之，置换之，我称这种治法是"治末病"（末尾的"末"）。中医自神农尝百草开始，以自身做试验，中医学是以无数患者的身体与无数医者的智慧得来的文化精华。如果我们的医学宝库跟 21 世纪的新科技相结合，就会引领世界医学新潮流。

根据"易"学和辩证法的观测，世界无时不在变动中，"物极必反"。中医与中华民族同呼吸共命运，中国之复兴就在眼前，中医之振兴已不远矣。世界人民呼唤中国有铁杆中医雄师百万，以帮助解决世界几十亿的人民能人人享受有医疗保健之权利。"治未病"对"治末病"是一场医学革命。

同志们努力吧！你们的责任很重啊！让我们中西医团结起来走中国社会主义特色的医学道路，以引领世界的医学未来。谢谢！

悼念国医大师王绵之先生 ❶

读《中国中医药报》7月10日报道：国医大师王绵之先生7月8日逝世之消息，震惊不已！

王老荣获"国医大师"之光荣称号于今年5月已确定，先生当时应已知道国家对他一生贡献之肯定，而给与中医界最高之荣誉，则先生应含笑而乘鹤航天离去！也许作为国家级之大师，王老一生都不会计较个人之名利得失，自问已为中医药学之发展，竭尽精力而问心无愧矣。可敬可佩！

我与绵之兄，认识已有数十年，他致力于高等教育教材《方剂学》之创建，我搞《中医诊断学》之建设，王老居京城而我在岭南，虽相识相知数十年而相聚之时日屈指可数。绵之先生之音容笑貌却深深印在我脑海之中。先生年轻时是个帅哥，当我每想到先生时，脑海便出现一位脸面稍向上仰，满面春风，微微含笑，他的笑貌表现出有学术上的满足感，还带有一点傲气。关于这一点，可能因为先生有个第19代名医传人的岐黄血统之故吧？

先生乘鹤航天去了，大家痛惜"回天乏术"！我们有责任从先生的功勋中，寻找出对中医药发展有启示作用的宝贝来，则绵之先生之学术成就便永远和我们在一起了。

一、王老"国医大师"是怎样铸成的

王老学中医，乃家学渊源，出师于名门——王氏名医第19代传人。15岁便开始随父识药辨病。他父亲的教导是："医生必须要懂药要识药性，会认药，知药味，一尝便知是对是错。"医药不分家是中医药的优良传统，这对王老研究《方剂学》夯实学术上的基础是很重要的。现在之中医本科生应去中药房有一定的时间实习很有必要。

1955年王老考入江苏省中医院进修学校培训一年。回顾1952年卫生行政部门命令全国中医都要进修，进修之内容为西医学，其目的是培养成西医的"医佐"。此事为毛泽东主席所觉察。广州之进修班改为广东省中

❶ 2009 年 7 月 23 日。

医进修学校，真正进修中医而不是西医。江苏省在吕炳奎厅长的领导下，江苏省中医进修学校办的有声有色。其后办成全国性的中医进修学校，把中医进修办活了，出了不少人才。王绵之先生经过这一中医进修教育"王牌"学校的培养并留校任教。可见正确的培养教育对王老的学术成长与发展是起关键性作用的。办学方向对头，时间虽只一年，其效果真是胜读十年书也。试想如果王斌不下台，中医被改造为西医，则中医药学术已断子绝孙，还会有国医大师产生吗？如果今天之中医高等教育忘其根本，只知道向西医学倾斜，则中医之消亡有日矣！何"国医大师"之有哉？

1955 年成立中国中医研究院之后，1956 年周恩来总理指示于东南西北，建设四所中医学院，王绵之先生奉调北京中医学院任教。王老在这个中医高等学术平台上有机会施展其才华，受命《方剂学》教材之创建。

《中医方剂学》王老认为是"运用中药，使辨证论治具体化的一门学科，是一门既有基础又有临床的桥梁课，跟西医药物课程不一样。"也就是说，方剂学是中医辨证论治，理、法、方、药，环环相扣的综合理论中的重要组成部分。与西药之找出有效成分之单体以治病者截然不同也。而今天"药审"之要求乃西方规范之途也！中药用的都是方剂，君、臣、佐、使之编队，还有从治、逆治等等理论。当然能知药之成分应是好事，但抛却中药之理论而但求各药之成分则值得商榷。王老能成功研制之"太空养心丸"，实有赖于其数十年打造《中医方剂学》之基础。而王老能踏入中医高等教育之门又是成功的基础之基础也。中医药学术之存废，高等教育正确的方向是关键中之关键。其谁曰不然？

王绵之先生一步一个脚印地步入"国医大师"之门的光辉之旅就是深入中医宝库，发掘中医宝库，发扬中医宝库的历程。可以说王老就是在这个伟大宝库中锻炼出来的。

二、王老高功在航天

王老之成就笔难尽述，但先生对我国航天员保健之贡献，或曰对振兴中医、对中华文化之伟大复兴之奉献，可谓厥功伟矣！

为什么？世界航天员之航天运动病发病率为 50%，而在先生手下三批航天员，却无一例发病。《走进国医大师》载"从 2005 年起，王老应邀参加了航天员的保健工作，在王老家中记者看到了他那时以来积攒起来的装有十几袋的为航天员们用药的总结材料。航天员杨利伟从太空返回后，王老就参加了对他调理恢复，并得到满意的结果。神六发射前，王老提前三个月就开始去航天中心，根据每个航天员的情况，潜心研究制定调理方案，开方进行中药调理……"这种做法，就是中医所说的——"治未病"。航天员个个龙精虎猛，有什么病？但据中医的理论进行辨证，可以找出每个航天员应该调理的方法，治在未病之前。所以王老在神六发射之前三个月，就开始"治未病"工作，为每个航天员制定个性化的调理方案。"治未病"之理论最早出自二千年前之《内经》，今天王老活用"治未病"之理论与经验，应用于科技之尖端，取得世界领先之成果。

在民族虚无主义者看来，中医参加航天医学之研究，简直是笑话，几千年前我们能航天吗？没有航天，哪来经验？中医凭什么参加研究，手持草根与树皮能解决航天运动病吗？按西方之惯例，先有宏大的实验室，费时设计，投入大量之研究人员与经费。欧美研究航天病已数十年了，他们深入至分子水平之研究了，但仍未能解决航天运动病之发生。而王老只靠师徒二人为主力，2005 年王老已 82 岁高龄，从 2005 年至"神六"、"神七"成功返回地面，直至 2008 年 9 月 27 日翟志刚实现在太空漫步，数年耳，其研究进展之神速与成果之惊人非欧美所能及也。王老"太空养心丸"之研制，花时只两年多。

据《走进国医大师》报导："在世界载人航天领域，存在三大医学防护难题，空间运动病、减压病、体力耐力下降。国外曾有航天员因为飞行出现严重生理障碍，不得不中止宇航飞行。还有在航天员出仓时不能稳定站立，甚至要扶持或者抬出航天仓。资料表明，航天飞行前三天航天员空间运动病的发生几率高达 50%，中国的航天员们至今没有发现染有'运动病'。这是应该归功于我们的国宝中医药，也归功于王老的创新研究。"

我国中央电视台《中华医药》早于 2007 年 10 月 19 日"天佑中华有中医"节目中就向全世界报道我国航天部领导人向王老献锦旗表示感谢之新闻图像。这就等于向全世界宣布我们已经战胜航天运动病。写到这里，我想向国家航天部送两句出自肺腑之言："中医岂能成绝学，中华航天有知音。"

王老之成功，是靠在几千年与时俱进的中医理论指导下，采集航天员自身表现的各种信息，运用中医辨证论治理论加以分析、实践、再分析、再实践，艰苦的脑力劳动得来的，不是幸运而致。

中医可以说是以人为本的理论医学，经过继续发展，将可以称之为"信息医学"。因为 21 世纪已进入信息化时代。中医之现代化应走有中国社会主义特色的发展之路，我们应有这样的抱负，这样的志气，这样的决心。

国医大师王绵之先生就是我们学习的好榜样。

第六届著名中医药学家学术传承高层论坛录像讲话[1]

各位领导，各位专家，各位同志们：

大家好！

本人有机会在不到会的情况下，发表我个人的意见，感到十分的荣幸！能不能说，这样的能够发表言论，也是中医的现代化呢？这不是笑话，因为医学的现代化、中国的现代化需要有中医的参加。这是不是说大话呢？你看航天员，中国的几批航天员上天，都要吃王绵之国医大师的方药，这不就是很好的例子吗？！所以如果说，中医学的科研是尖端科学的研究，我认为这个说法并不过分。因此，今天这个大会，就是让中医参与中国的现代化的一个工作。我能在这里说几句话，就感到特别的荣幸！因为中医跟世界医学不一样，世界医学是生物医学，它从生物再转化到人身上的，而且时间只有几百年。虽然它几百年的成就是伟大的，但是这个世界，除了西方，还有东方。那么中国的医学，在全世界里面，没有一个国家能像中国中医学那样，有五千年的、连续不断的、不断在发展的并没有断代的医学，世界上是没有的。所以是值得我们骄傲的。它所以能够存在到今天，就因为它不断在发展，它并没有断代。它不是古典，而是与时俱进的这样一门医学。但是这一百年来，受尽了折磨，即使走了一些弯路，但现在我看来一步一步走向正轨，像现在提出要传承来发展，这是只有我们中国敢这样说，因为西方的医学传承是没有什么好传承的，但是不断地在发展，因为它的历史太短了。它不像毛泽东所说的，中国的医药学是个伟大的宝库，既然是一个宝库，你就要去挖掘，挖掘的过程就是传承的过程。而且这个挖掘不是停滞不前的，是我们一代、一代人传下去的，所谓站在巨人的肩膀上就容易高。所以这次王国强部长带来了三十个国医大师的著作，这等于是把这个著作成为这一次大会的一个引擎，因为我们知道这一次是第六届了，每一届都有一批名老中医，把他们的学术经验传授出来，然后年轻一代在他们的肩膀上，在勇于加以发展，所以我过去说过，

---

❶ 2011 年 2 月 26 日

学我者必须超过我。所以这个会议，其实就是个传承又要超过了老师的老一辈的成就的这样一个会议。这个会议能够连续不断地开，而且多数在广东开，本人感到特别高兴。不在广东我今年没有机会讲话，在广东嘛我还可以。这个90后的人呢，还可以发表一些不成熟供大家参考意见。所以我希望，这个论坛越开越好，成为我们中医药发展的引擎就是马达，具有推动力。当然今天还有个推动力就是王国强副部长送给我们国医大师的这本书。而这本书就记载了有史以来的，就是我们伟大的国家中华人民共和国成立以来，第一次这样隆重地对待中医的，给予他们学术上的承认，这是最大的荣誉。我感觉：你给钱，没用的，我们都老了。但是给这个名誉，虽然是给我们的，但其实是给中医的。因为我们只是中医的一部分代表，但是既然评选出来的代表，就有代表性。希望我们这三十个人，能够让大家去了解我们是怎么样奋斗过来的，我们的学术是怎么样一步一步前进的。能够给予后一辈的中壮年的同志们作一些参考，在你们的成就过程里面，给你们添一块砖、加一块瓦，这就是我们最大的心愿。所以在这里我要感谢王国强部长，把三十个国医大师的学术经验和他们的人生经历写出来。这本书我虽然还没有拜读，但是我估计是应该一本好书，对这个会议是有帮助的书。全世界也只有中国才能出现这样的评议国医大师，也只有中国才会出这样一本书。所以这本书的分量，虽然用度量衡来算它不是一本很厚的书，但是如果把这三十位国医大师的年龄连续起来，那它这个历史应该比西医的发展史三百年，应该还要长！所以应该是一本分量很重的书。所以我在这里感谢王部长。

同时，我在这里多讲一句呢，介绍大家除了读这本书以外。请看看王部长在2010年全国科技大会上的特邀发言，我认为他的发言很好，是21世纪中医的宣言书。我是这样评价的。所以我在这里建议在座的同志读一读王部长的这一篇文章。

因为我90后的言语啰嗦，就讲到这里吧。谢谢大家。

全国脾胃病研讨暨邓铁涛学术经验传承学习班讲话❶

很荣幸，就刚才古展群书记（广州中医药大学第一附属医院党委书

---

❶ "全国脾胃病研讨暨邓铁涛学术经验传承学习班" 2011年12月23、24日在广州中医药大学第一附属医院举办。本文由杨晓军、周瑞芳根据邓老会场讲话整理。

记）讲的，我这个 90 后还能在这个三尺的讲台上履行我的任务。有记者说：我们这些老一辈，这些老东西是为中医而生的人，我们的命就是这样苦命，因为中医道路坎坷，前几年还有些小爬虫说告别中医。中医告别得了吗？告别不了的。因为他有五千年的历史，有着多少千年的中华文化培养出来的，所以他消灭不了的。而我认为呢，21 世纪就是中华文化的世纪，就是中医腾飞的世纪，所以你们是有机会乘坐那个神八。所以我很高兴今天能有机会跟大家在这里谈谈我的想法。

下面我开始讲的问题是，这次办班，这个时间刚好是在我们党中央十七届六中全会以后开的班，那我们就赶上了按照党中央的指示，走先一步了，其他学术可能没有在这个时间来开，中医要振兴，所以要紧跟这个中央的步伐，所以我们这个班不要小看，在这个堂上在座这些人，意义我认为是重大的。所以我准备了一些讲稿。如果讲得不好呢，那就是事与愿违了，请大家原谅。中医和中华、中国、中国共产党领导下的社会主义中国，是同呼吸共命运的。世界金融海啸，我们是个避风港，这说明什么呢？说明中华文化伟大的。过去欧美都看不起黄面孔的中国人，但是现在要求我们去救他们了，所以把理用在医学上也一样；现在富裕的美国，他的医疗不能覆盖全国，第一经济大国都不能够解决他的医疗问题，而我们中国那么贫穷落后，那么低的卫生设备，我们就不得不有所改变了，所以将来我们要在医疗卫生建设上要超过所有的欧美国家。所以我们同国家的富强同呼吸、共命运。我们国家富强，我们中医要腾飞。十七届六中全会的主题是什么，是要弘扬中华文化。习近平在澳大利亚孔子学院开幕典礼上说，他说中医是中华文化的钥匙，这把钥匙是很重要的，如果你丢了钥匙就回不了家，是不是啊？所以，我们要珍惜我们这个钥匙的作用。我们现在研究弘扬中华文化同弘扬中医药学是贯彻十七届六中全会精神的一个行动，要看得这么高的这个地位，这是我要讲的第一个问题。中国离不开中医，中医离不开中国。随着中国的发展，他必然发展，所以我们作为中医一定要有这个信心。这是我的开场白。

下面我讲的第一个问题，中医学是什么，是一个什么医学。过去很多人都说，中医学是个经验医学。错，中医学是文化。那个文学家说中医，那个无视中医治好了他的病，他说中医还是不科学，虽然治好他的病又说不清道理，是那样吗？错了。所以那些大学者，鲁迅、胡适甚至很多海归派都认为中医学不科学，是中医不科学吗？还是你的科学还没跟上中医呢？所以这个问题值得我们看清楚。中医学恰恰是个理论医学，你们读内经可能读了一篇，那叫什么，《素问》的第一篇叫《上古天真论》，这论啊，你看这个素问几乎离不开这个论的篇名；所以他就是个理论基础。那么这个2000年前的著作，它的思想观点拿到21世纪就一句话就走在世界的最前面。现在我们不是提倡的治未病吗？未病，这个提法在内经就提出来了，"上工治未病"，那你说世界发展得那么快，那么厉害，但是我们比你早2000年就提出医学不仅仅是个治病的医学，它是一个健康的医学，健康现在不是有一句流行语叫"亚健康"，那么很多中医就借用这个时髦，"亚健康"这个词与我们"治未病"相差太远了。"亚健康"病人一听，他就有一个思想包袱：我不健康，"亚健康"；所以这话不科学，我们说"治未病"：你没有病，不过你身体平衡失调，我给你调治调治，这治在前头多科学啊！哪一个名词比较科学，我们比那个世界卫生组织提出的那些，所有的都要早，它是走在我们的后面。那为什么很多科学家都说中医不科学，因为他在我后面，他只能看到我的后脑，那这个人就五官不全，我看不见他的眼睛了，他在我后面嘛，怎么看得见呢？所以这个科学家——钱学森，他就说，西方医学将来要走到中医这条道上来。为什么他这样说呢？因为这是系统论的一个大家，而西方医学是原子论，而这个世界上已经发现这个原子论的问题很多，系统论恰恰与它是相反的。原子论走到最后，就是这个基因了；现在以为基因可以解决很多问题，我不相信，基因为什么有条双螺旋结构，我看基因就是那些发明家他们也解释不了，那些基因用双螺旋来代表，我可以解释它，我说，那就是阴阳，所以你怎么想，也离不开阴阳。矛盾统一规律是坚决的最高的唯物辩证观里面的核心思想，矛盾统一，我们是讲阴阳平衡，所以过去都说我们是这个朴素的唯物辩证，不是朴素的，我们是中国的唯物辩证法，黑格尔是辩证法之父，马克思就把他的唯心辩证法，变成唯物辩证法。但是，他是19世纪波兰大学的校长，黑格尔，那比我们落后1000多年，我们为什么认为自己不行啊，我们比他早，要早1000多年，和我们那些阴阳，和我们那些医学结合得天衣无缝，如果你不准我用阴阳，我就不会看病。同样心衰，你搞心脏，心阳衰跟心阴衰，治心阴衰与心阳衰是有差别的，就产生问题了，所以我们不是比他们高吗？是吧，你要通"波仔"，而我不用，我1959年就缺血性冠心病，我就使用中医治疗到今天，我已经活到90多岁。所以我们要认识到这个问题，就是中医是先进的，不是落后的，中医是尖端科学，不是一般科学。上天要吃中药，你知道吗，王绵之老先生，给那个航天员去"治未病"，所以送他一个锦旗，那航天一个运动病，航天的科学家他就研究，不是说西医检查很厉害吗，它也不够全面的，它如果跟中医结合起来，这个检查就要发展得更快。俞梦孙先生，他就是研究一个睡眠的检测，飞行员明天上天，他今天晚上睡不好，就不应该上天，他就用这个检测方法去做睡眠检测。他就创造了一套，他就突然发现他这套睡眠的检测方法，和我们针灸里面的子午流注所讲的一模一样，所以他是对中医是另眼相看。所以我们去他们那里，去给航天员调理身体，他就说十一点到一点，这个时候是胆经，一点到三点是肝经，三点到六点那是肺经，到了七点那是大肠经，那就跟子午流注一样，所以他很惊讶。因为如果是胆经有病的，十一点到一点这个时间，他的睡眠就反映出来了。所以子午流注与时间医学有关；美国有时间医学突破才几十年，跟我们差太远了，我们用到治疗上面去了，用于预防上面去了；春夏养阳，秋冬养阴，便正是时间医学。所以，时间医学的祖宗在中国。我们中医走得太快了，过去理解时间，它说你是迷信，所以我们的中医药是一个大大的宝库；毛泽东伟大就在这里，因为毛泽东是个科学家，他读的古书比过去教授还多，所以他万里长征如果没有中医，那就惨了。所以老一辈那些元帅，都找中医看病的，为什么？他看得到中医的长处，有用。所以我讲的是，中医是理论医学；子午流注也是个理论，但是更重要的，我们医圣张仲景的《伤寒杂病论》，那不是理论吗？当然，《金匮要略》《伤寒论》嘛，所以他成为医圣嘛。那么我们知道我们医学理论的来源怎么能够这么成功，因为我们的医学是符合马克思的唯物辩证法。所以我建议大家都要读一读毛泽东的《实践论》，我们中医学的发展，就完完全全天然的符合了矛盾论这个所讲的，这个实践论所讲的，它是实践、认识，再实践、再认识，再螺旋上升，所以《伤寒论》对后来的产生的《温病学》，所以四大经典，我们把那个《温病学》提前了，不用《本草》。为什么不要把《本草》列入，因为《温病学》很重要，所以就变成了经典。我们的医学在春秋战国以前有四派，一派是经方派，一派是医经派，一派是神仙，研究神仙方面就是道家的，一派是房中，是研究性生活的，那么后来这两派都删去了，就变成了医经派和经方派两派，这两派到了张仲景手里就把它合体了，所以他一句话就讲清楚了：勤求古训，博采众方。勤求古训，博采众方，张仲景的方不是张仲景个人发明，它是张仲景以前的几千年前积累下来，所以为什么我们要读这个医经，西医嘛，昨天的研究今天就推翻了。中医呢？不是，我们的老祖宗几千年积累下来的，它不断地精选，不断地筛选，而留下来的。所以他们必须要读医学史，知道我们祖宗是怎样与健康与疾病做斗争。它不是古老的，不变的，而是与时俱进的。到了现代20世纪，是中医挨打最惨的一个世纪，就是在这个20世纪，中医也是在发展的。所以上海中医学院出版的那套，把20世纪的名医的著作，出版一整套叫我题字，说那是20世纪中医的精华，那几个字怎么说，我记不出来了，不过我的意思就这样。所以建议大家有机会读一读；我们中医的发展，我们要知道，我们中医是理论医学，不是从实验里面出来的；当然我不反对实验，但是在这以前，我们做什么事都搞那些所谓实验研究，我看绝大多数是垃圾研究，而跟名师去搞临床实践的，这种研究，是真正的研究，弥补了我们那个1956年以来高等教育的走错路，走弯路的不足。因为一句话：继承发扬。中医如果没有继承，你去发扬，那是海底捞针，你找得到吗？现在我们中国的能力，到了海底五千米、六千米，就是说，最深的海底还没到呢。所以这个只有中国才像个大海，中医像个大海一样，现在还没有研究到底，还要去挖掘它，人类还不能够到最深的海底，所以这个科技革命，这个海洋研究，一个飞天，一个潜地海洋，还有一个钻地，这个三方面还很肤浅，而我们中医，就很多走在前面了。西医就只有300年的历史，他要说很大的继承，他重点不能放在继承，因为它的历史短，我们中国必须要继承，才能发扬。因为我们的历史长，不知我们的祖宗用了多少的人力，和多少个张仲景结合，生命与思想，与智慧的结合，五千年，毛泽东说万万年，就五千年，这个我们能够随便就能告别吗？所以我们在座的同志，必须要尽你的一生的精力来去发展它，发展它就先要继承好，这是我要说的第一个问题。

第二个问题，就是教育必须深化改革，我们这个教育一套，是五四以后的产物，五四要打倒孔家店，鲁迅的著作说，所有古书就是两个字——杀人，其实就把日本那一套，日本是接收西欧的那一套，就搬到我们中医来，所有我们现在的教育全部是西化的，所以它的内容是很西化的。为什么现在这个人富有了，但是问题更多了？一个人坐汽车去救一个老太婆，送到医院，结果她还告这个人，判赔了十万块钱，说是他撞倒她的，这就说明了现代对我们过去的道德标准、人生价值观搞乱了。所以必须要把我们中华文化的优良品德拿出来，那个老太婆开始说不是他，后来又说是他，因为她估计自己没钱治病，那她就坑他十万块，所以现在就要提倡见义勇为奖，这都是我们过去文化的精华丢失所造成的，都没有了过去我们那种优良品德的继承了，西方的污泥浊水，大量地流到我们中国，所以我今天特意穿个中衣表示中国，所以现在应该要提倡我们传统的文化，仁义道德有什么不好。怎样也要发扬它。礼义廉耻,为什么是发扬它,就因为现在无廉无耻吗?己所不欲,勿施于人。美国不是把脏水泼到其他国家嘛,世界的资源他用了四分之一,他就不参加东京会议的决议嘛,他自私到了极点。我们说"己所不欲,勿施于人"、"老吾老以及人之老,幼吾幼以及人之幼",人家的幼儿像我的幼儿,人家的老人像我的老人。中医讲仁心仁术,叫做痌瘝在抱,病人的病就像自己的病,这是不是优良的文化传统啊。所以现在十七届六中全会就提出发扬中华文化,所以今后这个教育必须要深化改革。我们的 21 世纪已经全盘地接受了西方的很多东西,现在年轻人头脑里都是好莱坞,美国好莱坞的流毒,搞那些垃圾的电视,垃圾的电影,搞那个垃圾的游戏。这些我们不用中国的文化去教育,去改变,我们能够超过世界吗?现在我们学西方是应该的,不然我们怎么能够在天空和神八对接。但是那是物质上的东西,是个器,但是"道"呢?所以将来就要靠中国文化去救世界。在香港提活鸡,虐待活鸡就要罚款,但最后到了厨房还不是杀了头。这不是假道义吗?这个非洲的人,我看过,还有原始地用铲车来推来铲的。而西方的享受就是把世界的资源浪费掉,所以将来就靠中华文化去救世界。那我们教育就应该要改革。这次中央提出文化,中华文化,这是必然的,所以教育也必须要改革。教育改革讲来话长,那我就长话短说,就只有几句话。少讲课,你们在座有很多都是老师,少讲课,不用讲那么多,要多阅读,介绍他们读什么书!读什么书,这个外国也是这样的。邱仕君的女儿在剑桥读书,两个助教跟一个教授指导她读什么书,读很多书,外国就是这样做的;所以我们不要满堂灌,要提倡自学,自学是最重要的。让他学,自己要学,两个不同的范畴,自己要学就能够学得好一些。回看我自己读书的时候,成绩是中下的,C 等的ABC,我初中还没毕业,我的学历就是这个,那我这个国医大师不是投机取巧来着,是我工作几十年,国家给我的。所以我爱国,爱我的国家。我今天 90 后还来这里给大家讲课,这就是我们的文化。我脑子里有根弦,就是我们的传统优秀文化,不是全部文化。优秀的传统文化就要从那里去挖掘,所以我建议同志们不光要学生看课本,课本怎么看呢,我虽然没有去研究,但是我估计中医的原汁原味是越来越淡,西方的西医思想冲击了我们,冲淡了我们的教材,而不是提高了我们教材,所以必须要学懂得少讲课、多自学、会自学,多跟师。所以刚才我讲的英国两个助教陪她读书,指导她嘛,最后还有个教授嘛。另外,中医还要多临床。多跟师,多临床,所以我跟古展群书记说,我就给他建议,建议其中一条就是把那些已经退休、已经离职的教授请回来带年轻的医生。这是中医从一个量变到质变的过程。中医怎么质变的呢？西医怎么质变的呢？西医是蚊子式的质变，中医是鸣蝉式的质变。蚊子是产卵到水里变成游动的孑了，然后上到水面就能飞了。蝉就不是了，是在高枝脱了壳，新生命就出来了。我为什么要提倡传承？要师带徒，要实现我们中医的原来的模式，要到临床要实践。因为我们是实践论者，认识实践，认知实践，一定要做临床。所以最好就是一年级以后就下乡。针灸老师带下去下乡，先学量血压、扎针、按摩，搞得他有了信心了，然后他对中医就热爱了，因为他眼看人可以治好了，很热爱了。所以这个教育必须深化改革，我就简单讲这第二个问题。

第三个问题，就讲一讲我的科研。我的科研主题让我的学生他们来讲了。我主要讲一讲为什么五行改为五脏相关，我人生最大的课题就是这个课题。所以我要讲一讲这个课题。中国原来的医学，刚才讲过了医经家和经方家，医经是七家，经方是十一家。原来就是这两大派传下来的。而我们看看那个经方的书名十一家其中多以五脏六腑命名的，比如是五脏六腑痹、痹症，《五脏六腑痹十二病方》，这是一家；《五脏六腑疝十六病方》，疝气的疝；《五脏伤中十一病方》，《客疾五脏狂颠病方》都是用五脏命名，所以这个五脏是后来由于易经学的发展有了五行才变成了五行的。看张仲景的《伤寒杂病论》没讲五行的。《杂病论》脏腑经络先后病，《伤寒论》的《伤寒序例》，有些明清伤寒家说是假，我说是真的，我有篇文章讲是真的。没讲五行啊，只讲脏腑经络，所以这个脏腑经络，五行进入中医是有推动作用。五行的作用在哪里呢？为什么不叫五路，叫五行呢？这是动态的，那是相关的，所以叫行嘛。知行知道而行动，合而五行。所以到了这个金元时代张元素，就在用药上面，他的著作《脏腑标本寒热虚实实用药式》，这本书没有，在这个《本草纲目》前头有，他就讲五脏六腑药物的关系，他就讲相克变化的等等关系。李东垣的《脾胃论》名著就是从五脏里抓住了脾胃。《医贯》就抓住了命门和肾，所以名盖中西。还有明代一本，大家都知道《本草纲目》，明代就喜欢受文化的影响，就出一些纲目的书，除了《本草纲目》还有一本叫做《医学纲目》流传下来。《医学纲目》就不是以五行而是以五脏为纲。所以这个五行与五脏一直都有留传的，但是到最后还是五行占了上风。到了今天，我学了这个马列主义的辩证法，和受到新思潮的影响，我的感觉不能说，身体上有一个木桶，有一块金子，有一把火，应该采用那五脏，那个行就是相关，所以我的973

的课题就是五脏相关的学术研究，就是恢复它本来的面目，五脏不是金木水火土。金木水火土对中医的发展是相关系，脏象就关系发展了，今天就恢复它原来的面貌，就不应该是五行相关。那么五脏相关给他证明而且以抵抗外来侵略，说明迷信、封建迷信，详细的这些问题由我的学生来讲。这个就简单地讲第三个问题。

第四个问题呢，就讲医改与做人。最大的医改是什么呢？现在都是搞枝叶没有搞到根本，根本是最大的，医改就是提倡中医，推广中医，用中医解决治未病是最大的医改。最大的医改就是要发展中医。你看那个冬病夏治，这些就我发表文章讲，省中医院很多说中医院生存不了，所以要靠西医，我说省中医院光每年的冬病夏治就赚钱不少。一天两万病人。我在中医药报发表过文章。现在我看到处都是冬病夏治，我估计有些事就盲目了，滥用了。但是，如何能否认他是有效的。所以你看冬天的病夏天防，那多好啊。病人痛苦少，花钱少。最大的医改就是要推行中医。因为中医提倡治未病，西医的精华在于治末病，末，快死了，去治疗。肾病，慢性病，治不好，最后去做透析，多痛苦啊，多花钱啊，最后不行，整个肾要换掉，那要牵涉到肾源的问题了。肾源和资本主义结合就可以买卖了，所以就有卖肾的这种行业。你看这样的医学是好医学吗？好医学还是选中医，花钱少，不要伤害病人，不要病人痛苦挣扎。西方的方法，如有些药很有效，但要终身吃药，那他为谁服务呢，他是为那些药厂服务的。这就是资本主义医学和社会主义医学的界限。中医是属于社会主义医学，他花钱少。但他花钱少就养不活这个医院了，所以现在又产生了这个坐堂医生。坐堂医生根本不需要那么多设备，三根手指头看再望个舌头就解决很多问题。但是这个诊断，摸脉是现在的科学还是不能理解的，但是他的确符合邓小平最喜欢提倡的检验真理唯一的标准是实践。如果中医不让做这个实践，中医简直就差了。我看现在许多中医院的中医生都不会摸脉，就是教育问题。必须很好地学摸脉，学看舌诊、望诊，这些不要损伤病人的检查，我是提倡的。所以我赞成四诊改为五诊，望、闻、问、切、查。这个查不是我最先讲的，是干祖望老先生讲的，因为他是五官科，他就借用他那些仪器。我用的查是借用他们更重要发明，发明检查的方法就像俞院士（俞梦孙）一样的睡眠监测法。其实西方、西医好的，不损害病人的这种检查方法，我赞成接受。这个问题就是顺便要讲医改，提倡中医、推广中医、研究中医、发掘中医，这一大医改。还有一个医改就是要用传统文化去教育人民，简单说就要学会做中国的人民。因为你光提倡中医是不行的，现在有种医闹，你中医没做这个检查，死了就在你门口哭，去闹去。这种医闹产生于什么呢？产生于丢失了中国优良传统文化，所以我建议同志们必须要很好地去读古书。我的研究生邱仕君，考上我的研究生之后，本科还没毕业，我就叫她来，你拿本《古文观止》来，我就在上面圈了好多圈，我说这些你回去念熟它，你熟读它，那里面就有很多中国的文化精髓在里面，也学会写文章。所以她写的文章，我几乎不用改的。因为她的文字很顺畅，所以我建议大家在座的同志，你们除了要多读古医书之外，还要读古文学书。古文学就包括博大精深的中华文化。就像那个我很崇拜的林则徐，我为人题字提得最多就是林则徐的两句话："海纳百川，有容乃大"。这个海嘛，你多少的江河水我都能容纳，胸怀广阔。下一句"壁立千仞，无欲则刚"，什么是仞，八尺就是仞。一个八千尺高的墙壁，那么不倒，风吹雨打都不倒，靠无欲，没有欲望，没有不合理的欲望。我提的最多就是这两句话。因为它对我有教育。回过头来看。现在的教育系统来看，林则徐哪个大学毕业啊，哪个学科毕业啊，理科还是文科，什么毕业生啊，什么都不是，就是我们国学教育出来的。他是政治家，他禁烟、销烟，令英国受不了来打我们。虎门，英国的战舰来了，进不到珠江口，把英国人打败了，他是个军事家。糊涂的满清、腐败的满清把他流放，被贬到新疆，他在新疆，又成了水利专家，而且解决了新疆的水利问题。所以中国的学问是综合的。戚继光打日寇，他打得漂亮，调去北方去修理长城金山段，他又成为建筑家。你们查一查金山段的长城城墙建筑是一流的，那个将军是个工程师。所以中医也是一样，既懂内科，分科没有那么细；我伤科也治疗过，脑挫伤的病人，骨科请我去会诊。我在医院带实习，治好妇产科胎死腹中两例，一个用攻法，一个用补法。所以这个就是你要综合的理论掌握，然后人就聪明了。因为你海纳百川嘛。所以我们作为医生一定要胸怀广阔。第二个我崇拜的就是马寅初，马寅初先生应该说也是中华文化培养出来的，他写的对联"宠辱不惊，闲看庭前花开花落"，受宠若惊嘛，他不惊，被打击了，也不惊，还是保持心地平静闲看庭前花开花落，去留无意，那不是毛泽东把他打击得很厉害嘛，免了他的职。"去留无意，漫观天外云卷云舒"，去看那个天，那些云来云往，就这样的心情来对待，这就是中华文化教育出来的老先生，应该要向他学习。所以他就说得失淡然，你记住这句话，得失淡然，得和失，都要平平淡淡地对待。失意坦然、得意淡然，得意的时候你要淡然处理，不要高兴地太过了；"失意坦然"，当你失意的时候就坦然，土字旁那个坦，坦然这样对待。还有一个就是陶行知先生的名对，他说："捧着一颗心来，不带半根草去"，死的时候，半根草都带不去。当然，你两个亿也带不走的，但是，它代表他的心，我不需要什么享受，不带半根草去。所以做人就应该向这些前辈学习。这也就是我们当个医生有良好的品质，这也是最大的医改。仁心仁术，但是仁心仁术到了现代呢，你还是要多讲一颗心。因为那些人都是忘记了祖宗的优良品德，你的好意他可能拿作是你的弱点来害你，所以，还是要懂法。还要加一句，仁心仁术，要懂得法律。

这就是我今天要讲的全部问题。对否，请你们自己去判断。你们不要以为邓老说的就一定是对的。要用你的脑子去想想，去考虑一下。如果你能发展得更好，那我就很高兴，这就是最好的奖赏。我的话讲完了。

建言献策

谈中药发展之路❶

一、药监部门须深化改革

药监部门的成立是医药改革的一部分，方向是正确的。但目前，药监部门思想新中国成立仍不够，必须继续深入改革。

所谓解放思想，就是要提高对中医药的认识。必须承认，中医药学具有不同于西医药学的特色。别以为中药是药，西药也是药，西药制造的技术水平远高于中药，强调现代化只有追随西药的模式与方法，而把中医药之精华丢弃了。

中医药有几千年的文化积淀，有不同于西医药的理论体系。从表面看似不如西药之完美，西药多治标，疗效迅速，但不能治本。如降压西药，要终身服药，副作用解决了一个又产生另一个！西药药效很快，但多治标不治本，中药药效似缓慢，多服能治本，不易出偏差。因此如果设中西药对照，中药很难有优势！中药标本兼治，长效而疗效慢显。中医药的特长是辨证论治，治病往往不是一药一方用到底，可异病同治，同病异治，这是疾病的变动规律使然，应出系列产品，这与西药之一药治一病完全不同。

由于理论体系不同，中医药有几千年的经验积累，如果按西医药那一套方法去管理中药，则不适用中药管理，反而会废药存医，中医亦将不存矣！

药监部门必须聘请有较高水平的中医药专家参与管理，中药之路才有发展。

---

❶ 邓铁涛. 谈中药发展之路［J］. 新中医，2001，33（3）：15－16.

二、中药发展必须走自己的路

从统计数字看，中药的世界销售，我国不及日本与韩国，许多人只看到制药工艺落后的一面，而没有看到别的原因。我认为最大的原因是中药药审的中医药理论与经验处于从属地位。曾经一个时期，所有含有有毒药成分的中药方都不能入审！接着凡含有重金属药物的药方也不能受审，如紫金锭这么好的药，一直来不准作口服药，这都是按西药的管理模式，把不少好药取消了。

中药要发展，我们可以采纳西药的先进制作工艺，但必须在中医理论与经验的指导下去进行研究。最近研究的砷剂治白血病取得很好的成果。当青蒿素的研究收不到治疟效果的时候，不是从晋代葛洪的《肘后方》中找到出路的吗？为什么就不能由中国人研究出使西方世界折服的成果呢？亦步亦趋，不是21世纪中国科学家的性格。中医中药是我国的国宝，我们必须而且是有可能走在世界的前头。当然，我们也应研究日本和韩国对中药研究的经验，但必须在最短时间内超过他们。要超过世界水平，只有发扬我们的特色，发掘我们的宝库，引用世界最先进的技术，闯出独步于天下的路来，一言以蔽之：走自己的路！

三、发掘与创新

西医药学之飞跃发展乃近百年来的事，与中医药有几千年的丰富宝藏不同，所以，西药只有靠发明创新，他们是海底捞针般地筛选新药，无别的路可走。而我们则不同，有一个伟大的宝库，向宝库取宝是中药一大优势。日本与韩国靠开发我们的古方，靠从中国进口原料经过加工获利。为什么西药不断在出新药？因为有化学药的副作用。为什么今天还用阿司匹林？因为有效。返观中医治病，仍沿用汉代张仲景的方，为什么？也因为有效。但《伤寒论》之名方"乌梅丸"市面买不到了，不少古方成药，工艺低劣，没有人有兴趣开发，这又涉及药价管理问题，和药厂的市场经济观念亦有关。应该提倡新工艺、新价格，发挥古方成药的优势，这都值得研究。

挖掘宝库，与新科技相结合，对世界来说是创新，你认为"土"，对外国人来说是"洋"。

四、取代抗生素

抗生素面世数 10 年，对治疗细菌性疾病，为人类作出了伟大的贡献，但现在世界医药学家对滥用抗生素和对细菌的耐药性，发出警告：将来会产生无药可治的危害人类的病菌！现在新的抗生素不但价钱昂贵且副作用大，我们应从中医药中找出新的有效药物以取代现行的抗生素，这是我们的责任，我们有能力承担这个责任，作出贡献，为人类造福。这首先需要药业的精英们，解放思想，正确对待中医学宝贵遗产，并根据中医药的理论体系在世界医药学领域走出一条道路来。

五、保护知识产权及中药资源

我们必须熟悉国际有关药物知识产权的问题，及早采取保护措施。据说有些国家药商把一些方子申报了专利，有关该方的多种中药的知识产权归其所有，这是不行的，应研究有关的国际法规，采取对策。

中药资源问题，是有关经济发展的问题，我们是中药资源大国，绝不能成为源料供应国，再进口"洋中药"。应该制定法律，限制原药出口及其他能保护中药资源的各种措施。

中药发展之思考❶

中药如何才能发展？有人认为：中药必须现代化，中药的现代化就是要研究中药的有效成分，搞植物的提取物，要与国际接轨，争取得到美国 FDA 的认可；植物药向化学药发展，是中药新产品发展一大趋势；重点支持一批符合国际质量标准、疗效确切的现代中药新品种；培育出 20 个左右符合国际质量标准的现代中成药，争取 2~3 个中成药正式进入国际药品主流市场；中药要走向世界必须与国际接轨。上述各点加起来，成为发展中药的策略与蓝图。站在以西方医药标准，以西方医药思想为指导，很自然地认为这就是我国当前正确的方针。

上述观点对吗？我认为可以让一部分人，先作试点式的进行，让实践去下结论。如果把国家财力物力大量投放到这些计划中去，那是舍本逐

---

❶ 2003 年 8 月 11 日。2004 年 12 月 11 日，香港中药学会在浸会大学举办同题研讨会——"《中药发展的思考》研讨会"，特邀邓老做主题报告。

末，太危险了。试略言之，以就正于同道。

一、什么是中药

神农尝百草是中药的开始，中药是我们的祖先用身体实验出来的，在几千年的医疗实践中和中医理论紧密结合而成为中药学。离开了中医、中医理论的就不叫中药，只能叫草药或天然药物。

中药从单味药发展到"方剂"是一次飞跃的发展。何大一的鸡尾酒疗法，不就是伊尹作汤液的复方的初级阶段吗？中医的方剂不是多味药的凑合，而是在中医理论指导下有主、辅、助、使之分，有升降浮沉药物归经之理。现在药学界有识之士，正朝向复方之研究前进，这才是走自己的路，发展中药学的正确之途。

若只追求有效成分，而舍弃几千年中医药复方治病之精华，是倒退还是前进?！现在药监部门，尽量提倡一类新药、二类新药的发展，我不反对，但中药的精华在复方不在单体。关键问题我们要有志气，创造中药科研方法，取得突破成就，让世界向我们接轨，才是中药发展的远大目标。一代人不成，二代三代干下去，务必让世界认识中医中药的伟大。当然，路途是遥远的，但一定能达到。

当然单味药有些也值得深入研究，如韩国之研究高丽参，从种药到加工到流通，都以科研作基础。一些贵重药材，有特出药效的品种，保健药品，值得单味药的深入研究。

二、发展中药为了谁

我们发展中医中药，不是为了和世界接轨，也不是培育二三个符合国际质量标准的中成药，不是只争取二三十个中成药进入国际市场为目标。我们不是西方的附庸，不是从属欧美的科研机构。中药之研究，必须把13亿中华儿女的健康长寿放在心上。中药研究与发展为了国富民强，而不是去从属于西方世界。近年来传媒报导，我国因病致贫、因病返贫的情况使人担心！高效价廉之药乃扶贫之道也。

从市场经济来看，世界最大的药物市场在中国不在美国，何必以有几种中成药能进入美国为荣呢？我们研制中成药应首先为13亿人民着想，研制一些便宜高效的中成药为13亿人民服务，为第三世界人民服务。欧美国家，他们的西方文化霸权主义，不可一世，虽然你按照他们的游戏规则千方百计制成新药，不惜钱财通过他们苛刻的审查，就能轻易进入他们的壁垒吗？

请看一看青蒿素的故事吧。青蒿素已诞生 30 年了，是我国药学家与临床学家的一大成就。它至今能占世界抗疟药销售份额的几何呢？世界抗疟药全年销售额共 15 亿美元，青蒿素的份额为 5000～6000 万美元，仅占总销售额的 5%！而这个 5%，大部分落入法国、瑞士等药商的腰包里。他们买我们的产品（或仿制）加上他们的包装与品牌，高价出售。因为售价高，用青蒿素治疗一例疟疾病人，要 6～8 美元。而公立医院的要求，治一例病人，不能超过 1～1.2 美元。因不能进入公立医院大量使用，就只能占 5% 的份额了。药虽好，利益不在中国，也不能使第三世界人民受益！值得我们深思。

中药的发展研究，必须把重点放在解决 13 亿人民的保健事业之上，而不是从属于西方的亦步亦趋上。

我国进入 WTO 后，在与世界接轨和崇洋的思想影响下，大量西药将涌进我国，我国西医无论医生人数，医院病床数，都占绝对优势，如何使中成药进入中国西医院这个市场，比之要打入欧美市场，更有现实意义。希望政府有关部门，重视这一问题，不但在科研上，还要在政策上予以支持。减少西药的进口，增加国内中成药的用量，比之中成药打入国际市场更容易一些，能少花外汇又用上更有效更便宜的药，对 13 亿人民更有利一些。这才是上策。

三、论创新先从创新研究方法入手

中药学是中医理论体系的重要组成部分。它已在中医理论指导下延续与发展历数千年，其中精华非现代药学理论所能取代。不能从形式上认定中药是药，西药是药，西药比中药先进，只有用西药的模式改造中药，才能发展中药。这种认识必须改变。中西医药是两个学术体系，两者优势互补。中药有数千年学术积淀，不能采取轻视歧视态度。若否定多于肯定，破坏多于建设，则所谓创新难矣。

比如关木通的问题，日本小柴胡汤的问题，是药物有害还是用药不当！药审对凡含有重金属的药一律都不予考虑。良药如紫金锭，只准外用，不准内服，我的老师刘赤选抢救钩端出血病人成功，主药就是紫金锭内服。至于有重金属的安宫牛黄丸的疗效，已是世人皆知。我们必须摆脱西方文化霸权主义的统治，走自己的路，不要离开中医理论去盲目筛选。青蒿素研制，最后不是学习了晋代葛洪的《肘后方》，才成功的吗？

我们既采用21世纪最先进的科技手段，又与中医药理论紧密结合，摸索出一套先进的中国式的科研方法与科学规范来，争取科学上的突破，让欧美和我们接轨，这绝不是说梦话，关键在我们有没有志气。砷剂治癌，不就是在中医以毒攻毒的理论指导下继承前人经验研究成功的吗？关键之关键在于安全有效再加上价廉、方便，自然能赢得世界人民的喜爱。

四、中药走向世界，中医要先行

我的学生杨伊凡，他在澳洲受雇于澳洲药商，替他们办理中成药进入澳大利亚，一共成功申请了一百多种。中国制造的中药用他们的商标在澳洲发行。这些药除了澳洲的中医使用之外，老板派杨伊凡去指导当地西医用中成药，他们的生意越做越好。这种形式，值得研究与推广。现在澳洲已承认中医的合法地位，中药的推销就比较顺畅了。

五、中药发展之路，从剂型改革入手

中药的精髓在复方，但目前大量使用的是汤剂，形式落后，又不方便，不符合目前双职工为主的社会需要。比起西药的娇小甜美的确落后。而我们的有效之名方甚多，除了现在已实行的单味药提炼之外，应进一步搞一些名方提炼，例如四物汤、四君子汤之类，你要用八珍汤便两者合用，须要加药再加单味提炼药。但这不能以为可以简单行事。比如现在提制的浓缩六味地黄丸，本是养肾阴的药，但不少病人反映服后口干上火，这就不能算是成功之作。过去蜜丸的六味地黄丸则无此弊端。中药之研制必须和中医理论相结合，才算成功。

中医院的改革与发展路在何方[1]

中医院有两条生命线，一是市场，二是中医的学术。市场是存在的条件，中医学术是中医院之根本。中医院的改革与发展，既要争取市场，也要不断提高中医学术水平。在争取市场方面，有很多工作要做。例如首先是提高服务质量。市场经济，病人是上帝，我们应提供高水平、高质量的服务，让病人满意。同时，争取市场还要培育市场和引导市场，加强宣传中医药的疗效及优势，纠正部分人对中医错误和不全面的看法等，中医院

---

[1] 发表于《新中医》2002年04期。

要加强"公关"力度。

但是中医院要发展，仅有服务还不够，还要靠我们的医疗水平。对于中医院而言，这当然是指中医药的水平。这么说并不是排斥西医，中医院适当引进高水平的少量西医是有必要的，但是，其目的在于发扬中医。必须发挥中医简验便廉的优势来解决好病人的问题，才能立足。因此提高中医药学术水平是我们的生命线。不少人反映在中医院病房里用西医多于中医，学生在病房里学不到中医，病房的中医生自己不相信中医等等，一下子要纠正这些问题不易，但是必须下决心扭转，这是关系到中医院甚至中医事业的生存和发展的问题。希望中医院能把提高对中医的信心作为医院当前的中心工作来抓。

该怎样做呢？近两年广东省中医院接纳我的一些建议，办出了一种模式，他们从全国各地聘请有真才实学的名医，让院里中青年医生拜师当徒弟，后来又让徒弟带学生，形成了一个学习中医的梯队，现在，该院的中医氛围已经浓厚了，而且在临床上尝到了运用中医药治病的甜头。当然这个模式不易推广，完全靠几十位老中医带徒，不能满足全国的需要。怎么办可以采取自我温课、自我提高的办法。

说中医药是个宝库，宝在何处？一是汗牛充栋的古今文献，二是真正的名中医的活经验，三是群众中有一技之长的验方秘技。我们可以从这几个方面着手。文献是最大的库存，所以第一要大温课，也可以说是补课。重温四大经典，四大经典培养了中医的辨证思维。中医如果衰亡，首先亡于失却中医的思维。发烧的病人来了，有的青年中医首先考虑是什么细菌感染，用什么抗生素，却不去考虑中医如何辨证，这样下去，百年之后还有中医吗？四大经典里，《伤寒》《温病》，都是治疗外感热病的良师，并未过时！没有对中医的信心，就会自我从属于西医。至于温课如何组织？可以用 20 世纪 50 ~ 60 年代江苏省中医进修学校的办法，当时全国各地的医生来学习，主要是自己教自己，组织起来温课，一些人温温病，另一些人温伤寒等，然后互相讲课，每期积累下资料，下一期接着搞，这样几年下来，教材就这样编成了，人才也培养出来了。据说著名中医院士董建华、院士程莘农，都是这个学校培养出来的。建议医院组织年资高、有水平的医生作导师，带领中低年资医生温课，培养年青一代。四大经典我认为可以从近到远，先从温病开始，较容易入门和上手，尝到甜头，更有信心。当然也可以根据当地的条件，设计温课方式方法。

第二是向全国名医学习。不可能去请名医来当老师，但是名医的著作很多。现在出了好几套名医经验专辑，中医院可大量买进，提倡青年医生购读。我看现在医院医生办公室的书架上，没有几本中医书光读《实用内科学》之类西医书，提高不了中医的临床水平。应该以全国的名中医为师，搞什么科的就学那一方面的名医，学习他们的临床经验，当私淑弟子。山东出版的《名老中医之路》是一套好书，读后使人信心倍增。

第三，要形成讲中医的学术风气。要多搞学术活动，老师不一定到外面请，可以自己讲，由高年资医生来讲自己的学术经验，内容要以中医为主，不一定局限于某一科，各个科互相听，互相启发。病房里病历讨论也要讲中医，当然不反对有西医内容，因为我们要双重诊断，西医诊断越准确越好，但应该主要讨论中医，这样才能提高。还有，中医院不要一味送青年医生去进修西医，中医书没读好，去进修西医是舍本逐末。

像以上这样搞下去，会搞出成绩来的。你一个病搞好了，搞出特色，全世界都会往你这儿来。我治肌肉病，最近还有俄罗斯、法国的病人不远千里来看。关键是用中医的辨治摸出路子，能解决问题，这就是世界最先进的。

上面讲了继承，还想谈谈如何创新。首先，只有在继承的基础上才能创新。这样讲好像很绝对，但对于中医来说是有道理的。中医宝库里有许多宝，现在挖掘出来就是新的，老跟着西医走，以自己的条件能创新吗？其次，要对准当前的问题去创新。当前的问题是什么？是医药费用越来越高，抗生素等药源性疾病越来越多，病人受不了。我们发挥中医药优势，可以不用或少用抗生素等药，可以简验便廉。如有新的疾病发生，用中医的思维，辨证论治也可解决问题。第三，要强调热爱中医药的敬业精神和职业道德，中医是中华文化的一部分，我们要有发挥中华文化的责任感，这是创新的动力，没有这个就什么也谈不上。

此外，中医院一定要解决好抓药与煎药的问题。煎药的火候、质量，夜间和急救用药的煎取，一定要有保障，不然中医的疗效靠什么体现中药是我们的武器。当然我们还有针灸、按摩，其他外治法以及心理治疗等多种武器，中医院应重视综合应用这些疗法，这也是中医药的优势之一。总之，广大人民需要中医中药以解决保健养生问题，而作为中医院，有责任以高质量的服务，高水平的中医药技术为人民服务得好上加好。不断提高中医院医生的中医药水平，是中医院生存的根本，是光明正大之前途，不可等闲视之。

纪念衡阳会议　忆崔月犁部长❶

转瞬间衡阳会议已20年，时间过得真快！谈衡阳会议不由得想念这一次会议的策划者、设计者、组织者、贯彻者——我们敬爱的部长崔月犁同志。是他拨乱反正拯救中医药事业，是他顶着会议后的反对之风，斗争数年，直到1986年国家中医药管理局成立。他的工作有多么艰辛啊！从衡阳会议到国家中医药管理局成立，如果没有崔部长的坚韧不拔的精神就不会成功，没有中医药管理局的成立，便没有今天的中医药局面，这是铁的事实。衡阳会议是改变中医从属地位的开始。衡阳会议是贯彻党的中医政策的典范。人民会永远记住这一次会议。为了纪念这一次会议，我重温了《月犁》一书。我觉得崔部长的话在今天仍然值得我们学习与深思。试敬录如下：

"1982年我出任卫生部长，一开始就在湖南衡阳召开了全国中医医院和高等中医教育会议，现在大家都称'衡阳会议'。在这个会议上提出了发展中医的具体方针，而且纠正了'左'的路线。我提出剩下这171所中医医院还都是挂着'梅兰芳的牌子，唱着朱蓬博（美声唱法音乐家）的调子'是不行的，要认真发展中医。"

"我1979年访问日本时，与医学会会长武田谈话时，他说'你们中国有传统医，我们没有了，这个传统医是21世纪的医学，到了21世纪将被各国所承认，所重视。'他说得有道理，日本取消传统医是个悲剧，是个错误，我们中国绝对不能消灭中医。'不科学'之说不能成立，我们要承认中医是科学，研究这个科学，不能用所谓'中西结合'的方法把中医代替了，若把中医消灭，就会走上日本的悲剧之路。"

"从整个地球来讲，中国的传统医继承发掘得还算是好的，因为新中国成立以来，中央、国务院都很重视，但近几年发展还遇到一些危机，因为有些人在指导思想上不明确，不是在发展中医或者发展西医过程中进行中西结合，而是直接以西医替代，嘴上承认中医是科学，实际心里还是认为中医是落后的，不知不觉把中医消灭了。所以在发展中西医结合过程中，必须首先发展中医。现在极力主张中西医结合，想把中医一下子发展成现代医学，这个想法实际上是不对的，一是不可能那么快，另外中西医

---

❶　发表于《新中医》2002年06期。

是在向疾病斗争中自然结合的，……绝不是用机械的办法把中医变成西医。'说是把中医'发扬光大'了，那实际上是把中医消灭了。"

"中央重视中医发展的方针是对的。我们在中医方面发展得好，是能为世界人民健康作出贡献的。但从中医的现状来看，我们并没有完全按中央精神来做。就是中央要发展中医，但建立起来的中医院都是中西医结合，偏重于西医，这样把中医的好多东西都丢了，不知不觉就认为它是不科学的了。直到现在这个问题还没解决好。"

"关于中医教育问题，很多专家都提出来，认为中医学院的教育不西不中，培养出来的人才相当于两个中专水平，够不上中医的大学水平，这都是问题。因为中医学院受西医影响比较大，中医连四部经典都没好好念，这个问题是教育上的大问题。如果我们不把中医主要成果发展起来，我们就不可能用中医为全世界各国人民服务好。各国到中国来学中医，也学不到你最关键的东西，因为你把中医理论体系丢了，把中医丰富临床经验丢了，那外国向你学什么。西方国家的西医水平是比较高的，比较好的，人家来就是学中医。"

"中医带徒是培养中医人才的重要形式，也是保持中医特色的重要教育方法。"

"现在中医学院培养出来的学生会说，但说也说不到点子上，不会看病，这说明教育方法有问题。如果不增加中医课，不去联系怎么带徒，不利用几千年来培养人才的有效方法，想把中医队伍建设好，那是很不容易的。如果想建成一个能负担11亿人口的医疗任务的中医队伍，有足够专家力量队伍，那没有一百万二百万人的中医队伍是做不到的，而且这个人数，要有高的水平，没有高的水平，中医也就慢慢丢掉了，正如一些老中医讲的，现在虽然房子盖起来，学校办起来了，但都是西医成分在增加，中医比重却越来越小，结果就会逐步地、不知不觉地让西医"消化"了中医，不是有意识地消灭，而是不知不觉地"消化"，或称为"消亡"了。现在很多老中医提出，再过十年十五年，我们这一代死了，中医就消灭了，因为发展了2000多所中医院，虽有中医的课程，有中医的治疗方法，但在中医学课程中占的比重比较小，主要是西医占的比重大，要想办名副其实的中医学院就应该颠倒过来。中医学院基本上每个省都有，也很重视，但课程比例不规范，出来后再到医院去实习，学西医成了主要的了。国际上是西医占统治地位，国内也这样，中医总是在从属地位，若老这样下去，中医事业的发展就有可能中断了。这些中医学院大学毕业出来的学生，既不中，又不西，只相当于中专的技术水平，这是不行的。中医大学应该培养中医大学的水平，不应培养'中西结合'的中专水平，这个应予以纠正。中医院校里行政人员只喊些口号，讲些大道理，是不解决问题的。这些问题长期没有得到解决，就是在我主持卫生部工作的时候，也没有完全解决。1987年我退下来后，这些问题越来越突出，越来越明显，这是今后仍需要解决的问题。"❶

以上的引文，我一边抄写一边赞叹，这是一篇马列主义、毛泽东思想、邓小平理论运用于当代中医药事业的光辉典范。邓小平理论的精华就是要建设有中国特色的社会主义，崔部长在20年前也提出要把中医教育、中医医院办出中医的特色来。中西医学是两个不同的理论体系，只有着力于发展中医的特色，按中医自身发展的规律办事，中医才能不断发展，中西医结合的中方才有源头活水。若中医的医、教、研，都以西医模式作图纸，中医是会走到绝路上去的。20年来，中医事业有很大的发展，但对照崔部长的要求，有些问题仍然存在，甚至有些更加严重了！我们应以实际行动来进行中医教育改革和中医医院的改革，以纪念衡阳会议、以纪念崔部长的艰辛业绩。

中央对中医工作的指示——中医不能丢，但我们实在丢得太多了！我们要努力发掘我们的伟大宝库，努力发挥中医之特色，才更有利于创新与发展，才能真正做到中西医结合。若世界医学在发展，中医学停滞不前，不就结合完了吗?！何况中医有不少宝贵的东西是走在医学前面的，中医要现代化，世界医学的现代化也需要中医学。我们要有志气。今天我们有江总书记关于中医药工作的重要讲话，我们的目标更清楚，更明确。同志们，中医药的前途是光明的。

中医药必须深化改革❷

西医是微观医学，中医是宏观医学，两者都是科学。但在20世纪，中医药学一直受排斥，被拒于"科学"门外，这是错误的。当然其原因很多，而主要的原因是世界上只承认西方的科学模式才算科学，凡与该模式不符的，便是"不科学"，中医既然不是微观科学，虽然中医能治好西医

❶ 徐书麟. 月犁［M］. 北京：中国中医药出版社，2002. 79 – 87.
❷ 邓铁涛. 中医药必须深化改革［J］. 新中医. 2003，35（6）：18 – 19.

治不了的病，也不能算"科学"！最近有人说这是文化上的西方霸权主义。例如法国哲学家德里达今天仍说："中国没有哲学，只有思想。"

20世纪我国文化学术界有些人对传统文化的评价与认识欠全面，形成一种观点，认为要发扬中医，必须用西医的模式及理论去帮助中医药学。在这一观点的影响下，中医药学无论医、教、研，都借鉴西医的模式，直到今天已达半个多世纪。但由于中西医是两个不同的学术体系，西医的模式给中医药学术带来的束缚多于帮助，历史已开始证明这一点了，今天应该是觉悟的时候了。

原卫生部崔月犁部长1979年访问日本时，日本医学会会长武田对他说："你们中国有传统医，我们没有了，这个传统医是21世纪的医学，到了21世纪将被各国所承认，所重视。"崔部长认为："他说得有道理，日本取消传统医是个悲剧，是个错误，我们中国绝不能消灭中医，'不科学'之说不能成立，我们要承认中医是科学，研究这个科学，不能用所谓'中西结合'的方法把中医代替了。若把中医消灭，就会走日本悲剧之路。"（《月犁》崔月犁自述及纪念文章，81页）崔月犁部长在这个思想指导下，经过努力争取，才有1986年12月的国家中医药管理局的成立。但怎样才能真正贯彻崔部长的遗志呢？如果要改造中医的观念不改变，是永远达不到振兴中医之目的的。

最近我接到某中医学院一位硕士研究生的来信。他说："第一年理论课，在十几门研究生课程当中，中医课少得可怜，大部分是西医课，即使有几门中医课亦是走马观花，与本科相差无几，这如何能提高研究生的中医水平呢！第二年的临床实习中，医院用的几乎全部是西医西药，对于中药有的科室用一些，有的干脆一点不用，我们真可谓是中医学院的西医学生，怎奈对于西医亦很难达到炉火纯青（的境界）。还有就是英语的学习，……时间和精力投入可谓大矣，这如何能达到您们老中医的一小部分呢？……第三年做课题，养白鼠，用西医的化验来验证我们中药的效果，这又如何能将中医发展呢？明年，我们将踏上工作岗位，但我们自知自己的实力，中医没有进步，甚至已经不如三年以前，西医一知半解，仅能对付临床罢了，说不上深度……现在同学们纷纷考博以图发展，但考取又谈何容易，因大家考的大多是西医院校的专业，以希脱掉中医的外衣，换之以西医的外罩，以图适应社会的潮流，就连我班一些对中医赞不绝口的人也是同样的认识，这怎不堪忧，中医之前途何在？难道就这样使中医从内部消亡吗？……甚至有些中医院也表示不要中医院校的研究生，而要西医院校的本科生。中医到底怎么了！这让我们中医学生如何去面对，我不敢想象，如果几十年后再有一次像国民党时期那样的废除中医事件，那时还会有几位像当年那些老中医一样的有胆量、有气魄和有水平的中医？"

这是一篇檄文，我读着读着，汗毛都竖起来了！但这是带有普遍性的现实，使人可怕的事实！！中医教育培养的高层次人才，竟然不是中医，不愿当中医或中医院都不要的中医。而同样用三年时间拜师，继承名中医的学术思想与临床技术的学术继承人却不算高层次的学历，不如硕士博士。这是国家中医教育必须改革的重大问题啊！！

与此同时，我接到在澳洲悉尼的学生来信说："如今喜见西方国家中医发展如火如荼。上个月二日纽省（悉尼）卫生厅已发下本省中医注册草案，说明澳洲各省中医注册在即，此举其他国家亦将效仿，中医在不远的将来，将在全世界生根开花。"

前后二函，都说的是中医的命运，国内国外，一悲一喜，差别何其太远？！这个现象还不值得我们反思吗？中国为建设有中国特色的社会主义，经过改革开放，仅用20年的时间，一个勇奔小康的大国就出现在世界强国面前。对最有中国特色的中医药学，今天必须改变思想，深化改革，否则有一代不如一代，直至消亡的危险。改革的中心在改变用西医的模式去限制中医和改造中医的思想观念。现在用西方管理化学药品的办法管理天然药物的中药，完全脱离了中药理论和经验，恐怕将来准许用的中药也会越来越少。难怪有老中医说："国民党废医存药，现在废药存医。""中药西管"不利于中医药的发展，而大大有利于洋中药的进口。

中医药在一片繁荣景象的后面埋伏着衰亡的、后继乏术的危机！！我国必须防止"泡沫中医"的出现。可喜的是这位对中医充满了热爱的年轻硕士，他最后说："总有一天人们会认识到中医的价值的，我想中医应按照自己应走的轨迹向前发展，不再受别人的驱遣了。"读到这里，心中宽慰，中医之振兴是有后来人啊！

有人怀疑今天是市场经济时代，凡跟不上市场经济的步伐，应自然淘汰。中医药在市场经济面前，会被淘汰吗？最近传媒一再提到广大农村和城市中的困难户，不少是因病致贫或因病返贫。按照西方的医疗模式，富如美国，也受天文数字般的医疗费的困扰，何论我们这个发展中国家。美国洛杉矶加州大学医学院许家杰教授在《99澳门国际中医药学术大会论文集》文章中指出：1996年全美医疗费用1035.1亿美元，占国民生产总值的14%以上。许教授说："花了那么多钱，并未能有效地解决临床上存在

161

的许多实际问题，尤其对一些慢性病、老年性疾病仍然一筹莫展。"由于医疗负担重，无医疗保险的人口超过四千万。四千万人在美国不是少数，相当于总人口的1/7。

试问西方这样的医疗模式，我们中国能承受得了吗？向世界接轨，接这样的轨，我们接受得了吗?! 中国要解决人人有医疗保健的权利，我认为非大力发展中医药事业不可。

目前由于用西方医疗模式管理中医院，硬要把一向医药一家的中医院强行医药分家。中医院资金不足，不如西医院有各项检查收入和昂贵的手术费收入，如果医药分家，势必造成中医院经济困难重重！有些中医院已向西医院转型，所以宁要西医院本科毕业生也不要中医硕士生，这是一种错误的倾向。中医院有没有出路在于有没有高水平的中医人才。如果医院有几个有中医特色又过得硬的专科，有三五个顶尖的中医人才，整个医院便会全盘皆活了。市场竞争就是人才的竞争，因此培养真正的中医人才才是当务之急，转向是没有出路的。

中医、西医都是科学，中西各有所长，中西互补，人类不能没有中医。中医具有简、验、便、廉的优势，对于我国、第三世界国家以至西方世界，中医药都将是人类健康事业不可缺少的重要组成部分。那么从中国13亿人口的需求来看，从世界60亿人来看，需要多少中医才能满足世界的要求呢？据统计，我国现有西医人员558.39万人，中医人员只有40.72万人。差额太大了！但更重要的是高水平的中医能占40万的几何？40万比60亿，差得太远了。据说当今5000万人的英国有中医诊所3000个，1500万人的荷兰有中医诊所1600个，3000万人的加拿大有中医诊所3000个，澳大利亚1900万人口有中医诊所4000个。还有广大的亚、非、拉呢？

如果办中医院没有信心，把全国的中医院都变成二流的西医院，对中国、对世界的卫生事业有什么帮助呢？反之，全国的中医院人才辈出则中医药学将大放光芒于世界，对中国、对人类将是多么大的贡献?!

中医之振兴，教育先行。中国人民需要中医，世界人民亦不能没有中医药。但愿中医教育能进行深化改革，纳中医教育于正轨，培养出千千万万高水平的真正的中医人才。把中华文化的瑰宝、中国第五大发明——中医药学贡献于世界。

中医之兴亡匹夫有责，作为中青年中医，责任重大而神圣，该怎么办呢？我认为除了争取多参加全国性的学习班之外，必须端正对中医的认识，坚定信心，要树立为振兴中医而拼搏的精神，并在这种精神鼓舞下进行中医经典著作大温课；拜真正的高水平的中医为师。现在出版的名中医著作不少，其中有不少宝贵的值得学习的内容，边读边验证于临床，成为全国当代名医的私塾弟子，乐何如哉！

临证－读书－思考－临证－总结提高（或实验研究），如是循环往复，终身实践是一条光明大道。

相信中医的医、教、研如果实行深化改革，走自己的路，则 21 世纪将是中医药学腾飞的世纪。

再论中医药必须深化改革[1]

美国波士顿《环球报》2004 年 7 月 27 日报导：《医疗事故造成的死亡人数比原先估计的多》（记者：斯科特·艾伦）"根据一项新的研究报告，死亡本可避免的错误的医院患者数量可能比原先估计的多一倍，而且毫无减少的迹象。这一发现将使医疗事故在全美死亡原因中位列第三，仅次于心脏病和癌症。"（见 2004 年 7 月 29 日《参考消息》P6.）这则报道，把西方医学最先进的国家的医疗实况，真实地公之于世界了。

美国《洛杉矶时报》报道：《疾病社会的症状》（作者：约翰·巴尔扎尔）"2003 年，要求美国人列出他们对未来的担心时，医疗费用被排在恐怖活动、犯罪、工作保障和股市投资亏损之前。……过去两年中，约 7500 万 65 岁以下的美国人曾有一段时间没有医疗保险，几乎占美国三分之一，其中 2000 万是儿童。"（见 2003 年 7 月 28 日《参考消息》）

上述是西方头号国家医疗保健的真实写照。最富有的国家，按他们的制度与科技无法解决人人有卫生保健的问题。中国是发展中国家，按照西方的模式，能解决我们人民的保健问题吗？

中国医药绝对不能与西方国家接这样的"轨"。

可惜我国不少医院努力效法西方，甚至已超过西方。各种检查、手术、用药，不是以人为本，而是看是否有公费医疗，是否有钱，甚至不管有钱没钱。医院最关心的是医院医护职工的奖金与工资。这一风气也是造成中医院不姓"中"的主要原因之一！

赢利性医院的逐步出场，令高水平的医护人员将被挖走，为富有人家

---

[1] 2004 年 9 月 25 日。本文发表于《中国中医药报》2005 年 1 月 17 日"视点"版，题为"再论中医药必须深化改革——我的担忧及几点意见"。

服务。数千年来有"仁心仁术"之美誉的职业，变成企业，再世华佗，变成赢利的工具！究其原由，是西方文化侵略的结果。一切高级贵重的仪器、检测试剂、药物都购自西方，到底我们是为谁服务呢?！"三个代表"是不能只用嘴去实行的。我们应发挥独立思考去拟订政策。

一、扫除障碍

（一）"科学"——中医头上的紧箍咒

"五四运动"提倡民主与科学，是一次成功的解放思想的运动，其功不可没。但有后遗症！就是对传统文化打击过了头。中医作为传统文化的重要组成部分，其受到冲击，自不可免。何况大学问家俞樾（1812～1906）早就提出"卜可废，医不可废乎?"成为废医存药论的始作俑者！他是余云岫的祖师爷。维新派梁启超，正如毛嘉陵同志《东方有科学》所指出的：梁氏患血尿，被西医错把他的无病的右肾切掉，他知道"这回手术的确可以不必用"。但他仍然愿意为西医打圆场，并不忘向中医踢一脚说："至于诊病要用这样严密的检察，不能像中国旧医那些'阴阳五行'的瞎猜。"（见《中国中医药报》2004年9月1日 P5.）

中医是不是科学至今争论了一百多年了！可怜的是现在有些高学历、高年资的"中医"也承认中医不科学。根据我的观察，对中医产生怀疑的学者大多数是脱离临床的，或者是以西医学指导临床的。因其脱离中医临床，或不用中医理论指导临床，无法印证中医理论之正确与可贵。凡对中医热爱者，必是运用中医药治病有心得者。

什么是"科学"？必以西方理论为依据，并且某些专家又把"科学"神化了。依据西方的定义去衡量中医，中医就被拒于科学之门外。比如在20世纪80年代，有位老中医提出中医大学应招一些文科生，马上有人在《健康报》上质问他知不知道医学是自然科学。好像这位老中医很幼稚。其实当该专家发表高见的时候，世界科学已提倡自然科学与社会科学多学科交叉以发展科学了。我们现在不是已开办"非医功博"的博士学位班了吗？由此可见中医不是落后，而是走在前头走得太远了，反而说你不科学。中医学应该说是后现代的科学。

邓小平提倡"实践是检验真理的唯一标准"，中医之真理在疗效，不在实验研究，是要病人点头，而不是要老鼠点头才算。

2003年SARS之战，广州中医药大学附一院治疗60例，无一例死亡、无一例转院、医护人员无一例感染，达到三个"零"的要求。广州呼吸病研究所治疗 80 多例，其中中医介入治疗者 71 例但这 71 例中，死亡者仅 1 例耳！北京中日友好医院纯中医治疗 16 例亦无一例死亡。且至今观察凡中医介入治疗者激素用量少者，未见股骨头坏死、肺纤维化等后遗症。香港医管局请我校第二附院两位不满 40 岁的年青女专家林琳和杨志敏去香港会诊，得到香港西医专家的好评，获得香港特首董建华先生颁发的金质奖章。这两枚金奖，应该和奥运会的金奖同重！

以上的事实还不足以说明经受 SARS 考验的中医学的真价值吗？大唱"中医不科学"者，自己不科学也。

"科学"这一紧箍咒可以休矣！

（二）肃清"王斌思想"的影响

王斌认为中医是封建医，应随封建社会的消灭而消灭。但消灭中医会遭人民反对，他吸取余云岫的教训，提出"改造中医"的办法，以图达到消灭中医之目的。"王斌思想"虽然受到点名在《人民日报》公开批判，后来被撤去卫生部副部长之职。但"王斌思想"却像幽魂一样时隐时现，影响深远，从行政部门直至有些中医群中！几十年来改造中医是成功的。

无论教学、医疗与科研，一言以蔽之曰——重西轻中！很多问题都出在"轻中"上！其根源在于轻视中华文化而"崇洋"之故。中医是中华文化的瑰宝，应大力予以提倡以肃清"王斌思想"的影响，深入改革。

二、大力贯彻宪法精神

我国宪法第二十一条："国家发展医疗卫生事业，发展现代医药和我国传统医药，……"《中华人民共和国中医药条例》第三条："国家保护、扶持、发展中医药事业，实行中西医并重的方针，……"以上条文说明在发展现代医学的同时，发扬传统医学，实行中西医并重。回顾历史，环望全国。中西医远远未能并重。以中医医院为例，不少县级中医院，有生存危机，因而意图向西医转型。已坠入恶性循环而此后将不再姓"中"了！

不少中医院是从民营"联合诊所"或在卫生院改一个招牌而成的，当一批名老中医安在之时，还可以过日子。由于不注意传承工作，形成断代，后继乏人乏术，日子不好过是必然的了。

当然也有不少例外，比如广东省佛山市中医院，是由几位名中医的联合诊所开始的。由于坚持中医为主的方向，主要靠自己的经营而有今天可喜的成就，坚持发扬中医特色带来了显著的效益，他们以自己经营为主筹建的中医院大楼的楼顶可升降直升飞机。但与佛山市人民医院的规模比较，还是差了一截。希望佛山市政府实行中西并重，今后对中医院的建设有所侧重，让人民得到中西医的双重保健，认真贯彻"三个代表"的重要思想。

三、发扬中医之特色，以振兴中医

"建设有中国特色的社会主义"是邓小平理论的核心。《邓小平文选》指出："各项工作都要有助于建设有中国特色的社会主义"。近20多年来，落后的中国，就靠实行邓小平的总设计而富强起来了。这是有目共睹的。

中医药是我国医药最具中国特色的文化瑰宝。它是几千年来中华民族与疾病斗争的伟大文化精粹。这个精粹是不能丢掉也不能拿去市场出卖的。

最近有些文章说"特色不等于优势"，那中国近20多年之能够和平崛起，靠什么呢？如果不按照邓小平"各项工作都要有助于建设有中国特色的社会主义"能成吗？苏联实行改革，中国也实行改革，但结果不一样，其精髓在于我们在建设有中国特色的社会主义。

还有一篇文章大谈市场经济，可以不要特色。他把"特点"看作"特色"，而且把应该改革的也看成是"特色"！把特色与改革割裂开来。把广东省中医院近四年来提倡"大温课、读经典、跟名师"，（今年该院两位西医专家——博士生导师，也拜名中医为师）。把大力发扬中医之特色说成是中西医结合的成果。这是对广东省中医院发展真相的歪曲。广东省中医院一天药材的配剂量今天已发展至每天配药5吨左右。用中药汤剂治病的分量明显可见。这还不足以说明是突出中医特色的结果吗？作者说中风急性期非西医治疗不可，可能作者和有些地方中医院是这样。但是任继学老教授等名老中医和广东省中医院则不是那样。

中医丢失得太多了，丢失了或者没有掌握到火候。以自己的水平称为"特色"，的确这样的"特色"就不等于优势了。

论市场，中医20世纪80年代已走向世界了，市场大得很呢，根本问题在于有没有中医的真功夫。千万别把自己看成是中医学的代表。认为我这个能治，那个不能治，就是中医不能治。某省三甲中医院的心脏科主任，慨叹地认为心脏病科已把中医开除了！但后来一个严重心衰的病人，西医办法用尽，越来越危殆，最后请一位民间老中医，辨证论治，重用附子，抢救过来了。才惊叹原来是自己的中医未有学好。应开除者是不够格的中医。

应该说，中医药市场不景气，其原因直接与中医水平下降有关而不是其他。"酒香不怕巷子深"，市场是有的。广东省佛山市南海区有个妇幼保健院，原来是区级西医院，后来请我校毕业生当院长，把该院变成有中医特色的妇幼医院，用中药外洗内服加头皮针治小儿脑瘫出了名。常年接受从欧美等五大洲来的患儿。该院病人如潮，再不建新楼就不能满足病人的需要了。试问，如果保持原来西医妇幼保健那一套，没有中医之特色，会有这样的市场吗？

中医药学是中华文化的瑰宝，是世界人民的科学财富，我们必须继承发扬它，才能对得起祖宗和世界人民。中医药学不仅仅是一种谋生之术。

四、解除西医模式的束缚

几十年来无论医、教、研、药，都以西医的模式为准绳。现在看来，这一模式，对中医之束缚多于帮助。必须按历史唯物主义与辩证唯物主义重新作深入的研究进行整改。

中医医院已越来越不姓"中"。一壶中药可有可无，成为摆设！因此中医院宁要西医院校本科生也不要中医硕士生。

当然中医教育也有问题，原卫生部部长崔月犁说："中医大学培养出来的本科生是两个中专的水平。"

上海中医药大学的一位博士生告诉记者（郝光明）"中医院校的硕士生做实验到细胞水平，博士生做实验到基因水平，这种中医还是中医吗？"可谓一针见血指出中医教育的病根在哪里？在于以西医之模式办中医之教育！难怪有人说有些博士不会用中医治病！

硕士、博士英语必须达到四、六级，但医古文水平可以不管。教授、主任医师之职称评定，必须考外语，后来毕业者已不准考医古文了。有些博士生写的字简直使人烦恼！说明中医之教育已远离中华文化，向往西方。请问一个高学历的中医，他的学术源头在中国还是在西方呢？机械地用西医教育去培养中医之专才。南辕北辙，如此下去，这样培养出来的硕士、博士，一旦居于领导地位，按他们的理念办中医一切事业，则中医之消亡，指日可待了！

一言以蔽之曰：以西医学之模式办中医药事业，是对中医药学执行"宫刑"也。

或以为邓氏言之过甚了。下面让我谈谈关木通问题。外国人用含关木通之药长期服用以减肥，出现肾衰。大事宣扬，不追究服药不当而归罪于关木通含马兜铃酸。借机以打击中国药。我国药监部门屈从于西方，舍弃中医之理论，竟将关木通列入禁药，最近又株连到青木香等药。这是一种自杀行为。《中华本草》644 页：关木通使用注意项下写道："内无湿热及孕妇慎服。关木通用量过大，可引起急性肾功能衰竭，甚至死亡。"写得明明白白，不归咎于用药不当，而禁用有用之药，这是愚蠢的行为。何况还加罪于凡含有马兜铃酸之药，青木香等也不能用。请看看西药，造成儿童聋哑的主要致病原因之一是由于抗生素的副作用，抗生素过敏可以致人于死地……，我就有几个朋友死于青霉素针下。为什么西方没有因此禁止使用抗生素，而今短短 2 年在中国却已有三味中药被处以死刑呢?!

"医师掌医之政令，聚毒药以供医事"。(《周礼·医师章》) 有毒的药何止关木通。《素问·五常政大论》："大毒治病，十去其六，常毒治病，十去其七，小毒治病，十去其八，无毒治病十去其九"。如果凡药之有毒者都不能用，则中医可以休矣。中药有中药之理论，有炮制学之应用，今把中医药的理论与经验都一笔抹杀，唯西方之命是从，则中医之受"宫刑"才刚刚开始耳！

五、建议

（一）中医之发展人才是根本

中管局的名医工程，十分重要，希望抓紧进行。为了使人才使用得更好，建议名老中医之学术继承人，其出师之证书，应写明：该学历等同于博士学位。这一学历，按中医水平他们受之无愧！中医学术不致断代，这一辈学者的责任重大。

名老中医学术研究纳入科技部中长期计划的确是当务之急，相信一定能做好。

设三个科研项目：第一，东西南北中进行教学效果之调研。包括：①对历届本科毕业生，调查其中医学之水平。②对硕士、博士毕业生的中医水平及其研究项目与成果。第二，调查全国一百家中医院，中西人才结构情况，中医学术带头人的中医水平，中医治疗率，中西药的使用比例，查房病例讨论中中医成分有多少等等。治疗率可以作假，观察病例讨论相当于剖腹探查。第三，调查若干研究院的科研方向，项目及其成果。再组织中医科研论坛，寻找发展中医药的高速公路。

（二） 中医高等教育必须培养出合格的中医

像外语评级一样，除了各科考试必须合格之外，另设三级中医综合考试。一级：考中医基础理论及中药、方剂诊断。中药要记 400 ~ 500 味，方剂要记 300 ~ 400 首，舌诊，脉诊考实际操作。二级：考四大经典及辨证论治，辨证论治可用病案分析的方法。三级：临床测试，可于实习后期面对病人临证诊治。

（三） 研究生教育应以中医临床型为主，兼及其余

现在全国以至全世界最欠缺的是有真本领的铁杆中医。即中医理论与临床技术都过硬的高水平中医。因此硕士、博士生的教育，除少数搞实验研究之外，绝大多数应是临床硕士和博士，以便把中医的临床水平不断提高。培养成千上万这样的铁杆中医才能满足 21 世纪全中国以至全世界人民的需求。

当然，一个铁杆中医，如果他的外语和西医都达到较高的水平，并能运用新科技与中医药相结合，进行临床研究与实验研究以振兴中医，这样的人才越多越好；但必须首先是一个铁杆中医。

中医药大发展必须走自己的路❶

我是从广州来的，很感谢科技部的邀请。关于中医的问题，我一直都有很多话想说，在这里请教大家。

首先，要了解"中医现在出现了危机，搞得不好，中医就会消亡"！请先回顾一下历史。大家都知道中医历史很长久，但不知道近百年来中医命运的坎坷。1929 年，国民党政府召开了第一次中央卫生委员会，由余云岫等提出《废止旧医以扫除医事卫生之障碍案》，要废止中医，认为废除了中医才能扫除中国的卫生障碍。但是他们失败了，遭到了全国人民的反对，没有成功。新中国成立以后，来了个王斌。王斌先是东北卫生部部长，后来到中央当卫生部副部长。王斌认为中医是封建医，应该跟随封建社会的消灭而消灭。但是对中医采取消灭的手段，人民不会同意，所以他要改造中医。那个时候中医都要学西医，我们都重新去学习西医，由医科

---

❶ 2003 年 10 月 29 日。国家科技部"中医基础理论现状及对策建议"会议上的发言。

大学三年级学生当我们的老师。后来王斌的思想被中央批判，人民日报公开点名予以批判，最后还撤了王斌的职。但是，王斌的思想影响非常大。他的目的就是要改造中医，消灭不行就改造。近几十年，国家的中医政策一直受王斌思想的干扰，就是要改造中医，改造是有成果的。2000年，上海的中医杂志发表了一个青年中医的文章，说："中医变也得变，不变也得变。"中医往哪里变？往西医那里变。这是代表年轻中医的看法。前年北京一位教授也发表了一篇文章，认为中医能够治的病种越来越少，认为西医已经是无所不知，无所不能，中医剩不了多少空间，那篇文章对中医是悲观的。最近，《中国中医药报》还在讨论"脑主神明"还是"心主神明"，专家提倡要用"脑主神明"，取代中医的"心主神明"。这些都是改造中医的思潮。所以，尽管中医的人数有所增加，但是年轻中医对中医药的信心却越来越少了。可以看出，改造中医思潮的影响，力量非常之大。"取缔不行，改造有效"，这是中医药当前严重的危机所在。

中医实际的表现怎么样呢？

（1）中医医疗方面。现在全国的中医院都存在西化倾向——"中医院西医化"。这里面有很多原因，一是要赚钱。患者来看中医才花十来块钱，如果做透视、CT、打针输液就可能几千块钱。所以中医院在经济上、学术上，都往西医医院那边靠。

（2）中医教育方面。中医教育也是往西医那边去套，很多理论课都是西医的。有的似乎讲的是中医课，但其中讲西医的内容比中医的多，即使有一些学生的中医思想比较牢固，到临床实习一年，一看全都是西医的方法，一壶中药可有可无，这个学生的信心就没有了。读了四年，就算中医占60%，但是一到了病房，中医连20%都没有了，都往西医方向走了。

（3）中医科研方面。中医科研当然是沿用西医那一套，因为中医没有现代科学研究的手段、方法，很自然的引进西医那一套方法来研究中医。但是，中医科研曾经有一段很辉煌的时候，就是研究非手术治疗急腹症那一段时间。在"西学中"方面，的确做出了很好的成绩，如"胃穿孔"，渗透到腹腔里边的液体多就开刀，不到那个水准可以不开刀。但是那么好的形势没有延续下来，现在哪个医院再去研究急腹症非手术治疗法？中医治疗骨折用小夹板固定，提出了"动静"结合的理论，但今天的中医院却以能手术为荣！传媒也喜欢宣传中医院的手术成功事例。

现在小切口的手术就认为是最高水平的，那不切不是更高明吗？子宫疾病的治疗，西医用子宫切除法，不能再生小孩，而中医治疗后还能生小孩。这些优势，我们国家没有很好的大力去推广。又如白内障，毛主席的白内障就是中医治疗的，是中医研究院的唐由之老院长做的"针拨套出术"。他那个手术小切口的位置的发现比美国要早，美国的眼科医生在十几年后才开始选择该位置。其实我们的一些技术虽然比外国的先进得多，但是我们自己人都不承认，没有去宣传我们自己的东西，而外国的有那么一点点，我们就见报了。这就是我们目前的现状。"消灭中医不行，改造中医有效"这个历史影响，如果还不改变的话，真的以后要到外国去学中医了。

再举另外一个例子。天津一个传染病医院的院长，当在某个地方发生"白喉"需要"白喉血清"时，他一算，把半个中国的血清调到那个地方还不够用。因为他学过中医，就用中医治疗白喉的方药，又进行筛选，筛选成四味药，做成水剂，每一瓶药可以治疗一例，治疗一例才一块五毛钱，就这样把问题解决了；若用白喉血清来治疗，不仅贵，以后再用血清的时候，会有血清反应，而用中医的办法没有这个问题，又便宜。但是后来没有人把它再研究再提高！不少部门的同志认为，中医那么古老，古老就是落后。人家是人工合成了，你还是草根树皮，一想一对照，想当然优劣就对照出来了。这是表面上的现象。人们往往被表面的现象所迷惑。所以大家不认同中医，就因为对中医缺乏认识之故。要发展中医，传媒的责任很重。国家要贯彻发展中医的政策，现在的确需要花大的力气，要在政策、经济、法律上都要有所重视。新颁布的《中医药条例》我还没有仔细去研究，我相信还有倾斜的余地。

一般人都认为，中医是医，西医也是医，西医既然在微观上已弄得那么清楚，要发展中医，没有西医的帮助是不行的。这个观念是目前最大的障碍。为什么这样说呢？因为中医跟西医不是一个理论体系，中医是宏观的，是宏观医学；西医是微观的，是微观医学，它是从静止的、局部的、细微的方面下工夫；中医是从整体的，天地人相应的，动态地观察出来的。我们中医不是封闭的，很早就有"中西汇通派"，一百年前就有，早就接受了西医的解剖、五脏六腑的形态学，但是其他的理论没有接受。新中国成立以后，中医仍然认为要用阴阳五行、脏腑经络。但因为占卦、算命的也用阴阳五行，就把这个理论混淆了，误认为中医的阴阳五行是封建迷信。

中医很多理论是宏观的，也是超前的。像西医知道"脾"有免疫功能才几十年，以前凡是脾有损伤，就切掉，认为脾在人成长以后，作用就不大了。但是现在知道原来脾是免疫功能的一个大的机构，所以千方百计要保住那个脾。因为观察了很多无脾综合征，一旦被细菌感染了，死亡率很高。而中医1700多年以前就知道了脾有免疫功能，那是在张仲景时代。张仲景提到"四季脾旺不受邪"，如果脾是健康壮旺的，就不容易受邪，那就是免疫功能。又像肺有非呼吸功能，西医知道有多久？也不过就是几十年。西医知道肺可以产生前列腺素、血管收缩素等，影响血管收缩舒张，这才几十年；我们中医老早就说了，"肺主治节"，它协助心脏来管理一切，所以血管的舒张收缩很重要；肺"通调水道"，肺还有参与水液代谢的功能，中医两千年以前就知道了，西医20世纪50年代才理解肺除了呼吸、换气、红细胞换氧的作用以外，还有其他的功能。我们中医不仅仅在理论上有建树，更重要的是指导临床实践。所以有一些水肿病人，用了利水的药不消肿，中医就要治肺，实际上运用了这个理论而取得满意的治疗效果。

这样的内容，现在还有很多。像"肾主骨"、"牙齿属肾"，这些道理，我们是可以用得上的。例如我的朋友作家陈祖芬的外孙女在美国，已经2岁多了，就是不长牙齿，走路无力，易跌倒，西医认为是基因缺陷，检查发现染色体断裂，无法治疗。她从美国回来，到广州找我。我根据中医的理论，认为属五软五迟之病，牙齿属肾、脾主肌肉，走路属于脾，所以我给她补肾、补脾。治疗了半年多，牙齿长出来了，走路好多了。后来带着那个方子，到美国继续服药去了。这就说明了我们的理论是可以指导实践的。我治疗的另外一个出牙问题的病例，是我们科一个西医大夫的儿子。他是服用抗生素量多了，牙长不出来。我也是拿补肾的药给他吃，后来牙长出来了。所以说，这些经过几千年临床实践检验和发展的中医基础理论，是可以指导我们的实践的。你没有去进行中医临床，没有按照那个理论去实践，你是不会相信的。

金木水火土，这些能解决问题吗？根据中医"五运六气理论"，今年的"非典"就是"湿"，因为今年是农历癸未年，是"太阴湿土司天，太阳寒水在泉"，今年属于"多水、多湿、多寒之年"；所以治疗非典，除了解表、清热解毒等治疗之外，一定要"去湿"，这样才容易好；所以，传媒采访我，"非典"何时了？我说"非典"到6月份，它自己就会走了。我凭什么说？就凭我所知道的一些中医的理论。所以，要理解中医的理论，必须通过临床，通过病例。这次"非典"就是通过临床来说明中医是有效的。世界卫生组织专家说中医药治疗"非典"还是很神奇的，要大家重新去认识。

中医并不是落后的，有些是超前的。例如，西医模式过去就是生物模式，统治了医学界多少年了，近20年才提出来"生物－心理－社会"模式，这是在向中医基础理论靠拢。中医就是天人相应的模式，把人和天地相应。比方说时间医学，世界上有时间医学也不过几十年，美国的哈尔贝格，有"时间医学之父"之称。后来我们成都中医学院一个助教，把《内经》的有关内容翻译发表在他们的杂志上，这个美国人看到后，认为"时间医学之父在中国"，他要到成都考察时间医学。

过去有一个老中医发表文章说要招收一些文科学生，《健康报》马上有人批评他说，你知不知道医学是自然科学？他不知道自己讲这个话的时候，美国已经很注意自然科学和社会科学的结合了。现在强调生物—心理—社会模式，不就是两个科学的结合吗？这已经是走在中医的后面了。中医早就是多学科的结合，所以理论体系中有天文、地理。有人说中医没有数学，那是错误的，他们只认为统计学才是数学。要重新来认识科学。我认为，中医学的大发展在20世纪没有办法，是因为单纯依靠20世纪自然科学没办法帮助中医提高。

20世纪30年代，我们广东省中医西医在报纸上"打仗"。西医说你说人参那么神奇，有起死回生之功，人参就是含糖分，跟萝卜差不多。真把中医气死了。现在慢慢才知道，原来人参中含有人参皂苷，人参皂苷还不止一种，有能升血压的，有能降血压的。现在又说，里面还有人参多糖，这些够了没有呢？还不够，还没有到我们中医运用人参的水平。我治高血压用人参，治低血压也用人参。高血压该用人参的就用人参，低血压该用人参的也用人参。这靠的是中医理论的指导，而不是靠化学成分，提取出哪一种皂苷。中医走的是综合的道路，西医走的是分析的道路，两个刚好是互为补充，应该是矛盾的一对。不能拿西医那一套去改造中医，否则就错了，这一点非常重要。

阴阳有什么迷信呢？阴阳就是矛盾的一对，有阴不能无阳，这个就是矛盾，就是辩证法，所以说中医理论充满了辩证法。中医讲寒热虚实，表里阴阳，是很重要的"八纲辨证"，这就是辩证法。寒和热是一对矛盾，虚和实也是一对矛盾，表和里也是一对矛盾。这次"非典"一来就用激素，从中医理论看是错的。因为激素是入里的，它是把全身的精华调动起来，去治一时的发热；在发烧的时候，用了大量激素，引表邪入里，用后会有"非典"后遗症。现在我们有两个青年医生在香港，就是帮他们治疗"非典"仍在ICU的患者，陆续帮他们使患者好转。中医讲表和里，"非典"来的时候,是表证,要解表,肺部就不会发展到那个炎症程度。所以中医理论是辩证法的,不是玄学。乙型脑炎也是病毒性病,多属中医的暑湿,中医疗效不错;用西医的方法,后遗症比较多,死亡率比较高。中医就是这些很简单的宏观的理论,它里边含有很丰富的内容。

今天我们要发展中医,不继承中医这一套行吗?能发展吗?不能发展。客观地分析,我们在中医理论上,有很多问题现在比以前明确了。所以,我认为,发展中医,就是发展医学。我们中国医学要飞跃发展,超过美国,除了大力追赶世界之外,应该把重点就放在中医上面。因为中医优势是世界其他国家没有的。现在西医的抗生素越来越贵,对身体的损害也越来越厉害。我们一位教授住进西医院,用了抗生素,心跳马上就乱了,他要求停药,医生说要停你就出院吧。他后来出院就是吃中药,调理好了。所以,我认为抗生素已经快到尽头了,将来要接替它的,恐怕要靠中医中药,解决世界上没法治疗的那些险恶的抗药性细菌性、病毒性疾病,将来要靠中药。为什么广东"非典"能够那么快疫情就过去了?海南省过去流行过出血热等传染病,那时我们学院派人去,中山医科大学派人去,省里大医院派人去。最后的总结,中山大学的校长肯定了中医的疗效最好,因为我校的医生在驻诊的医院设立了中西医对照组,疗效统计确切。所以对付病毒性病肯定是中医要超过西医的。遇上了这样的病,不让中医上是错的。现在治疗细菌性疾病,抗生素好像占优势。但是,如果加上中医就更好。现在肺结核病又蠢蠢欲动,加上中药治疗,疗效就会更好。特别是对肺已形成空洞的病症,中医用健脾药,再加上抗痨药就好了,这就是中医的优势所在。

今后如何发展中医呢?我刚才讲在20世纪自然科学的条件下中医很难发展,要靠21世纪。20世纪的软科学对中医有帮助,像系统论、信息论、控制论等这些老三论。不打开这个黑箱,通过信息就可不断了解这个黑箱。所以,中医学其实是信息医学,不相信它,不理解它,就不会认同它。中医就是靠信息,从宏观了解里边。怎么去弄懂里面呢,就是靠信息。西医过去一直用止咳药、消炎药治疗咳嗽,效果有时不明显。中医治咳嗽,不单治肺。五脏六腑都可以引起咳嗽,就看牵扯到五脏六腑的哪个脏腑。到目前为止,我认为中医治疗咳嗽也是走在世界前面的,因为理论有优势。

今天要发展中医药,光用旧的那一套,用西医那一套去研究中医,虽然有作用、有帮助,但是要想实现飞跃发展,一定要跟21世纪新的科技相结合，真正走自己的路，在唯物辩证法的思想指导下进行研究。这样肯定就会有飞跃的发展。

另外，希望政府部门重视中医。我们现在强调与国际接轨，美国医疗的轨我们能接得了吗？1996年美国花费1300多亿美元医疗费用，仍有好多问题解决不了，慢性病解决不了，老年病解决不了。他们估计这个世纪很快可能要达到两万亿美元，那我们能够接受得了吗？中医就是简验便廉，有时是很简单的。举一个例子，文革时期，广州空军医院有一个十个月婴儿，吞了一个螺丝钉，一头六个角，一头是螺纹。因为是十个月的婴儿，不敢给他开刀，希望他拉出来。等了两天，婴儿发高烧，嗷嗷叫，然后看看中医有没有办法，就到我们学院请了我们外科教研室的张景述教授会诊。这个病中医有什么招呢？张老师叫拿一碗稀饭、一杯骨炭粉、一些蓖麻油来。拿骨炭粉调了稀饭喂婴儿，婴儿最初不肯吃，慢慢愿意吃了，把那一碗稀饭吃完了，半个小时以后，再给他喝了一汤匙蓖麻油。因为婴儿还在发烧，又开了个中药方。结果那个小孩儿十二个小时后就把那个螺丝钉拉出来了，这个螺丝钉上面好像是电镀一样镀了一层骨炭粉。原来螺丝钉到了幽门那里，六角头卡住了，胃想把它排出去，就动，一动另一头就扣击胃壁，就痛了，越痛就越收紧；稀饭灌满后，螺丝碰不到胃壁，疼痛就减轻了。骨炭粉和金属结合，像电镀一样，光滑了，就顺利离开了幽门。如果给小孩开刀，能过得了麻醉关、手术关、感染关吗？十个月的婴儿出现这样难的急症也解决了，谁说中医治不了急症？原来这个方出在《验方新编》，在《疡医大全》上早有记载。可见我们中医是一个伟大的宝库。

国务院对于中医的指示："中医不能丢"。可是，我们目前丢的太多了。谈到研究，首先要把它捡回来，捡的工程比研究的工程还要大。

微观的东西一定胜过宏观吗？拿我研究的课题来说吧。像重症肌无力，最近我们抢救了一例危象。病人在湖南某大医院，因为肌无力气管切开了，呼吸困难，就上呼吸机，花了两万多块钱，还是不行，医生说你去广州吧。病人到广州住进了我们医院，首先就是进ICU，也就是搞西医那一套。他父母一算这个账，不得了，小孩儿如果死了，背这一身债怎么还？所以，就抽掉那个呼吸机的管子，不让上了。后来竟扔下孩子跑掉了。我的学生把我拉去，我说赶紧上呼吸机，钱我给他想办法。然后上了呼吸机，再用我的药给他吃。我那个药叫"强肌健力口服液"，这个药按照药监部门的规定，我们医院不能再做，所以就没做，但是我还是剩了有十几盒。十几盒药上去，慢慢就行了。一个星期以后，他的父母回来打探，还没死，又回来了。我叫学生去香港募捐了两万多元，刚好够小孩离开 ICU，转普通病房。我又通过香港大公报发消息，香港又捐了一万块钱，结果这个小孩最后出院回家了。这个病例说明可以对比了：湖南那个医院很有名，没治好，在 ICU 用西医办法没治好，我们用中医办法治好了。当然，人工呼吸机也是有功的。这个病按照西医的研究很细了，认为是自身免疫性疾病，治疗方法就是激素、新斯的明、换血、X 线照射胸腺、摘除胸腺等。我们凭什么理论呢？我们凭的是脾主肌肉的基本理论。脾主肌肉，肌肉无力是虚症。这个病又易反复，是因虚致损了，这种病人治好后，我一定叫他再吃两年药，然后就不会复发。所以，我们的理论是"脾胃虚损，五脏相关"。有一个北京"重症肌无力"病人，专门到广州治病。他说，北京的医生叫他写遗嘱，说只有几年命了，因为他们那里已找不到十年前至今仍然活着的病人了。我给他治疗大半年，他就基本上没有症状了，之后继续服药三年而愈。

现在我们大概治疗了好几百例重症肌无力了，这个病我们几乎可以说已经找到攻克它的办法了。但是，我那个药申报批了八九年，去年才准我二期临床。

中医研究，西医的很多方法可以借鉴，但是我认为，要根本解决中医的发扬问题，要走自己的路。所以，我建议科技部立一个题，专门研究中医的研究方法。如何去研究这个问题呢？透过中医的历史，多接触中医治疗病人，多找一些老中医讨论讨论，同时，去看看全世界有什么最新的方法，然后再来设计研究的方法，使中医有个能飞跃发展的方法论，以便更好地发展中医。同时很重要的一条，必须要用科学的哲学作为指导思想，离开了这个，离开了辩证法，很难做成功。

中医很重视运用辩证法，西医是更重视运用机械唯物论。过去，西医认为没有大样本的定量统计不行；现在西医往中医的方向发展，开始重视个体化、个体的特殊性，因为世界上没有两个病人的病是一模一样的。他们现在也要开展定性研究，也开始重视个案了。所以，我们中医过去没有用西医的方法，他认为你没有统计学处理，没用！你治好了，他说不治也会好。我研究重症肌无力，不能给病人用安慰药来对照，没有取得许可，没有病人同意，这样去处理是犯法，这种用人试验的野蛮方法不可取。

我认为，中医研究要把西医那些不好的东西改过来。像糖尿病足，上个月我在我们医院治疗一例。西医建议切掉两只脚的十个趾；后来我给他敷药，让他吃中药，痊愈出院了。有些人说中医治不了糖尿病，实际上，中西医结合就是好的方法。我有一个朋友，患阴囊炎，在医院花了上千元还未好，打电话咨询我，我说你买包葡萄糖粉撒满它，一有水渗出你就撒上去，结果他那包葡萄糖粉用了三分之一就好了。中医的方法就是简验便廉，我是从清代王清任那里学来的。

最后，我认为必须强调以下四点：第一，对于中医要另眼相看；第二，对于中医要有倾斜政策；第三，中医的研究必须走自己的路，千方百计走自己的路，西医的路你可以借用，借用不行你就改路；第四，大长我们中医的志气，中医才能够发展。

关于中药问题，顺便谈几句。我不认为中药走向世界，就要搞像青蒿素这样的药，就要树这样一个样板。现在青蒿素的命运大家知道吗？青蒿素发明30年了，出口已经18年了，但是只占世界治疟疾专用药的5%。全世界治疟疾药销售额15亿美元，青蒿素仅约五六千万美元，且并非都落入中国人的腰包。外国药厂用我们供应的青蒿素，用人家的包装，以人家的名义高价卖。为什么青蒿素这么好的药，用不到病人身上呢？因为用这种销售渠道的青蒿素治疗一例病人要6～8美元，进不了公立医院，降到1美元才能进公立医院。现在只有有钱的人才能买得起。所以，青蒿素应该说是一个很好的科研成果，有利于世界人民的好成果，但是，如果我们只是这样做，能行吗？

中药现在的管理对于中医近于扼杀。所以，要振兴中医，发展中药，应该要听邓小平，听江泽民的，就是要有中国特色，首先要为我们13亿人民服务。医学的一切科研应该首先面向这个宗旨，而不是要以能进入美国市场为荣。认为进了美国药检部门，就是最好的，最有能耐的，那就错了。现在，我们用的药有很多都用不上。像要用当归头，他给你整个当归，他认为里面的成分一样，当归头和当归尾一样，但是我们用起来大不一样，当归身、当归头、当归尾不一样。这样做不是为中医服务的。中医药为什么不全心全意面向我们13亿人民呢，它应该是又便宜，又有效，又好，这才是我们的总目标。"三个代表"也要求我们代表最广大人民群众的利益。我们大学原来的副校长，现在搞了一个"两天疗法"治疗疟疾，比一般的青蒿素还好，但"两天疗法"又给做生意的人拿去了，借此拿去上市，人家的股价升了，出不出药无所谓！力不必用在生产上！所以现在他又研究了一个"一天疗法"治疗疟疾的方案，效果很好，估计能打入国际市场。但这个药的合格证也不易拿到，条条框框太多。药监部门应该明确，管好药是为人民，一是为人民的健康，一是为国家的经济利益。

为中医药之发展架设高速公路❶

一、时代背景

21世纪一开始，美国的9·11事件震惊了世界，接着是阿富汗之战及伊拉克之战，炮火硝烟笼罩着世界。今天的世界与我国战国时代有些相似，可以说我们现在处于"世界的战国时代"。这世界战国时代的形成是西方文化统治的结果。要扭转这一局面，应向东方文化寻出路，特别是大力发扬中华文化会使世界达到和谐与进步之目的。

中华文化的精粹是——天人合一，与大自然的和平相处观；世界大同，和而不同，与世界人民和平共处观；老吾老以及人之老，幼吾幼以及人之幼的社会观。新中国成立后我国就是贯彻这几个方面，如和平共处五项原则是周总理解决世界纷争的一个很有力的武器，它的来源就是传统文化。我们十六大三中全会提出五个统筹：统筹城乡发展；统筹区域发展；统筹经济发展；统筹人与自然的和谐发展；统筹国内外的统一发展。其中第1－3与第4个统筹就是老吾老以及人之老思想和天人合一思想的发展。

还有最近的《珠海宣言》，这个世界经济发展宣言写了三年还没有取得统一的意见，从纽约、新德里、赞比亚到珠海，到中国的珠海才解决了。《光明日报》文章说："纷纷扰扰的世界将在中国的声音里找到平衡，多少年的难解难分的国家集团和利益集团将在有跨时代意义的《珠海宣言》中取得共识，人们期待着一个由中国倡导，建立在平等、诚信、合作、发展的基础上，平等互惠，相互依存和共同发展的世界经济新秩序，给饱经沧桑的人类带来福音。"❷ 中华文化教育要参与到世界文化和世界文化合流才能够更好地让世界人民幸福和谐。所以我们国家我们的科学界必须认识这个问题，过去自从鸦片战争后我们失去了对本国文化的信心，现

---

❶ 郑洪、邓中光协助整理。2003年11月18～19日，香山科学会议召开了以"中医基础理论的构建与研究方法"为主题的第219次学术讨论会，就我国中医药现状、中医药研究方法和方向、中医药发展目标等问题以及造成中医药基础理论研究没能取得突破性进展的原因进行深入的讨论和剖析，提出了针对性的对策和举措。邓铁涛教授被聘担任会议执行主席，本文为其主题评述报告。

❷ 杨连成、刘箴，世界在倾听来自中国的声音——写在《世界经济发展宣言》发表之际，《光明日报》2003年11月7日，A3版。

在 21 世纪了，我们必须对我们优秀的中华文化树立信心并加以发扬和发展造福于世界人类，这是我们的责任。过去对传统文化批评过了头，所以我们现在必须重新去认识我们的传统文化，而且要发展传统文化。

中医学是中华文化的瑰宝，发扬中医以造福于全人类。中西医互补，互相不能取代，经历一二百年可能会走到一起，这是历史发展的必然规律。

中华文化大发展始于战国时代，如果说今天是"世界战国时代"的话，估计中华文化的爆炸式的新发展将起始于 21 世纪，中医学的发展亦将同步。中医药学之腾飞的条件已开始具备了，那就是中医药学与世界第二次科学革命相结合，走自己的路，中国医学就会走在世界的前头了。但必须得到政府的大力支持，为中医药的发展架设一条高速公路，实为当务之急。

对于世界科技发展，有人这样说："第二次科学革命正在到来，自 20 世纪末期开始，世界科学正在发生一场全新的革命，它是继 400 多年前开始的西方科学革命后，人类历史上第二次重大的科学革命。……第二次科学革命的思想和方法与中国古代科学一脉相承。一些现代科学家发现，中国传统科学思想中关于和谐的思想、有机论的思想，演化发展的思想、相反相成的思想与第二次科学革命的新思想十分吻合。令人惊讶的是，第二次科学革命不仅在思想上，而且在方法上也源于以'解决实际问题'为特点的中国古代实用化科学方法。……东方科学与西方科学、东方文明与西方文明应当而且必然结合在一起，共同为经济发展和社会进步提供动力"。他还说："高科技革命正在和即将出现四次浪潮。在未来 50 年内，正在和将要先后以信息技术、生物技术、纳米技术和航天技术为核心的第四次浪潮。"❶

我认为以上的观点是符合 21 世纪的发展现实的。21 世纪中医药学将以崭新的面貌出现在世界科学之林。

如果认为上述的意见是正确的话。那么目前最流行的一个口号——"向世界接轨"应予改正。什么都向世界接轨的话就把自己处于从属地位了。21 世纪是重新评价中华文化，发掘中华优秀文化的时期，世界文化的发展不能缺少中华文化的参与，东西方文化是互补性很强的两种文化，我们不应妄自菲薄，把中华文化处于"自我从属"的地位。该口号应改为"中华文化与世界文化双向接轨"，简称为"与世界双向接轨"。

---

❶ 姜岩，世界科技发展九大展望，《瞭望》新闻周刊，2003 年 2 月 3 日，第 5 - 6 期：86 - 88.

中国科学家有志气、有骨气、有智慧、有能力，创造中华民族更美好的未来。

二、中医科研的历史回顾

现代中医的科研，通常要借鉴西医的实验研究方法。其实，历史上中医也有过实验研究，《本草纲目》转述八世纪陈藏器关于脚气病的病因，认为本病与食白米有关，并说："小猫、犬食之，亦脚屈不能行；马食之足重。"这其实就是一种验证病因的动物实验。古代也有对照研究，如据文献记录，鉴别党参真假时，以两个人嘴里嚼着党参跑步，看谁坚持得久则嘴里的党参就是真的。这就是对照实验。最早的实验诊断方法也出现在中国，晋唐时代，医生为了观察黄疸症状的变化，逐日用白布浸染病人小便后晾干，加以比较就可以知道黄疸病情每日的进退。应该说，在实验研究方面，古代中医有很多创造是走在世界前面的。

不过，中医后来的发展，并没有沿着动物实验这条路走下去。是不是不走实验研究的道路，中医学就没有发展呢？历史证明不是。中医历史上的每一次突破都有赖于新的科研成果出现。当然对科研的理解，我们不能局限于实验一途，不能说不搞实验的中医就不是科学研究。下面不妨从科学研究的角度，回顾一下中医学的发展历史。

众所周知，汉代名医张仲景被称为"医圣"，他对临床医学做出了重大贡献。张仲景的主要著作《伤寒杂病论》，可以说就是他的科研成果，这一科研成果是如何得出来的？张仲景的科研方法，用他本人的话来说是"勤求古训，博采众方"。在汉代以前，医学有四大流派，分别是医经、经方、神仙和房中。张仲景主要继承前两家的学术，以医经家的理论结合临床实践（平脉辨证）去整理经方家的方药。《汉书·艺文志》记载当时有医经九家，经方十一家，所谓"勤求古训"，"训"就是理论；"博采众方"就是整理众多经方家的方药。张仲景在前人的基础上研究出的成果，主要是确立了辨证论治这一中医精华，并整理出"以脏腑论杂病"和"以六经论伤寒"两大临床辨证系统，这使中医临床医学有了一个完整的学术体系。到今天我们还要深入学习《伤寒》和《金匮》的理、法、方、药，可见其影响深远。

晋代医家王叔和，在《脉经》中把晋代以前中医关于脉学的研究作了一次整理和探讨，整理出24种脉象，至今仍在应用，并没有过时，这也是很了不起的科学成就。到了隋代，巢元方研究病因学、病理学，著《巢氏病源》，这也是一种研究。唐代的王冰，专门研究《内经》，做了很多订正工作，整理出现在最流行的版本，另外还补充了七篇大论，中医理论的很多精华都出自这七篇大论，这也是了不起的科学研究。

唐代著名的药典《新修本草》，宋代的本草巨著《证类本草》，还有宋代官定的方典《和剂局方》，都是众多学者悉心研究的成果。宋代还有一项更重大的科研工程，就是点校医书。点校，即把错字校正，句子理顺，然后加以注解。政府组织了一批文人和医家，成立了专门机构来开展这样一个系统工程，至今我们所看到的古代医学经典，多数是经宋代点校后流传下来的优良版本，这对医学的普及和发展是有重要意义的。过去有人认为点校不是科研成果，实际上为了点断一句话、校正一个字，往往要查阅大量资料和比较各种版本，而且单纯文字比较还不行，还要用医理来推理。所以点校并不是一个简单的工作，它要花费大量心血，其结果往往影响到对中医理论的正确理解。好的注解也是有创造性的劳动，所以点校等文献整理应该属于科研工作。

宋代的医学普及，和哲学上的争鸣，带来了金元时代的医学争鸣，刘、张、李、朱四大家出现，对后世影响很大。以李东垣为例，他可以说是创立脾胃学说的鼻祖，广州中医药大学现在还设有脾胃研究所，研究脾胃学说，这反映出李东垣的研究成果是很有价值的。李东垣是怎样取得研究成果的？他所处的时代，由于宋金元对峙，战乱连年，社会上常见的疾病，跟过去的认识不完全一样。例如《伤寒论》时代出现的发热，多为伤寒，用六经辨证；但李东垣所见的发热，多属内伤，他经过临床研究，对外感和内伤发热作了鉴别，认为内伤发热不能用黄芩、黄连、黄柏等苦寒之药，而是要用黄芪、党参、白术这些甘温的药来除大热。即所谓"甘温除大热"，是退39℃以上的热，吃黄芪、党参能退烧。举例如我校一位毕业生的母亲，膝关节手术后发热，每天38℃~39℃，曾用各种最新最贵的抗生素和其他药物治疗近1个月，发热如故。邀我会诊，我按甘温除热法，用李东垣的补中益气汤。该生不敢与服，晚上电话询问，我让她先服半剂，2个小时后无不良反应再服半剂。第二天来电话，睡眠较好，精神略佳。嘱其日服2剂，体温逐步下降，上方加减调理，半月后治愈出院。现代一些年轻医生受到西医的影响，碰到发烧，就按感染处理，上抗生素，或用相当于中药的清热解毒药。实际上有的病人不适合这样处理，反而用补中益气汤或其他补益药能退热，这种"甘温除大热"的成果，到现在还是超过世界医学水平的。李东垣的科研，完全立足于临床，取得的成果能突破前人理论禁区，有效指导临床。

中医发展到明清，出现了温病学说，这是一个伟大的成就。真正把温病学说树立起来的医家是吴鞠通，他的著作有《温病条辨》。吴鞠通又怎样研究，写成本书的呢？从《温病条辨·序言》可知，他受到刘河间、朱丹溪和吴又可《瘟疫论》的影响，而影响他最大的则是叶天士。叶天士对温病有重大的创见，但没有十分系统的著作，主要思想和经验反映在《温热论》和《临证指南医案》中。像《临证指南医案》，是他的学生收集他的医案，加以整理和评论而成，这个工作也是科研成果，既整理了老师的经验，也有自己深入的体会。吴鞠通进一步发展叶天士的学术，他的《温病条辨》不但确立了使温病自成体系，而且整理了叶天士很多临床处方成为名方，使治疗温病的方药得以丰富。他能够以叶天士的学术与经验为材料构建新的大厦，是有创造性的科研成果。温病学说的理论，在今天治疗各种传染性、感染性疾病，包括 SARS，处处在发挥作用，这一含金量极高的成果也是科学研究实践的产物。

明代还有世界性的药物巨著《本草纲目》出现。李时珍一生用三十年的时光研究中药，写成《本草纲目》，流传世界各国。他的成就取得，除了来自深入的文献检索和广泛的实地调查外，也不能忽视李时珍的临床实践，他常常根据临床应用的反馈来订正药物的药效说明。李时珍的成就超越了医药学的范畴，是一个百科全书式的博物学家。

清代有革新精神的王清任（1768～1831），使人敬佩。他认为治病不明脏腑，有如盲子夜行。他三十岁时遇疫症流行，不避臭秽到荒野观察弃尸研究脏腑，他说："犬食之余，十人之内，看全者不过三人，连视十日，大约看全者不下三十余人。"因而著《医林改错》一书。但可惜其解剖部分，对后世除了"灵机记性不在心在脑"之外，其余无何影响。该书 3/4 的篇幅论祛瘀法之运用，其 30 多张独创之方剂却影响深远。这几十张新方充满中医传统理论的内涵。如他祛瘀不忘益气，就源于《内经》气血之论，他说"治病之要诀，在明白气血"，从而又发展了传统理论。反之当今之研究血瘀证者，却把"气"丢了，因此虽做了不少费力的研究，但仍然未有超过王清任也！反而自王清任之后用王清任之方药治病取得很大的成绩，至今仍可以说是超过世界之水平。例如民国时期治天花、鼠疫❶，

---

❶ 清·光绪 23 年（1897）医家罗汝兰著《鼠疫汇编》，仿照王清任法，以活血祛瘀消肿散结主治鼠疫取得成效。

新中国成立后治出血性、缺血性中风、腹部肿瘤、不孕症、战伤之血胸❶等。足见中医之系统理论并未过时，离之则事倍而功半，从之则事半功倍。

从历史的经验看，中医学的发展必须按照自身的发展规律，以我为主，就是以中医的系统理论为主导，以临床实践为依据，在辩证唯物论指导下，多学科相结合以求发展。传统中医的研究方法，是宏观的，但也取得了伟大的成就，说明不只是微观研究才是科研。当然现在我们应该是宏观加上微观，那就不同于往日了。

三、道路坎坷中医仍发展

中医就像和氏璧。和氏拿着和氏璧送给厉王，专家鉴定说是石头，砍掉他了一只脚。武王在位了，和氏又去献宝，专家还说是石头，他又被砍掉一只脚；文王在位了，他抱着和氏璧在中山哭了三天三夜，眼泪流干继之流血，感动了文王，把石头打开，发现了和氏之璧，后来还有完璧归赵的故事，证明它确是国宝。中医就像这块玉，新中国成立以前国民党要消灭中医，砍掉了中医的左脚；新中国成立后王斌要改造中医，又砍掉了中医的右脚，幸好党中央毛泽东主席发现了问题，制定了中医政策。直到1986年12月中医药管理局成立的时候，中医才喘了一口气，才有了娘，有了单列的财力、物力、人力。但是，虽然这样，近百年来试图消灭中医是失败了，但改造中医实际上成功了。表面上中医发展很兴旺，凡西医有的中医都有，职称有教授、副教授，学位有硕士、有博士，机构有大学、研究院，有大医院，但真正中医的内涵却日渐缩小，西医的成分越来越多。对这一现象，我名之曰"泡沫中医"！此乃按西医之模式以改造中医之结果也。如不深化改革，则中医将名存而实亡矣！！

不过无论如何中医是有生命力的，在坎坷的道路上仍然发展。试举例以证之。

（一）抗 SARS，中医之作用

21 世纪 SARS 突然袭击，使人类措手不及，中医药发挥了无可取代的效力，受到国际卫生组织两位专家的称赞，认为值得研究推广。现在 SARS 暂时过去了，但在国内仍然有人认为中医药只起辅助的作用，怀疑单纯中医不能治 SARS！要经过循证医学的论证才行。除了吴仪副总理对中医治

---

❶ 广州 157 军医院于越战时用血府逐瘀汤治血胸之伤者取得良效。

"非典"加以肯定之外，各种报道与总结，很少有称赞在这场战斗中中医所起的作用。真是长使中医泪满襟！

WHO 有如下一个统计数字：全球共有 32 个国家共出现 8400 多例 SARS 患者，其中中国（包括香港和台湾）有 7700 多例。全球死亡率为 11%，香港为 17%，台湾为 27%，中国大陆为 7%。（注：广东非典死亡率为 3.8%，广州非典死亡率为 3.6%，这一数字在全球是最低的。）

广州与香港地理气候、生活习惯都有可比性，为什么差别那么大呢？其差别在于有无中医参与治疗。香港卫生署经过两次到广东省中医院调查，确认中医的作用，最后请广东省中医院派两位女专家参与治疗 SARS 严重之患者及新病人，并一再延长其预定之留港日期。

再看看我校第一附属医院，没有用类固醇，本院 60 例、院外会诊几十例均无一例死亡。全院服中药预防药，医护人员无一例感染。如此看来，对香港及北京的西医大剂量激素治疗方案，是否应重新检讨呢？台湾、加拿大的病死率及新加坡的病死率之高，我认为亦与缺乏中医之参与与有关。

请看看广州呼研所潘俊辉等中医写的《中医药介入 SARS71 例临床研究》一文，该文统计 5 月 30 日以前收治确诊患者 88 例，其中中医介入治疗 71 例，病死率较低，只有一例。据查该所 88 例共计死亡有好几例。（文章见 2003 年 8 月 18 日《中国中医药报》）。

有人说没有西医，没有中西医结合中医就治不了非典，错了。中日友好医院仝小林教授主持的课题组对该院第十二病区收治的 16 例新发病的 SARS 病人进行了单纯中医中药治疗观察，结果显示：中药在 SARS 治疗中不仅有退热快、不反复、有效缓解症状的特点，而且中医药早期干预在这一疾病的发展中对减轻肺损害程度有一定作用。单纯中医中药治疗期间，无一例病情发生恶化。治疗结果：16 例患者应用中药后在 1～7 天内退热，平均退热时间为（4.44±1.46）天，且热退后体温一直保持在相对稳定的水平，临床观察没有发现反复的现象。11 例入院时有咳嗽的患者在 3～8 天内全部缓解，平均缓解时间为（5.27±1.49）天。7 例入院时呼吸急促的患者在 3～7 天内缓解，平均缓解时间为（5.15±1.87）天。全部患者在 2～10 天内全身不适症状基本缓解，平均时间为（6.37±2.49）天。16 例患者影像学改变在 6～16 天内完全吸收或明显好转，其中 9 例完全吸收，7 例明显好转，平均吸收或好转时间为（10.87±2.92）天。16 例患者无一人使用抗生素、激素及其他西药。这是能否单独用中医药治疗 SARS 的一个最好的回答。

如果对非典前期用药对了，它根本就到不了肺严重病变的程度。西医对病人上来就用激素，按中医理论来说激素是入里的药，它能引邪入里，到病情重了还要上呼吸机。不到这样的程度下不了诊断，就说中医治的不是非典，这是不客观的。我有个学生，太太是广东省中医院急诊科的护士长，感染了非典，开始也是用大剂量的激素，但是没有效果，我让他赶紧把这些西药停掉用中医治疗，果然停了西药后换成中医治疗，病情得到了控制，3 天烧就退了。另一个护士长感染非典是用西医方法治疗的，后来牺牲了。我这个徒弟的太太却好了。所以说现在的很多标准是以西方的游戏规则为准的，按西方的那些标准，我想我的研究要进入自然科学基金，难矣！因为我没有进入基因水平，也不搞分子生物学、动物模型。问题的关键是游戏的规则是西医的不是中医的，西医是微观的，我们是宏观的，我们把人放在大自然中观察。举个例子，为什么经络研究来研究去都没有结果？我肤浅的看法认为，在经络的研究中，好比是用有线电话的模式去研究手机，手机会响能通话，但是找不到连线，你说它不科学！中医的经络研究问题就出在这里。

中医还能预防 SARS。广州中医药大学的终身教授刘仕昌 89 岁了，仍然去传染病医院会诊病人，可能有人说他"无知所以无畏"，可是他不但制订了有效的治疗方案，本人也没有感染。因为他吃中药预防。现在世界上对冠状病毒的疫苗的研究还要搞一年、两年，我们广州一开始就预防了。我也出了一个药叫作"邓老凉茶"，我的学生在香港大学教书，他替人买了这个药供应了二千人的预防，其中包括香港的五六个西医，喝了这个凉茶无一例发病。北京有个工地老板拿着这个药方到同仁堂花了四十万元买药，发给工地的工人，原来已经有两个职员发病了，但是发给工人这个药之后无一例再发病。所以说我们为什么不投大力量去研究预防流感，预防这些病的药呢？一定要跟外国去搞，争那个冠状病毒。冠状病毒的金牌已经被加拿大、德国拿走了，有人写文章：长使英雄泪满襟，说这个金牌应该是我们中国得的。为什么治疗上的金牌那么大就没有人看见?! 这次 SARS 显示了中医的潜在威力，传染病不少都是病毒性的，治疗上都是中医药处于领先地位，但是我们的国家就没有大力投放人力、财力去研究。不着力去研究我们已经领先的这些，而是跟着外国的研究去搞其他的微观研究，不沿着中医的宏观思路去走，而是光想怎样去追赶西方，这是"从属思想"之典型例子。

（二）50 年代以来中医之成就

自 1958 年毛泽东对西医学习中医的报告作了批示："中国医药学是一个伟大的宝库，应当努力发掘，加以提高。"掀起了全国中西医学习中医研究中医的高潮之后，几十年来虽有反复，但成果仍然十分显著。如：

（1）传染病方面，如乙型脑炎、钩端病、流行性出血热、麻疹合并肺炎等病毒性之类传染病，都取得超世界水平的效果。病毒性肝炎，传染病院也要用中药治疗。

（2）非手术治疗急腹症之研究，如胃穿孔、急性胰腺炎、肠梗阻、麻痹性肠梗阻、宫外孕等急腹症可以采用中医药治疗不用开刀，这是世界医学所不能的。

（3）针麻与中药麻。用针刺代替麻醉药，可以进行胸腹部手术。这也是世界的创举，手术时麻而不醉，在手术中病人可以和医生对话。由于针麻之成就，20 世纪 70 年代以来在世界形成针灸热，现在所有发达国家都有针灸师为人治疗并纳入保险医疗。

特别值得表彰的是我国生理学家研究了针麻之原理是针刺后大脑产生"脑啡呔"故能止痛，为针刺之推行世界奠定基础。但世界各国现在仍未完全学会中医针灸学术。

与针麻同样成功的是中药麻，一味洋金花提炼的中药麻醉剂，因为它能提高血压，因而填补了世界麻醉药对休克患者禁用之空白。

（4）重症肌无力是难治之病。重症肌无力出现呼吸危象时，死亡率相当高。如詹国华报道广东省人民医院抢救重症肌无力危象 14 例，死亡 6 例，死亡率为 40%。[1]

章成国等文章统计 1981 年以来国内重症肌无力危象抢救之报告 195 例，死亡 71 例，死亡率为 36.2%。[2]

我们课题组于 1999～2003 年共抢救 21 例，无一例死亡，近期疗效 100%。出院后随访，半年内死亡 2 例，为再发危象在当地医院抢救无效或放弃抢救死亡；随访一年后，再死亡 2 例（1 例因其他疾病死亡，1 例在外院行胸腺瘤手术诱发危象抢救无效死亡），其余 17 例患者健在，生活能自理，可从事轻工作。远期疗效为 80.95%。

---

[1] 詹国华. 抢救 14 例重症肌无力危象的经验与教训，广东医学，1993，14（2）：79.

[2] 章成国，陈理娥. 重症肌无力危象抢救体会（附国内资料 196 例报告），临床神经病学杂志，1992，5（2）：93.

重症肌无力西医学以神经学说指导诊疗，我们则是以中医的脾胃学说指导诊疗的。

四、战略与策略

当前我国正沿着邓小平同志指引的"建设有中国特色的社会主义"道路前进。文化科学必须随着这一指引行进，发展中医药亦不例外。发展中医药不是为科学而科学，不是中西学术之争。发展中医药首先是为保证13亿人民人人享有医疗保健的权利的重要依靠。发展中医药是为中国社会发展服务的。

中医药是最具中国特色的医学，必将为社会主义中国的建设发挥巨大之作用。

按照"三个代表"的要求和我国宪法规定，必须贯彻中西医并重的方针，必须加大对中医药事业的投入，为中医药的发展架设高速公路。因为中医药的特色是简、验、便、廉，乃解决目前"因病致贫"、"因病返贫"的特效良方。医学研究的目的如果首先放在13亿中国人民保健事业这上面来，就非得提倡发展中医药不可。"非典"就是一个很好的例子，香港治疗一个非典病人少则几万，多则几十万，我们第一附属医院治疗费最贵的一个非典病人才是五千元。

从学术本身来看，中医学具有独特的理论体系。西医是微观医学，中医是宏观医学，西医在现代科学扶持下飞速发展，中医有几千年的精华积淀，它没有停滞不前，而是与时俱进。中医学将与21世纪的新科学革命相结合，会得到象战国时代那样的又一次飞跃的发展。那么中医药学的发展又不仅为13亿人民的健康，将为世界人民的健康做出伟大的贡献。中医药学将无愧于"中国第五大发明"之荣誉。

中医药学几千年来，不断在发展，但只是"量变"的发展，在21世纪的今天，世界科学已进入第四次浪潮的今天，世界科学将帮助中医来一次"质变"的飞跃发展，而在发展中医的同时，因为吸取了中医的精华，会反过来给世界科学以创新和发展。

兹就几个具体问题分述如下。

（一）与临床相结合

中医的理论，早期在古代哲学的影响下形成，然后形成理论与临床紧密结合的特点。中医古代是不分基础学科与临床学科的。中医的理论对实践进行指导，反过来实践又给理论加以提高，没有临床实践就不容易体会中医理论的正确与科学性。这一点在现代的中医实践中依然没有改变，所以中医基础理论的研究一定不能脱离临床。当代名中医的临床经验总结，是一个既宝贵又丰富的矿藏。

（二）基础研究使中医学飞跃发展

上述强调中医研究必须与临床相结合，而和几千年以来的各家学说相结合也很重要，这就要进行深入的发掘、整理。文献研究不能忽视，这是中医学独有的特点。中医的各家学说，值得去验证，并在验证中继续发展。

若论中医要飞跃发展，则必须在上述的基础上进行实验研究，实行多学科相结合，沿着中医的系统理论进行研究，中医学才能有突破性的"质"的飞跃发展。

深入挖掘中医理论之精华，与新科学革命的成就相结合，是中医药"质变"的必由之路。

（三）要解放思想，走自己的路

西医是医学，中医也是医学，西医的发展与现代科学同步，而中医近百年来受尽打击，在形式上三个指头加草根树皮，容易被世人误解。我们要多学科相结合，那么要求各科参与研究的学者，必须解放思想，尤其是西医学者。必须承认：检验真理的唯一标准是实践。必须认识微观是科学，宏观也是科学，最终使宏观与微观相结合，产生"介观医学"。这要求先在研究方法上走出新的路来。

（四）要以科学的哲学为指导思想

科学重实践，但也要有正确有指导思想。正确的指导思想，我认为就是马克思主义的哲学。用历史唯物主义与辩证唯物主义作为我们进行研究的指导思想，这样会少走弯路，事半而功倍。马克思的哲学思想帮助毛泽东打败蒋介石，毛泽东的《认识论》与《实践论》足以说明毛泽东又是一位哲学家。我相信在以科学的哲学研究中医药学的同时，可能反过来丰富马克思主义哲学。

（五）对重点研究项目的意见

1. 对中医学术的系统整理

在现代的认识论条件下，对中医的基本概念、理论学说进行历史的、逻辑的整理是基础研究重要的工作。同样一个概念，在不同医家的理论中有不同含义，其前提条件是什么，其实质内涵有什么区别，分别应用于什么样的不同情况……这属于中医学术史、概念史研究，是研究中医理论的基础性工作，只有把这些内容继承好才能进一步发扬。这个系统性工程有必要组织队伍认真进行。

2. 对核心理论的深入研究

像阴阳、五行、脏腑和经络，都是中医理论的核心，百年来也有不同的争议。有必要在总结近数十年研究成果的基础上，进一步研究。像心主神明还是脑主神明？经络是否存在？这些问题离开中医临床就不能作出准确的评价。又如五行学说，被视为玄学，为什么中医还在用？实际中医五行学说的实质是五脏相关理论，这些都要结合临床进行阐释。

3. 对辨证论治的研究

不少人将辨证与辨病相对立，甚至贬低辨证论治的重要性。实际上，中医的辨证论治包含了辨证—辨病—再辨证这样一个综合的过程。对辨证论治的实质内涵应有一个统一的认识，并解决与辨理化指标、发展微观辨证以及与辨现代医学之病的关系。

4. 中药的研究

未来临床医学很多难题的解决要靠中药。但是，中药的研究一定要以中医理论的指导为基础，不要一味走分离、提取有效成分的植物化学研究道路。中医中药不分家，要认真研究中药的药性理论与中医理论的关系，以及临床应用规律。

5. 养生保健理论的研究

中医提倡"治未病"，养生保健理论很丰富，包含了免疫防病、颐养益寿等预防医学、健康教育的内容。对这一部分内容不仅要从文献上整理，还应加以现代研究。中医优秀的养生文化应该在我国的公共卫生事业与学术中有所体现。

五、结语

21 世纪的中医药学已踏入千载难逢的机遇之途，发展是必然的，但其发展之快慢取决于有无一条高速公路。这条高速公路架设之权在人民政府手中、在国务院决策之中，关键在于党的领导也。中医药学之发展不仅是中医药人员独有的职责。中医药之发展是中华民族的健康事业，事关中华文化之再创辉煌也。

21 世纪——中医药学走向世界之契机[①]

中医药学是中华文化的瑰宝，发扬中医药学可以造福于全人类。中西方医学是互补的，互相不能取代，但经历一二百年可能会走到一起，这是历史发展的必然规律。

中华文化大发展始于战国时代，如果说今天是"世界战国时代"的话，估计中华文化的爆炸式新发展将起始于 21 世纪，中医药学的发展亦将同步。中医药学腾飞的条件也已开始具备，那就是中医药学与世界第二次科学革命相结合。可以想见，21 世纪的中医药学将以崭新的面貌出现在世界科学之林。但这必须得到政府的大力支持，为中医药学的发展架设一条高速公路，实为当务之急。

一、中医药学科研的历史回顾

现代中医的科研，通常要借鉴西医的实验研究方法。其实，历史上中医也有过实验研究，《本草纲目》记载了八世纪陈藏器关于脚气病病因的研究，他认为该病与食白米有关，并说："小猫、犬食之，亦脚弱不能行；马食之足重。"这其实包含有动物实验。另外，古代也有对照实验研究，如据文献记录，为鉴别党参真假，让两个人嘴里嚼着党参跑步，看谁坚持得久则嘴里的党参就是真的。最早的实验诊断方法也出现在中国，晋唐时代，医生为了观察黄疸症状的变化，逐日用白布浸染病人小便后晾干，加以比较就可以知道黄疸病情每日的进退。应该说，在实验研究方面，古代中医有很多创造是走在世界前面的。

不过，中医后来的发展，并没有沿着动物实验这条路走下去。但是不走实验研究的道路并不等于中医药学就没有科学研究。事实上，中医历史上的每一次突破都有赖于新的科研成果出现。这通过回顾中医药学的发展历史就可以证明。

汉代名医张仲景被称为"医圣"，他对临床医学做出了重大贡献。张仲景的主要著作《伤寒杂病论》，可以说就是他的科研成果。张仲景采用的科研方法，用他本人的话来说是"勤求古训，博采众方"。在汉代以前，中国医学有 4 大流派，分别是医经、经方、神仙和房中。张

---

① 本文 2004 年 04 月发表于《中国基础科学》第 2 期。

仲景主要继承了前两家的学术，以医经家的理论结合临床实践（平脉辨证）去整理经方家的方药。《汉书·艺文志》记载当时有医经 9 家，经方 11 家。张仲景在前人基础上研究出的成果，主要是确立了辨证论治这一中医精华，并整理出"以脏腑论杂病"和"以六经论伤寒"两大临床辨证系统，这使中医临床医学有了一个完整的学术体系。到今天我们仍然要深入学习《伤寒》和《金匮》的理、法、方、药，可见其影响深远。

晋代医家王叔和，在《脉经》中把晋代以前中医关于脉学的研究作了一次整理和探讨，整理出 24 种脉象，至今仍在应用，这也是很了不起的科学成就。到了隋代，巢元方研究病因学、病理学，著《巢氏病源》，这也是一种研究。唐代的王冰，专门研究《内经》，做了很多订正工作，整理出现在最流行的版本；另外还补充了 7 篇大论，中医理论的很多精华都出自这 7 篇大论，这也是很了不起的科学成就。唐代著名的药典《新修本草》，宋代的本草巨著《证类本草》，还有宋代官定的方典《和剂局方》，都是众多学者悉心研究的成果。宋代还有一项更重大的科研工程，就是点校医书。政府组织了一批文人和医家，成立了专门机构来开展这一系统工程，至今我们所看到的古代医学经典，多数是经宋代点校后流传下来的优良版本，这对医学的普及和发展有着重要意义。过去有人认为点校不是科研成果，实际上为了点断一句话、校正一个字，往往要查阅大量资料和比较各种版本；而且单纯文字比较还不行，还要用医理来推理。所以点校并不是一个简单的工作，它要花费大量心血，其结果往往影响到对中医理论的正确理解。另外，好的注解也往往蕴涵创造性的劳动，所以点校等文献整理应该属于科研工作。

宋代的医学普及和哲学上的争鸣，带来了金元时代医学的争鸣，刘完素（寒凉派）、张从正（攻邪派）、李东垣（补土派）、朱震亨（养阴派）四大家的出现，对后世影响很大。以李东垣为例，他可以说是创立脾胃学说的鼻祖，广州中医药大学现在还设有脾胃研究所，研究其脾胃学说，这反映出李东垣的研究成果很有价值。李东垣所处的时代，宋金元对峙，战乱连年，社会上常见的疾病，跟过去的认识不完全一样。例如《伤寒论》时代出现的发热，多为伤寒，用六经辨证；但李东垣所见的发热，多属内伤。他经过临床研究，对外感和内伤发热作了鉴别，认为内伤发热不能用黄芩、黄连、黄柏等苦寒之药，而是要用黄芪、党参、白术等这些甘温的药来除大热，即所谓"甘温除大热"，也就是说黄芪、党参等甘温可以退

39℃以上的高烧。例如有一位女性患者，膝关节手术后发热，每天38℃~39℃，曾用各种抗生素和其他药物治疗近1个月，发热如故。我依据甘温除热法，用李东垣的补中益气汤，半月后治愈出院。现代一些年轻医生受到西医的影响，碰到发烧，就按感染处理，用抗生素或中药的清热解毒药。实际上有的病人不适合这样处理，反而要用补中益气汤或其他补益药能退热。李东垣的科研，完全立足于临床，取得的成果突破前人理论禁区，有效指导了临床。

中医发展到明清，出现了温病学说，这是一个伟大的成就。真正把温病学说树立起来的医家是吴鞠通，他的著作有《温病条辨》。从《温病条辨·序言》可知，他受到刘河间（完素）、朱丹溪（震亨）和吴又可《瘟疫论》的影响，而影响他最大的则是叶天士。叶天士对温病有重大的创见，其主要思想和经验反映在《温热论》和《临证指南医案》中。吴鞠通进一步发展了叶天士的学术，他的《温病条辨》不但确立了温病学说体系，而且整理了叶天士很多临床处方成为名方，使治疗温病的方药得以丰富。温病学说的理论，在今天治疗各种传染性、感染性疾病（包括SARS）中仍发挥着重要作用。

明代还有世界性药物巨著《本草纲目》的出现。李时珍用30年的时光研究中药，写成《本草纲目》，流传世界各国。他成就的取得，除了来自深入的文献检索和广泛的实地调查外，也来源临床实践，他常常根据临床应用的反馈来订正药物的药效说明。

清代医家王清任具有革新精神，他认为治病不明脏腑，有如盲子夜行。他曾经在疫症流行时到荒野观察弃尸以研究脏腑，并著《医林改错》一书，提出了"灵机记性不在心在脑"的论断。该书3/4的篇幅论祛瘀法之运用，其30多张独创之方剂影响深远。这些新方充满了中医传统理论的精髓。如他主张祛瘀不忘益气，认为"治病之要诀，在明白气血"，就源于并发展了《内经》气血之论。而当今研究血瘀证者，却把"气"丢了。虽然做了不少的研究，但仍然未超过王清任的水平。王清任之方药治病至今仍旧取得很大的成绩，例如：民国时期治天花、鼠疫，新中国成立后治出血性、缺血性中风、腹部肿瘤、不孕症、战伤之血胸等。

从历史的经验看，中医学的发展必须按照自身的发展规律，以我为主，就是以中医的系统理论为主导，以临床实践为依据，多学科相结合以求发展。传统中医的研究方法，是宏观的，它也取得了伟大的成就，这说明不只是微观研究才是科研。当然现在我们应该是宏观加上微观，那就不同于往日了。

二、中医药学在坎坷中发展

近代中医药学发展非常坎坷，新中国成立以前国民党政府要消灭中医；新中国成立后王斌要改造中医。幸好党和政府及时发现了问题，制定了相应中医政策。直到1986年12月中医药管理局成立的时候，中医才喘了一口气。但是，也应该看到，虽然近百年来消灭中医的企图是失败了，但改造中医实际上是成功了。表面上中医发展很兴旺，凡西医有的中医都有，职称有教授、副教授，学位有硕士、博士，机构有大学、研究院、大医院，但真正中医的内涵却日渐缩小，西医的成分越来越多。这实际是按西医模式来改造中医，如这样继续下去，则中医将名存而实亡矣！

不过无论如何中医是有生命力的，在坎坷的道路上仍然有所发展。

（一）50年代以来中医之成就

自1958年毛泽东对西医学习中医的报告批示"中国医药学是一个伟大的宝库，应当努力发掘，加以提高。"掀起全国西医学习中医研究中医的高潮之后，几十年来虽有反复，但在一些方面仍然取得十分显著的成果。如：

传染病治疗方面。如采用中药治疗乙型脑炎、钩端病、流行性出血热、麻疹合并肺炎以及肝炎等病毒性传染病，都取得了良好效果。

非手术治疗急腹症。如胃穿孔、急性胰腺炎、肠梗阻、麻痹性肠梗阻、宫外孕等急腹症可以采用中医药治疗而不用开刀，也都取得了良好效果。

针麻与中药麻醉。用针刺代替麻醉药，可以进行胸腹部手术。手术时麻而不醉，在手术中病人可以和医生对话。由于针麻之成就，20世纪70年代以来在世界形成针灸热，现在所有发达国家都有针灸师为人治疗并已纳入保险医疗体系。同时，我国生理学家对针麻原理进行了研究，明确了针刺后大脑产生"脑啡呔"是针麻的原理。这为针麻推行世界奠定了基础。

中药麻同样取得了成功，由洋金花提炼的中药醉剂因能提高血压，从而填补了世界上麻醉药对休克患者禁用的空白。

治疗重症肌无力。当重症肌无力出现呼吸危象时，死亡率相当高。如詹国华❶（1993）报道广东省人民医院抢救重症肌无力危象 14 例，死亡 6 例，死亡率为 40%。章成国等❷（1992）统计了 1981 年以来国内重症肌无力危象抢救报告 195 例，死亡 71 例，死亡率为 36.2%。而我们课题组采用中医的脾胃学说指导诊疗重症肌无力，1999－2003 年共抢救 21 例，无一例死亡，近期疗效 100%。出院后随访，半年内死亡 2 例，为再发危象时当地医院抢救无效或放弃抢救而死亡；一年后，再死亡 2 例（1 例因其他疾病死亡，1 例在外院进行胸腺瘤手术诱发危象抢救无效死亡）。其余 17 例患者健在，生活能自理，可从事轻工作。远期疗效为 80.95%。

（二）在抗击 SARS 中中医的作用

21 世纪 SARS 突然袭击，使人类措手不及。在抗击 SARS 中，中医药发挥了无可取代的作用，受到国际卫生组织两位专家的称赞，认为值得研究推广。但在国内仍然有人认为中医药只起辅助作用，怀疑单纯中医治疗 SARS 的能力。除了吴仪副总理对中医治 SARS 加以肯定之外，各种报道与总结，很少有称赞在这场战斗中中医所起的作用。

根据 WHO 的统计数字：全球有 32 个国家共出现 8400 多例 SARS 患者，其中中国（包括香港和台湾）有 7700 多例。全球 SARS 死亡率为11%，香港为 17%，台湾为 27%，中国大陆为 7%。而其中广东为 3.8%，广州为 3.6%，这一数字在全球是最低的。广州与香港地理气候、生活习惯都有可比性，其 SARS 死亡率差别如此之大可能就在于有无中医参与治疗。香港卫生署经过两次到广东省中医院调查，确认了中医的作用，最后请广东省中医院派两位女专家参与治疗 SARS 严重患者及新病人。

广东中医药大学第一附属医院，没有用类固醇，本院 60 例、院外会诊几十例均无一例死亡。全院服中药预防，医护人员无一例感染。如此看来，应该对大剂量激素治疗方案予以重新检讨。台湾、加拿大及新加坡等的病死率如此之高，我认为亦与缺乏中医之参与有关。

在广州呼研所潘俊辉等中医的《中医药介入 SARS71 例临床研究》❸一文中，统计了 2003 年 5 月 30 日以前收治确诊患者 88 例，其中中医介入治疗 71 例，只有 1 例死亡。而其余 17 例中就有好几例死亡。

---

❶ 詹国华. 抢救 14 例重症肌无力危象的经验与教训. 广东医学，1993，14（2）：79.

❷ 章成国，陈理娥. 重症肌无力危象抢救体会（附国内资料 196 例报告）. 临床神经病学杂志，1992，5（2）：93.

❸ 潘俊辉等. 中医药介入 SARS71 例临床研究. 中国中医药报，2003 年 8 月 18 日.

有人说没有中西医结合中医就治不了 SARS，这不对。中日友好医院全小林教授主持的课题组对该院第十二病区收治的 16 例新发病 SARS 病人进行了单纯中医中药治疗观察，结果显示：中药在 SARS 治疗中不仅有退热快、不反复、有效缓解症状等特点，而且中医药早期干预在疾病发展中对减轻肺损害程度有一定作用。单纯中医中药治疗期间，无一例病情发生恶化。治疗结果：16 例患者应用中药后在 1～7 天内退热，平均退热时间为（4.44±1.46）天，且热退后体温一直保持在相对稳定的水平，临床观察没有发现反复现象；11 例入院时有咳嗽的患者在 3～8 天内全部缓解，平均缓解时间为（5.27±1.49）天；7 例入院时呼吸急促的患者在 3～7 天内缓解，平均缓解时间为（5.15±1.87）天；全部患者在 2～10 天内全身不适症状基本缓解，平均时间为（6.37±2.49）天；全部患者影像学改变在 6～16 天内完全吸收或明显好转，其中 9 例完全吸收，7 例明显好转，平均吸收或好转时间为（10.87±2.92）天。全部患者无一人使用抗生素、激素及其他西药。这些数据表明单独用中医药能够治疗 SARS。

如果对 SARS 患者前期用药准确，它根本就到不了肺严重病变的程度。但客观上，由于诊断手段甚至也包括治疗手段的原因，患者往往到了出现肺严重病变的程度才能被确诊。我们不能因为采用中医治疗的患者没有出现肺严重病变就否定中医治疗的是 SARS 患者。

中医还能预防 SARS。上文已提及，广州中医药大学第一附属医院采用中药预防，医护人员无一例感染。另外，广州中医药大学终身教授刘仕昌，以 89 岁高龄仍然去传染病医院会诊病人，他由于采用中药预防并没有被感染。本文作者也开出了一个药方"邓老凉茶"，在深圳某工厂有三千多人用以预防，无一例发病；北京某工地有上万人，采用这个药方预防后无一例发病。

总之，在这次 SARS 危机中，中医药无论在治疗上还是预防上都显示了潜在威力。这再次证明了中医药在保障人类健康中的作用，以及应付突发事件的能力。国家在大力资助现代医学基础研究的同时，也应该重视传统医学的基础研究。

三、中医药学发展战略与策略

当前我国正沿着建设有中国特色的社会主义的道路前进。文化和科学必须坚持这条道路，发展中医药学亦不例外。发展中医药学不是为科学而科学，也不是为中西学术之争。而首先是为保证 13 亿中国人民人人享有医疗保健的权利，是为中国社会发展服务。中医药学是最具中国特色的医学，它必将为社会主义中国的建设发挥巨大作用。

按照我国宪法规定，必须贯彻中西医并重的方针，必须加大对中医药事业的投入，为中医药的发展架设高速公路。因为中医药的特色是简、验、便、廉，这是解决目前"因病致贫"、"因病返贫"的特效良方。医学研究的目的如果首先放在13亿中国人民保健事业这上面来，就非得提倡发展中医药不可。SARS就是一个很好的例子，香港治疗一个SARS病人少则几万，多则几十万，而广州中医药大学第一附属医院治疗费最贵的一个SARS病人才是五千元。

从学术本身来看，中医药学具有与西医不同的独特理论体系。西医是微观医学，中医是宏观医学。西医在现代科学扶持下飞速发展；而中医有几千年的精华积淀，它没有停滞不前，而是与时俱进。中医药学如能与21世纪的新科学革命相结合，会得到像战国时代那样的又一次飞跃发展。中医药学的发展将不仅为13亿中国人民的健康，而且也将为世界人民的健康做出伟大的贡献。中医药学将无愧于"中国第五大发明"之荣誉。

中医药学几千年来，不断在发展，但只是"量变"的发展。在21世纪的今天，现代科学已进入第四次浪潮，现代科学将帮助中医药学来一次质的飞跃；而现代科学也将因汲取中医药学的精华而产生创新和发展。

中医药学要发展，就必须要做到：第一，坚持与临床相结合。中医的理论，早期在古代哲学的影响下形成，然后形成理论与临床紧密结合的特点。中医在古代是不分基础学科与临床学科的。中医的理论对实践进行指导，反过来又通过实践使理论得以提高，没有临床实践就不容易体会中医理论的正确与科学性。这一点在现代中医实践中依然没有改变，所以中医基础理论的研究一定不能脱离临床。当代名中医的临床经验总结，是一个既宝贵又丰富的矿藏。第二，加强基础研究。上述强调中医研究必须与临床相结合，而和几千年以来的各家学说相结合也很重要。这就需要对中医药学文献进行深入的发掘和整理。文献研究是中医药学独有的特点，中医的各家学说，值得去验证，并在验证中得以发扬光大。同时，也必须在上述的基础上进行实验研究，并发展，这是中医药学实现质变的必由之路。第三，要解放思想，走自己的路。西医是医学，中医也是医学，西医的发展与现代科学同步，而中医近百年来受尽打击，在形式上3个指头加草根树皮，确实容易被世人误解。我们要开展多学科相结合研究，就要求各学科参与研究的学者，必须解放思想，尤其是西医学者，必须承认检验真理的唯一标准是实践，必须认识到微观研究是科学，宏观研究也是科学。只有这样才能最终使宏观与微观相结合，形成"介观医学"。这就要求先在研究方法上走出一条新路来。

四、中医药学研究的几个重要方面

（一）中医学术的系统整理

在现代的认识论条件下，对中医的基本概念、理论学说进行历史的、逻辑的整理是基础研究重要的工作。同样一个概念，在不同医家的理论中有不同含义，其前提条件是什么，其实质内涵有什么区别，分别应用于什么不同情况等等。这属于中医学术史、概念史研究，是研究中医理论的基础性工作，只有把这些内容继承好才能进一步发扬。这个系统性工程有必要组织队伍认真进行。

（二）核心理论的深入研究

像阴阳、五行、脏腑和经络，都是中医理论的核心，百年来也有不同的争议。有必要在总结近数十年研究成果的基础上，进一步研究。像心主神明还是脑主神明、经络是否存在等这些问题离开中医临床就不能作出准确的评价。又如五行学说，被视为玄学，为什么中医还在使用？实际上中医五行学说的实质是五脏相关理论，这些都需要结合临床进行阐释。

（三）辨证论治的研究

不少人将辨证与辨病相对立，甚至贬低辨证论治的重要性。实际上，中医的辨证论治包含了辨证－辨病－再辨证这样一个综合的过程。对辨证论治的实质内涵应有一个统一的认识，并解决好与辨理化指标、发展微观辨证以及辨西医学之病的关系。

（四）中药的研究

未来临床医学很多难题的解决要靠中药。但是，中药的研究一定要以中医理论的指导为基础，不要一味走分离、提取有效成分的植物化学研究道路。中医中药应不分家，要认真研究中药的药性理论与中医理论的关系，以及临床应用的规律。

（五）养生保健理论的研究

中医提倡"治未病"，养生保健理论很丰富，包含了免疫防病、颐养益寿等预防医学、健康教育的内容。对这一部分内容不仅要从文献上整理，还应加以现代研究。中医优秀的养生文化应该在我国的公共卫生事业与学术中有所体现。

五、结语

21 世纪的中医药学已踏入千载难逢的机遇之途，发展是必然的，但其发展之快慢取决于国家对中医药学的支持及态度。我们应该认识到，中医药学的发展不仅是中医药研究和工作人员独有的职责，中医药的发展关系到中华民族的健康事业，关系到中华文化的再创辉煌。

为中医振兴呐喊[1]

鲁迅曾写《彷徨》与《呐喊》两本书，描绘了当时的社会状况和国民心态。如今中医院校的很多学子也同样处于困惑彷徨阶段，而我要尽自己的力量，为中医的振兴摇旗呐喊。呼唤有识之士都来关注中医教育，改革中医教育，从而振兴中医药事业。

（一）只有树立对中医的信心，才能够学好中医

20 世纪 70 年代，邓铁涛采用中医方法，为一位在中医院住院的急性胰腺炎病人进行治疗。病情已经逐渐好转，但由于主管医生（本校毕业）不相信中医能治急性胰腺炎，擅自把病人转入西医院，结果那个病人开刀后就死了。邓铁涛分析，很多出身于中医的人就是对中医缺乏信心，一学了西医，就会用西医化思维方式考虑问题，把中医的理论和方法抛掉了。

李国桥教授是广东中医药专科学校（广州中医药大学前身）最后一届毕业生，现在是世界一流的疟疾专家。他关于恶性疟疾的科研成果被选入英国牛津大学医学院的教科书。试管婴儿可以说是 20 世纪西医学的一项尖端技术成果，成功率一般只有 20%。我校学生梁丽芳在美国三藩市运用针灸与中药，把试管婴儿的成功率提高到 40% ~ 60%。她用英文写的《针灸与试管婴儿》已成为美国当前的畅销书。李国桥和梁丽芳的成功，说明中医同样可以站在世界医学的前沿。

如何引导学子树立对中医的牢固信心，是中医教育的根本任务，也是衡量中医教育成败的关键。几十年的现代中医教育培养的中医人才，为什

---

[1] 2004 年 8 月 17 日

么有人改弦易辙，有人半途而废，有人身为中医却在行西医之道？这就是因为缺乏信心。因此，信心是中医入门的一个标志。只有树立了信心，才能够学好中医。

信心是靠疗效建立的。邓铁涛说，广东省中医院邀请全国几十位具有丰富临床经验的名老中医带徒，通过这些老中医的实际治疗效果，给学生鼓劲，让学生信服，从而增强学生的自信心。一个脑挫伤的头疼病人，只能靠打杜冷丁维持。上海的名老中医颜德馨开了两剂药，说是一剂药能治好就不用服第二剂。开始学生还不相信，结果一剂药吃下去，患者头疼就好了。在这样神奇的效果面前，谁还能不心悦诚服？通过这些名师的带动，青年骨干的思想扭转过来了。

（二）培养一批"铁杆"中医，要深化中医教育改革

一位急诊科主任招博士研究生，要求写出10个方剂，考生居然写不出来，可见中医的基础知识非常不牢固。有些中医院表示不要中医院校的研究生，而要西医院校的本科生。究其原因，是现代的中医教育把中医挤在一旁。中医学院的课程设置中，中医基本知识没有被放在突出位置，而是被其他的一些课程挤压，中西医课程的比例，最先是8∶2；接着是7∶3或6∶4，中医成了可有可无的附属品。实践不够也是一个重要原因。中医教学和临床脱离，搞基础就单纯钻典籍，搞临床就去做动物实验，这样是不能培养出中医人才的。中医教育中出现的种种问题，令邓铁涛十分担心与忧虑。

培养一批"铁杆"中医，深化中医教育改革是邓铁涛反复强调的观点。他设计了一套方案：首先在课程设置上要加强基础理论知识的比重，基本功扎实是学好中医的前提。要重点学好经典著作，《内经》《伤寒论》《金匮要略》《温病》是中医的"根"，其次是仲景之后的各家学说以及《中药学》《方剂学》《诊断学》等。在教育方法改革方面，要分课堂教学、自学、实践三大块。过去课堂教学课时太多，满堂灌的教学必须痛改。可按过去的计划删去一半，有些课可以删去三分之二，把删掉的课时加入自学课时之内。实践包括临床实习、见习、实验、做义工等等，其中应以临床实习、见习为主。学生必须早临床，多临床。临床实习时间应分配一年半，临床各科教学同步进行。

师带徒是中华文化传统的教育方法，现代的教育与传统的跟师教育相结合，这是早出人才的一个好方法，宜于第二学年便开始拜师以便随时问

道解惑。对高起点、高水平的学生，首先把他们培养成临床医家，成为"铁杆"中医，在这一基础上再进入科学研究阶段。邓铁涛感到欣慰的是，广东省中医院实行的师带徒做法已经取得了很好的效果。15 位名老中医带 30 多个骨干，骨干再带 70 多个研究生，把现代教育和师带徒的教育充分结合起来，形成了一种合理的教学梯队。他带的吴焕林、邹旭两徒弟已成为该院的学术骨干。因此，他呼吁，21 世纪中医要腾飞，需要十万、百万的"铁杆"中医，老一辈中医工作者必须努力。

（三）要有高质量的鸡蛋，先要有高质量的母鸡

邓铁涛告诉记者，中医的很多绝招已经失传，真正有本事、有能力的中医太少了。打个比方，要有高质量的鸡蛋，先要有一个高质量的母鸡，病鸡怎么能生一个健康的鸡蛋呢？中医教育就是这个"母鸡"，如今不中不西，怎么能培养出纯正的中医接班人呢？我们部分中医教师对中医的看法也不正确，认为没有了西医，中医就不行了。原因就是他自身没有学好、用好中医，临床能力欠火候，致使真正掌握中医高深技术的人越来越少了，中医疗效也就越来越差，所以人们就认为中医本身退化了。

中医关键要看疗效，而疗效是在临床的实践中不断积累体悟才能得以提高的。中医学走的是一条靠临床信息反馈而不断提炼成为理论的道路，离开了临床，中医就失去了发展的源泉和动力。因此，教中医的老师需要重新温课，重新学习，要全部进入临床实践。邓铁涛给他们拟订的温课计划是：工作之余每周定期温课，风雨不改；有条件的可选定研究课题，根据课题需要阅读前贤文献或拜访名师，有博有约地不断学习，必有收获。如果老师能用中医方法治好病，就会使学生树立起对中医的信心。如果中医的疗效得到真正发挥，加之中医治病比较便宜，符合市场经济的规律，这样必然会促进中医的发展。

中医兴亡，匹夫有责。邓铁涛告诫年轻学子，必须端正对中医的认识，拜真正高水平的中医为师，走临证—读书—思考—临证—总结提高（或实验研究）的路子。因为中医教育的成功是看学生对中医的四诊八纲和辨证论治是否掌握到位，要看中医院校的毕业生在临床中能不能真正能够运用中医武器战胜疾病，包括一些西医难以解决的疑难病症。

（四）要吸收西医以及现代科学先进技术和成果为我所用

从不排斥西医的邓铁涛认为，西医是微观医学，它从静止的、局部的、细微的方面下工夫；中医是宏观医学，从动态出发，讲究人体的整体

性、系统性、协调性。如治疗糖尿病脚，西医往往采取截肢办法，运用中医方法则不截肢就能治好病。治疗蛔虫团肠阻的患者，西医必须开刀，中医先让患者喝一羹匙油，过几分钟再喝一羹匙醋，然后针刺 8 个手指节（针四缝），患者的病就顺利治好了。

学西医时，要在中医理论思想指导下，吸收西医以及现代科学所有的先进技术和成果为我所用。邓铁涛主持的"七五"攻关课题"重症肌无力的辨证论治及实验研究"，是按照西医手段确诊和分型，采用数学统计方法总结的，但是在李东垣脾胃学说指导下进行研究的。邓铁涛认为"脾胃虚损，五脏相关"是其病机，实验也证明该病符合"脾虚"之诊断。20 多年的临床显示，他采用中医药根治的这类病人不少，抢救有呼吸危象患者的成功率也较为满意。因此，该研究足以证明用中医的宏观理论是能够指导临床和科研的，并且可以攻克世界医学难题的。

一向主张用中西医两法进行诊治的邓铁涛说，中医是未来医学。中医有自己的发展规律，要结合学科特点进行具体分析。邓铁涛说，如果按照西方药理学的方法进行研究，"白虎汤"是没有退烧作用的，但是从张仲景到现在我们一直用它退烧，效果很好。至于脏象、经络、运气学说等就更难用目前西医的实验手段去证明。中西医的相互学习是必要的，但要把学习的立足点放在中华五千年文化的精华之上，而不是拿现代的西医来取舍中医，拿西医的坐标来衡量中医。如果改造中医的观念不改变，是永远达不到振兴中医之目的的。

中医振兴，教育先行。中国人民需要中医药，世界人民亦不能没有中医药。希望培养出千千万万高水平的中医人才，把中华文化的瑰宝——中医药学贡献于世界。

光子中医学与新世纪的中医学[1]

步入 21 世纪，人类对生命科学的探索进入了新的关键时期，现代科学技术的巨大进步为揭示生命的奥秘创造了有利条件。在科技迅速发展的新世纪，中医学将如何发展？走向何处？

21 世纪中医学的发展，必须切实打好中医的基础，大力发掘中医治病的方法，搞好继承工作，培养出真才实学的中医人才，真正能够用中医药

---

[1] 2005 年 1 月 29 日。莫飞智整理。

的方法治好病，也就是说，首先要培养出大量的临床上过得硬的铁杆中医，这是当务之急。在此基础上，再与现代先进的自然科学技术和社会科学的最新成果相结合，进行深入的研究，中医就会腾飞了。

一、中医现代化的标志

一门学科的发展取决于其基础理论的发展，如果基础理论没有继续深入、拓展，则谈不上发展，而科学的进步在极大程度上有赖于技术的进步。唐代《备急千金要方》认识到肺痨的病因是"劳热生虫在肺"，明代《医学正传·劳极》提出"治之之法，一则杀其虫，以绝其根本，一则补虚，以复其真元"；清代吴鞠通认为温病的病因一是岁气、年时（气候与环境因素），二是藏精、冬伤于寒（人体内在因素），三是戾气、时行之气（致病物质）的综合作用，这个认识是比较科学的。我们的祖先并没有显微镜的帮助，却能极尽辨证思维，推理判断出肺痨的病因为"痨虫"，其分析和治则迄今仍有指导作用。如果有光学仪器等技术设备帮助的话，对肺痨、温病的认识必能更加深入，有可能发展出中医微生物学说。可见，缺乏先进的诊疗仪器设备阻碍了中医学理论与临床的深入和发展。因此拥有先进的医疗研究和诊断、治疗仪器设备是中医现代化的一个重要标志。

中医在高新技术革命的冲击下，可以有两种结局：一是被淘汰，一是飞跃发展。对于中医，新技术革命既是挑战又是机遇。我们认为，在这样一个时代中医将会飞跃发展，而不会被淘汰。中医与新技术并不矛盾，越新的技术越能阐明中医和发展中医。但是，21世纪的中医学如果仍然停步不前，固步自封，当然与历史发展相违背，则难谈发展。至于发展的路子，则可以百花齐放。只有用最新的科技成果作为手段才能使中医学来一次飞跃的发展。中医之振兴，有赖于新技术革命，中医之飞跃发展，又将推动世界新技术革命。

二、中医学基础和发展的机遇

中医有自己的医学模式，就是天人相应的"人天观"模式。人必须和天地相适应才能生存，但中医研究的对象是人，人是主体。大自然与时间及社会的变化，时刻给人以影响，人的生老病死与之息息相关。中医学把人作为主体又不把人孤立地进行研究，把活着的人放在天地之间、人与人之间进行动态的观察和研究。

阴阳五行学说是中国古代哲学应用并贯穿于整个中医药体系的世界观

和方法论。但阴阳五行自从与中医药结合之后，已经不属于哲学的范畴，已成为中医药学基础理论的重要部分。五行为五脏的代号，阴平阳秘、五脏相关才是其精神实质所在。人体是一个矛盾的统一体，五脏互相关联、互相促进又互相制约，阴阳相对平衡，成为一个自稳定的活的整体。这是唯物论的阴阳五行，是人体科学，与其他唯心论的阴阳五行无涉。

中医学对人体生理和病理研究的主要方法，是从活着的人体进行细致的观察和探讨，通过反复的医疗实践，运用整体观念和阴阳五行的辩证观点综合分析人体的生理活动和病理变化，并把生理研究和病理探讨联结在一起，有时从生理去推断病理，有时又反过来从病理判断正常生理。脏腑经络学说中的心、肝、脾、肺、肾五脏，虽然大多数与现代解剖学的同名脏器相同，但两者的功能概念并不一致，甚至差异甚大。中医学所指的脏器功能，虽然大多数也包括了实质脏器的某些功能在内，但更主要指的是与该脏器有关的一系列功能活动，对此应从系统论的角度去认识。

至于经络的问题，中医学认为，经络是人体组织结构的重要组成部分，具有沟通表里上下，联络脏腑组织和气血的功能，是构成人体复杂的生理联系与病理变化的物质基础。对此可从现代信息论、系统论的观点来认识。

中医药十分注重中药方剂的配伍，强调复方的整体综合作用，走综合的道路，在综合中去分析，即在宏观中进行微观分析，这与西医一直走微观的道路迥然不同。

现代科学技术的进展为中医学的发展创造了极好的机遇。中医学不但能汲取西医诊疗的精华，而且能汲取生命科学、非线性科学和光子学等现代科学技术的新成就。这对中医学的气、血、津精、脏腑经络、形体诸窍等的结构及功能将会有更清晰的认识和科学的阐释，也将体现出中医学所蕴藏的、深厚的科学基础。

然而，20 世纪以前的自然科学发展水平对中医帮助不大，甚至是阻力多于助力。21 世纪的自然科学可能对中医学有较大的帮助。现在看来，光子中医学是一个途径，经过这几年的摸索，光子中医学将是促进中医药飞跃发展的新科技之一。

三、光子中医学

光子学是研究以光子作为信息载体和能量载体的科学，主要研究光子的产生、传输、控制、探测及其与物质的相互作用。它是继电子学、光电

203

子学之后发展起来的一个近代尖端高新技术科学领域，标志着今天的科学技术已步入"光子时代"。其他学科包括生物学和医学因光子学技术的应用正以崭新的面貌向更高水平发展。激光作为光子学的技术标志已在国内外医学中得到广泛应用。近年来激光血管内照射、激光针灸在中医的运用，生物超弱发光技术在中西医学方面的研究，以及光学仪器、光谱仪器、光机电智能化仪器广泛应用于医学诊断及中药方剂的研究等均为光子中医学的建立奠定了基础。

光子中医学是指在中医理论指导下，应用光子学的理论和技术对中医学诊断、治疗、预防、康复、保健等方面的方法和效应进行定性、定量研究，以揭示光子运动规律的中医属性的学科，为建立与现代科学发展水平齐同的中医学理论体系发挥重要作用，并推动中西结合医学在理论和临床上的研究进程，以提高人类的生存质量。

万物生长靠太阳，生活在地球上的绝大部分生物，从简单的生物到复杂的高等动物，其生命活动均离不开太阳，也就是说离不开光的作用。光在人类的意识中一直起着中心的作用。人类早已认识到人对光的依赖关系，如：人体睡眠的昼夜节律、月亮圆缺对妇女月经周期的影响等等。实际上，光在中医学的应用古已有之。《内经》中关于五色入五脏如青入肝、黄入脾、赤入心、白入肺、黑入肾等的论述，为临床色光诊治的基础，后世依此而发展出中医色光疗法。

光子是信息的载体，它可在体内甚至细胞内传递信息，可将体内脏腑的情况通过经络等系统传递到体表。在中医诊断学中，望诊的信息都是通过光在人的整体或局部（如面、目、唇、舌、耳、鼻、喉、皮肤、毛发、排泄物等）反射、散射作用于医生的眼睛，再由此产生的思维判断而获得的。但客观上，人的眼睛还有很大的局限性。利用光学仪器设备来扩展望诊的主要工具——眼睛的功能，一方面，对望诊进行客观化、定量化，使"只可意会不可言传"的经验能用适当的物理、化学或生化参数表征；另一方面，吸纳西医从近代科学技术发展而来的影像技术，使望诊的视野从望体表扩展至"望"体内器官。就激光诊断而言，它可以检查病理形态及功能变化，能静态检测、甚至能检测到细胞乃至生物分子的微观运动和瞬变过程，可联系中医诊断学的原则为找出致病因素等方面发挥作用。这里需考虑的问题是中医诊断的现代化如何与中医基础理论的阴阳五行、藏象、气血、经络等学说联系互通，处理好整体性思维和定量科学间的关系，从而发展中医的诊断方法。生物超弱发光是生物体特有的普遍的现象，它反映了生命过程的特征。借助于生物超弱发光的成像技术有可能丰富望诊的内容；研究人体超弱发光成像的分布特征，与脏腑、经络、穴位的对应关系或相应比值的变化，并与气的各种表征相对照，会深化对气的理解，将为中医学基础研究提供科学的数据。这些研究有可能发现人体经络的光子分布特征，从而推动经络学说的深入发展。光谱学是材料分析常用的分析方法，光谱学的运用可以研究中医方剂学的构效及量效关系，并有可能研制开发最佳配方、制剂等；中药的研究极注重总体效应，用光子学的手段有可能发现复方的作用，从而进行量化。

同时，光子也是能量的载体，如用于血管内照射、辐照某些穴位或体表部位，可以通过对人体自身平衡系统的调节，改善血液循环，对心脑血管疾病的防治有独特的效果。利用激光针灸的技术有可能将针灸的手法、刺激量进行量化；激光针灸具有无痛、无菌、安全、易控、操作方便等优点，适于推广应用。采用光子技术刺激穴位或特定部位，探索防治某些重病、疑难杂病的有效部位及光子波长，并研制相应的治疗、预防和保健设备，为光子中医学的主要任务之一。

光子是能量和信息的载体，它不但能提供人体器官、组织、细胞、分子等各种生命层次的信息，而且能调整各相关层次的状态，使之可能达到我们所期望的结果。因此，在诊断和治疗过程，光子学技术都能发挥积极的作用。必须强调光子医用仪器设备的研制和开发，光子中医学最基本的特点就是要用先进的光子学仪器设备来装备中医的临床诊断、治疗和研究手段，并赋予中医的阐释，从而推动这一学科的深入与发展。

开展以上的研究工作将开发出中医学专用的诊疗、养生保健的光子技术设备和仪器，推动中医学的深入和发展，这无疑具有重大的科学学术意义和产生巨大的社会效益及经济效益。

光子学和中医学的结合——光子中医学这一交叉学科的建立代表了多学科研究中医的发展趋势。可以预见，光子中医学将成为先进的、创新的一门学科。

四、新世纪的中医学

中医学几千年来按自身的发展规律，不断在发展进步之中，虽然近百年来受到轻视与排斥，但仍能独立于世界科学之林，并于 20 世纪 80 年代开始走向世界，说明人类不能没有中医学。

回顾中医学之发展，自从《内经》时代建立中医理论基础之后，2000多年来的学术发展成就是巨大的。但总的来说，至今仍然处于"量变"之中。

21世纪的到来，正值世界科学技术革命高涨之时，今天的中医学既受到挑战，又面对难得的机遇。近百年来，中医曾进行过自我革新与自卫斗争，仍未能找到正确的飞跃发展的道路，而现在正是千载难逢的时机了。中医学若与多学科的新科技相结合，必然引发中医学"质变"的发展，从而创生新的中医理论体系，并能反过来给新科技带来新的发展，这是必然的。

拥有光子学技术和仪器设备将造就新世纪繁荣的中医学，从学科发展的角度来看，至今全国从事激光医学、激光针灸、激光生命科学、生物光子学的同行已经相当多。问题是如何组织起来，使基础和临床研究、医疗仪器开发、教学和科研基地的建设、学术组织与学术刊物等配套成龙地发展起来，为光子中医学的成长发挥应有的作用。必须注重培养富于中医实践经验和具有广博而坚实的多学科理论基础的高素质人才。以推动基础研究进程和临床应用为目标，以有代表性的研究项目为核心，组织进行协调配套的基础和临床研究、仪器设备研制等应用研究。

光子中医学将随着中、西医学和光子学、生命科学等近代有关学科发展而迅速成长，并在强有力的光子学设备的支持下成为先进的多学科研究中医的代表学科。它将是有坚实物理学基础支持的现代中医药学发展的一个方向，成为中医药学深入和发展的带头学科，对气血津精、脏腑经络等生理、病理的结构与功能这些中医学最为基础的、古老而又处于前沿的问题作出深入的探索和解答，为人类文明的发展作出重大贡献。

参考文献

[1] 邓铁涛. 新技术革命与中医，见《邓铁涛文集》. 北京：人民卫生出版社，2001：191 – 193.

[2] 邓铁涛. 中医学新编·第二版. 上海：上海科学技术出版社，1991，3：11 – 12.

[3] 刘颂豪. 光电子世界·从电子学到光子学. 汉口：湖北教育出版社，1998，9：372 – 385.

[4] 刘颂豪，邓铁涛. 光子中医学. 中国中医基础医学杂志. 2001，7（4）：1 – 3.

继往开来，开创中医学发展新局面[1]

中医药的继承和发扬问题是当代医学、科学、哲学等多学科以及相关政府部门深切关注的重大课题。在数千年的历史进程中，中医学以中国整体思维为导向，经过长期的临床实践和理论升华，形成比较系统的生命科学认知体系和疾病诊疗体系，属于自然与人文相结合的、系统的、非线性的科学。它保障了中华民族的繁衍生息，也为世界科学的多元化做出了应有的贡献，同时也是中国原创的、自主的知识体系的代表。

一、中医是一门什么样的医学

有人说中医的"阴阳五行"玄之又玄，而中医的"阴阳五行"是中医理论的核心，所以中医是玄之又玄的科学，幸好没给中医学戴上"伪科学"的帽子。但前贤有云："玄之又玄，众妙之门"。"科学"这个词来自西方，因此辩论了一百余年，中医好像仍然稳坐在"不科学"的席位之上。作为 21 世纪的炎黄子孙，我们必须自强不息，用五千年来的智慧去判断世界，去创造中华民族的未来。不但如此，现代的世界争端云起，我们坚信只有以我们自己为主的文化，才能够解决。美国处于世界医学的最前沿，其国力富甲天下，但是今天他们仍然为医疗事业的天文数字开支而头痛。2000 年，美国的医疗费用共为 13000 亿美元[2]，而花了那么多钱，美国医学的效果如何呢？据报道，医疗事故是美国的第三杀手，可见，效果并没有想象得那么理想。

2003 年，中国遭受了突如其来的"非典"，广州中医药大学第一附属医院接收了 60 位疑似非典病人，经专家剔除，其中 48 例被确诊为"非典"患者，这 48 例采用中医疗法治愈，始终都没有使用呼吸机。另外我们有三个"零"：一是零死亡；二是零转院，某些"非典"患者当时没有死，但转走后死了，而我们医院的患者没人转院；三是零感染，我们的医务人员没有一例感染，也没有穿隔离衣和戴 12 层的口罩。可能有专家说：

---

❶ 2005 年 4 月 17 日于北京科技大会堂"新时期中医药发展战略与政策论坛"之报告，以《新时期中医药发展战略与政策论坛论文集》定稿。录音稿未经邓老审阅首刊载于《中国软科学》2005 年第五期总第 173 期。

❷ 世界银行·全球减贫目标可以实行，但必须在贸易、外援和人力资源投资方面采取有利措施［EB/OL］·http：//www.worldbank.org.cn/Chinese/content/163b379224.shtml.

"你们无知，所以无畏"。其实我们的每一位医务人员都在口服中药，可以说我们的预防药早于世界上正在研究的疫苗。

到底什么是中医学呢？我认为，就是"以人为本的医学"。为什么呢？因为中医有句格言："仁心仁术"，这是孔子儒学的道理。"仁心"就是把病人的痛苦作为自己的痛苦，"仁术"就是最妙的、使病人花钱最少的、最舒服的办法治疗。"仁心仁术"是中医学的灵魂，如果中西医要结合，首先应该把它介绍到世界上去。

从某种意义上来说，西医"霸道"多于"人道"。比如糖尿病患者足脚溃烂，溃烂在脚趾上，西医就把病人的脚锯掉，锯掉还不好，就把腿也锯掉，这就不是"仁术"了。我们正在研究治疗糖尿病足，即便长时期的溃疡，用中医治疗也能使之愈合，这样可把脚保存下来，所以中医所想与西医所想不一样。

我的以上观点发表后，有人认为"仁心则仁矣"，但是中医治不了急症。中医到底能不能治疗急症？我曾治疗过一个婴幼儿破伤风，十分严重，我马上找来花生油及两根灯心，用灯心火烧百会，按照《儿科铁镜》的方法，烧了十三炷火，烧到人中，婴儿就哭了，后来继续服中药，最终治愈。花费只有花生油、两根灯心、几付药，这就是中医治疗急症的案例。

又如，20世纪60年代自然灾害期间，许多人吃树根做的菜，结果患了肠梗阻，西医一般采用开刀的方法。有一个士兵疼痛剧烈，他甚至把床边的铁条都拉弯了。针灸大夫在病人的耳朵上一扎，不到五分钟就止痛，再用中药"通下"而愈。我也抢救过三个肠套叠的小孩，就用中药加针灸，三个都抢救成功。中山医科大学的一个教授第一次患肠梗阻，开了刀，第二次又肠梗阻因为是麻痹性肠梗阻就不宜再开刀了。中医医生给他治疗，两付药就好了，药方出自《金匮要略》上的大建中汤，一付药花费大概不到10块钱。

我说过中医在公元三世纪就能不开刀治疗阑尾炎，有人就问，那时候有阑尾炎吗？其实那时的阑尾炎叫肠痈。我用张仲景公元三世纪的药方，即大黄牡丹汤治好了阑尾炎，说明我们在公元三世纪就已经解决了急性阑尾炎问题。有人觉得中医治好后容易复发，其实这是没治疗彻底的缘故。因此，有人说中医不能治急性阑尾炎，那是因为自己医术不过关，并不是中医不能治。

最近我和凌峰、刘海若以及几个专家答记者问，刘海若对答如流、思维敏捷。幸好凌峰教授当初不同意对她做"脑死亡"试验。那天刘海若就

坐在我的旁边，非常健康。❶

这就是我要讲的中医，尽量让病人少痛苦，又能把病治好，花钱又少。前些时候我在洛阳，接待我的女医护人员头痛头晕了很多天，服药无效，准备作进一步检查。我临走时她来送我，我在她的颈部弹了几下，不到 10 分钟，她的头就不痛了，连钱都不用花就好了。

二、正确对待中医、西医的关系及中西医结合问题

有些人认为中西医结合是发展中医的唯一途径，其实从迄今走过的路来看，中西医结合多是"西化中医"。中西医结合应是为了发展世界医学，而不是单纯为了发展中医。中国有 157 万名西医，中医只有 27 万，真正提倡中西医结合的话，西医大多数人应学中医，然后把研究的成果向欧美介绍。据说目前，日本有 60% 的医生会开中药，在美国约有 3000 个正牌的西医生学会针灸。最近有报道称，全世界接受针灸治疗的人占全人类总人口的 1/3，所以中医已经走向世界了。

再如，试管婴儿是 20 世纪的一大发明，但成功率只有 20%。我的一个学生在美国三藩市，去年春节送给我一本书——《试管婴儿与针灸》（英文版），这本用英文写的书在美国很畅销。施术前西医把做试管婴儿的病人介绍给她，然后她给病人做针灸，再吃中药，这样，西医完成试管婴儿手术的成功率就能提高到 40% ~60%。甚至有一些病人吃了她开的中药已经怀孕，就不需要进行试管婴儿了，可见，中西医结合是双向的，而不要一提中西医结合就只想到中医学习西医。

三、发展我国中医学的建议

（一）坚持走自己的路，按自身的规律发展中医

千万不要按西医的模式去发展中医。因为现在是用西医的模式办中医药大学，所以中医学生都非常彷徨，现在的学生像鲁迅说的那样"彷徨"，而我则要为中医药事业"呐喊"。现在中医临床水平之所以下降，就是因为我们的学生中医、西医样样学，无法深入，而一个人的精力终归是有限的，一定要偏重一门才会有所成就。

最近中医药大学的一个博士生导师面试一个博士考生，让他当场写出

❶ 胡琛琛. 走过生死日程的今日海若［J］. 科技中国，2005，（4）：12－17.

10条中药方，随便写什么都可以，结果那个博士考生10条药方都写不出来。博士生导师对考生说："我怎么能收你？"这是事实。现在中医博士生做分子水平研究，硕士生做细胞水平的研究，可是不会临床看病，这是教育的失败，是典型的高学位、低能力。不能按照西医的模式发展中医，因为走的路不一样。中医以人为本，西医以病为本，西医对病治疗就可以，中医不是，要望闻问切、辨证论治。不懂辨证论治，就简单拿一个方去做重复试验，当然结果不好，这是不懂中医精髓带来的必然结果。中医学一定要走自己的路！

（二）坚持以中医的系统理论为基础发展中医

中医发展两千多年以来只有量变，没有质变。从张仲景到王叔和、叶天士、吴鞠通，都走沿着源头下来的，没有质的变化。我们不能满足于此，中医到了21世纪就应该发生从量变到质变的转折，产生理论和临床上的重大突破。

（三）选择21世纪的最新科技成果与中医学结合

我在广州和刘颂豪院士合作，开设了一门新的学科，叫光子中医学[1]。就是从诊断到治疗，把光学和中医学结合起来，最近毕业于我校的一位教授已经在研究用微量的激光照射做骨细胞实验，希望能够治疗骨质疏松，因为这能够帮助成骨细胞，抑制破骨细胞。多学科交叉是很好的，现在世界上的潮流就是多学科的结合，社会科学家、自然科学家等各专业学者，如果对中医有兴趣的话都参与进来，大家可以共同把中医药事业发展壮大。中医药不仅是中医的，还是炎黄子孙的，是中华民族的，将来还是世界的。

21世纪的前沿科学也许才有资格来发展中医。20世纪的自然科学成果还破译不了中医，像20世纪30年代，广东的中医跟西医辩论，西医说人参只不过含有糖分，跟萝卜差不多。中医则认为，人参在临床上能益气固脱，可以救命。现在的研究证明，人参含有人参皂苷等多种成分，其中有升高血压的，也有降低血压的，非常复杂。按西药的办法研究，则非要找出一种有效成分，这种思路有问题。到21世纪世界医药学再发展，才可能对中医有所阐述，有所发展。

（四）在知识经济时代，应当重视具有自主知识产权的中医药产业

目前中国已经成为世界工厂，但可惜有自主知识产权的成果不多。例

---

❶ 刘颂豪，曾常春. 光子中医学研究概况［J］. 中国医学物理杂志, 2004, 21（3）: 125 - 128.

如，中国不拥有 DVD 知识产权，只能挣个加工费。而依托中医思路研究出来的成果，知识产权当然是我们的，何乐而不为呢？国家应大力发展这个行业，政府应在政策上给予倾斜。

另外，我国是拥有 13 亿人口的大国，因此最大的医药健康市场在中国。我们应首先为 13 亿人的健康问题着想，而不是想着先把中药打到欧美市场去，应把优先解决自己 13 亿人口的问题摆在首位。要打入国际市场，就要按人家的规则办事，假如花了很多钱进去了，别的国家仍不理解中医药，仍不用中药，我们就白忙了。

但在中国，如果全国的西医医院和多数西医都懂得合理选用中药，学会针灸治病，医院就会节约上百万、上千万的资金，中国农民也不再会得了重病不敢治。要落实"三个代表"思想，就要想到 13 亿中国人口中 9亿多的农民人口。13 亿人口的健康问题需要用简验便廉的中医药服务，就要像毛泽东同志所说的要"农村包围城市"。

（五）发展中医学的关键在于领导支持和政策扶持

发展中医药是牵涉到国计民生、国家兴衰的问题，政府应给予政策上的大力扶持。现在很多中医院为了生存，已经不姓"中"了。比如，膀胱结石用膀胱镜治疗需要 6000 元，用中药只要几十元，最多一二百元钱。为了生存和经济效益，中医院当然会引进西医手段，用膀胱镜治疗膀胱结石。另外，中医相对说来要便宜些，创收就少，假定将中医的诊费提高一些，物价局就来管。中医院用点自制药，有关部门就说是假冒伪劣药，要没收罚款，中医一向用膏丹丸散治病，为什么现在只准用饮片一种呢？医院的验方自制，是中药创新发展的必由之路，所以，希望国家在政策法规上扶持中医药。现在的有关条例和法律，都是以西医为坐标来考虑问题的，我们应以中医本身的内在规律为坐标。

（六）坚持正确的中医药发展方向

近年来中药研究方向令人担忧，中药毒副作用的研究成为能够为主导趋势。如"马兜铃酸事件"，导致其他药物受株连，被禁止使用。其实《周礼·医师章》就说："医师掌医之政令，聚毒药以共（供）医事"。"凡药三分毒"，有毒与否关键在量上，量掌握得好就没毒，量过了，就有问题了。广东有一个人吃荔枝，得病后死了，尸体解剖发现，其体内从食道以下全是荔枝，所以量是要害。如果只讲成分，不讲量的多寡，那不管什么好的成分都会被抹杀。中医还有炮制法，可有效控制毒性。我用甘遂治疗肝病腹水，而甘遂就是毒药，我用甘草对抗其毒性，有个病人如此治疗已活了 10 年了。所以中药的配伍使用很重要。盲目地说这个中药不行，那个中药不行，是不对的。因这些药不是患者自己买，而是医生开的，用量、药效及毒性都能被控制。

（七）正确对持民间中医

现在，民间中医纷纷因我国的《医师法》面临被取缔的命运。有些民间中医虽没有大学文凭，但他们的医学知识和秘方是几代人的智慧结晶，这不是大学五年毕业能得到的。政府不能因为他这一代没有上大学，就不让他行医，而要看他的真才实学。

（八）正确对持、处理中医和中药的关系

医药分家是西方医学的规律，但中医学从来医药不分家，中医师在不断的临床中总结经验，上升为理论，再教给学生。现在如果要求最高明的药学家发明一个相当于补中益气功能的方子，恐怕很难发明出来，因为他们只注重成分。这里需要用中医的补中益气理论。为什么要在补中益气汤中加入柴胡、升麻两味与补中益气功能毫无关系的药呢？这就是李东垣理论的配方和用药规律。中医从来就用复方，但现在要申报新药，最好是一味药、两味药或三味药，药味少申报较易。我们一定要搞清楚，中医药到底是为谁服务，以什么为标准的。

总而言之，中医药不是中医药界的私有财产，而是我们中华民族优秀的文化瑰宝，是我们炎黄子孙共有的科学和文化。现在，中医学面临前所未有的挑战，只有积极探索其研究方法及方向，在理论和临床上不断发展创新，才会有利于整个中医药事业的健康发展，才会对中国甚至于全世界的医疗保健体系产生积极影响，而这也符合中国最广大人民的切身利益。

在省委书记张德江视察广州中医药大学座谈会上的发言[1]

中医学是世界上唯一有 5000 年连续历史的，独立于西方医学的医学，它植根于中华文化。西方医学传入中国不过 200 年，13 亿人的中国，5000 年来的卫生保健，一直依靠的是中医。中国的传染病史足以为证：中国自东汉以来传染病流行次数不少，但好像比之欧洲 14 世纪、16 世纪鼠疫流

---

[1] 2005 年 7 月 21 日。

行，及 1918 年西班牙流感一次死亡人数超过 2000 万者，这未之有也。为什么？中医之功也。2003 年 SARS 流行，世界统计，中国大陆死亡率最低，广州的死亡率最低。溯其原因，是广州中医介入治疗最早之故。

医学不仅仅只是重视微观的西医才是唯一的医学科学，立足于宏观的中医学也是科学。SARS 的防治，西医千方百计用电子显微镜抓到"冠状病毒"。然后再找寻防止之法，目的在于杀灭病毒。中医则根据时间、气候环境、病邪的属性、个体差异、证候表现进行辨证论治，针对时、地、人这一宏观现象进行预防与治疗。用中医药防治，其效果相当明显。

目前，如何解决看病难、看病贵的问题，我认为应从我国实际出发，充分发挥中医药"简、验、便、廉"的优势，尽力提倡以中医药为主、中西医并重的具有中国特色的医疗卫生保障体系，也是文化复兴工程。希望政府大力支持中医药的发展，制订倾斜性政策，采取相应的措施，切实保障中医药事业的投入，改正一切不利于中医药发展的政策法规和决定，以确保具有原创性的中医药能够在国际上继续保持领先地位，能够得到更大的发展。

谈古医籍整理工作●

古医籍整理对象直接是书籍文献，做文字工作，但最终的对象还是对人，文献为临床服务，临床是要解决人的疾病问题，所以文献研究离不开临床实际。这里涉及到两个问题。

其一，要培养一批中医文献整理的骨干力量，这支力量不但要掌握目录、版本、校勘、训诂等文献研究的必要知识外，还要有一定的临床经验，文献研究人员不能完全脱离临床工作。中医理论源于临床实践，这是不争的事实，古往今来，任何一种中医学术观点、学术流派、学术理论的形成都是基于临床的实践心得和经验的升华，仲景成书《伤寒杂病论》是这样，金元流派形成是这样，东垣"甘温除热"同样也是他临证的所得，后人研究这些前人医籍，若没有自己临床切身的应用与体会，又怎样客观地、真实地保存、考据、校勘、研究。

其二，整理中医文献，不能仅着眼于文字，从理论到理论，或者因现代科学还不能给予破解，或人们还不能理解和接受就轻易否定、削删。有

● 上海市中医文献馆杨悦娅据邓铁涛教授谈话整理。2006 年 1 月 12 日。

些问题不但要符合文献研究理论，还要符合临床应用之"理"，甘温除大热，有人否定，认为只有清热才能消炎除热，而临床的事实是甘温确实能治发热，只要辨证得当。这是要用临床实践检验典籍，以典籍来指导临床而不可以主观臆测否定。凡能指导临床的东西都要尽可能保存留世。

近百年来，中医生存岌岌可危，论其发展更是步履艰难，对千百年来的中医典籍大规模的研究整理更加力所不及。但是中医文献研究却是关乎上对先祖先宗，后对子孙后代，关乎中医药学发展，祖国优秀文化遗产延留于世的百年大计，千年大计，若不加于重视与推动，将对中医药发展造成重大损失，我们这一代中医之后将有愧于历史。

不可否认，目前有许多中医文献工作者致力于中医文献整理研究，甘守清贫与寂寞，辛勤耕耘，极其心力，钻研典籍文献，使前人的宝贵理论，再次开发，为临床所用，为民造福。许多文献经挖掘整理，得以显现于世，许多理论，经过实践验证，得到发展充实，这些都为振兴中医做了不可缺少的基础工作，我们要感谢那些日夜为整理、研究古籍文献付出辛勤劳动的人们！

《中医文献杂志》创刊二十余年，今公开发行也有十周年，在市场经济的当今，固守这份杂志能办到现今，实属不易，这是现今国内唯一一份文献专业类杂志，也可谓是一枝独秀，希望从国家到地方都能在各方面给予支持、扶持。有了这份杂志，可有利于展示中医文献研究的成果，有利于中医文献、中医理论的继续研究发展，有利于后继学者对历史的了解。

望《中医文献杂志》的同志们继续努力，历史将证实你们的工作意义重大而深远。

在第八次中国中西医结合学会会议开幕式上的讲话[1]

各位专家、各位代表、各位同志：

热烈祝贺贵会第八次中国中西医结合学会全国心血管会议在广州召开。大会主席要我讲几句话，我感到非常荣幸。

我认为：

21 世纪是中华文化的世纪，是中医腾飞的世纪。美国陷在伊拉克的腿

抽不出来、朝核六国会议的主席是中国、全世界采用针灸技术的国家超过一百。欧美各国正与我国协商成立中国孔子中医学院、1992年洛杉矶为办针灸教育的犹太富翁会诊，等等。

我们必须响应吴仪副总理在2007年全国中医药工作会议上的讲话所指示的——"继承发展中医药事业是历史赋予我们的神圣职责和光荣使命"。

没有中医学的发展便没有中西医结合，中西医结合的神圣职责和光荣使命就是发展中国原创医学，即中医学。

有人说，19世纪是英国的世纪，20世纪是美国的世纪，但它们都是掠夺、侵略的霸权主义者。中国要和平崛起救世界，包括中医的振兴以造福全人类，当然首先是13亿同胞与第三世界。

我想，有一句话必须改正，就是凡事都向世界接轨，这话带有民族自卑感，应该改为中国与世界双向接轨，而且医药这条轨不能与西方接。请引用林中鹏学者的一段话："去年（2004年），我国GDP达到15000亿美元的空前水平，而同期美国的医疗费用也达到15000亿美元的程度。也就是说，我们这点家当只够'先进国际水平'的代表——美国人吃药打针的，况且，中国的人口是美国的数倍。有人计算，如果全人类都按美国的医疗保障体系行事，将需要耗费2.6个地球的资源才能满足。"（引自网易163.com：林中鹏.2005年《维护中国原创医学生存空间，抢救防治传染病科学遗产》）

美国花那么多钱医疗水平一定很高吧？但去年参考消息一篇报道说，医源性、药源性病与医疗事故是美国病人的第三杀手，仅次于心脑血管病与癌症！

20世纪80年代上海一次以中医药治疗为主甲肝和乙肝流行，与美国本土西医药治疗同类疾病的死亡率之比是1：23（数字引自章琦《重铸中华医魂复兴中医药》）。

也许有人说整体科技或最尖端的技术还是要向西方接轨的，不要自高自大。

拿最尖端的宇航来说，我们很短时间便要追上他们。我相信不少部分可能在21世纪超过他们，现在就有一项已超过他们。外国太空人出现太空运动病的比例为50%，而中国三位太空人，在中国特色的针对性训练及在中医药的作用下，没有一人发生太空运动病。我国太空局特别写信感谢北中医的王绵之老教授，太空人还和他合影留念。而我国有一位院士因母亲情结，居然想打倒中医，太可悲了。我怀疑他是去中国化的院士，是中国科学界的"阿扁"。"全息生物学"不知有没有受到他的"打假"的打击。这是中央电视 4 台中华医药的报道。

发展中医是建设中国特色医疗事业的关键[①]

各位领导、各位专家：

大家好！祝会议胜利成功！

应杨炳忻教授之嘱，如命将浅见提出如下，请批评指正。

中医是有中国特色的医学科学。发展我国的医疗事业，一定要重视中医药的作用，走自己的路。现在中医的医疗、教育与科研等方面都还有不完善的地方，有必要认真思考，加以改革。

一、平等对待中医，真正实行中西医并重

过去中医一直处于从属地位，中医之数量与中国人口的膨胀发展成为反比。在大多数地方，中医院的数量和规模都远远小于同级西医院，也是明显的事实。中医的发展必须得到加倍的支持。

要实现人人享有基本医疗卫生服务的目标，中医药简便廉验的作用不容忽视。要加大在农村、城市基层第一线的中医医疗力量，加强对基层医生的中医基础理论和技能的培训。

真正把中医药学作为中国医疗事业的特色内容来对待，把中医医疗技术作为解决医疗保健问题的实用技能来推广，这样才是有中国特色的社会主义医学发展道路。

二、进一步解放思想，加强中医教育改革

教育部门对中医教育不要一刀切，模式化，应该允许进行改革的探索。中医本科学生头三年应该集中学中医，后两年再适当学习西医基础知识和中医实习。

（一）教学内容改革

各门中医课都必须学好，会用。重点学好经典著作，如《内经》《伤

---

① 第 318 次香山科学会议发言稿，书面稿 2008 年 2 月 3 日完成，之后由陈安琳制作成 PPT，广东省中医院院长吕玉波代讲。第 318 次香山科学会议 2008 年 2 月 23～24 日在北京举行，卫生部陈竺教授、同济大学颜德馨教授、中国中医科学院王永炎、陈可冀教授、中国医学科学院刘德培教授担任会议执行主席，会议主题是"中医药发展思路与继承创新思维和方法"。

寒》《金匮要略》《温病学说》四门课程必须重点掌握。针灸、按摩必须学好、用好。

西医课开设：解剖、生理、病理、微生物、诊断学基础、内科学基础、外科学基础。中西课时之比宜控制在8：2之上。

老三论与新技术革命，信息论、控制论、系统论可列为临床方向必选的选修课。新技术革新与科技新进展，可用学术讲座形式，请名家作报告。

中华文化素养课，《中国医学史》《中国哲学简史》《易经》《道德经》《孙子兵法》……可设系列讲座。

辩证唯物主义、历史唯物主义与《实践论》《矛盾论》纳入政治课。

（二）教学方法改革

减少课堂教学，增加自学和实践。过去课堂教学课时太多，满堂灌的教学必须痛改。学生必须早接触临床，多参与临床。

早跟师。师带徒是中华文化传统的教育方法。宜于第二学年便开始拜师以便随时问道解惑。而《伤寒》《金匮》《温病》三教研室，必须放在医院，各有自己的病区，才不会理论脱离实际。

三、中医科研应走自主创新之路

目前西方科学的思维和模式还不能正确认识和评价中医，中医科研不能自我从属于西医。以经络研究为例，祖宗行之数千年创造的遗产，因为用西医的方法与标准找不出论证，便认为这是虚妄。为什么不批评评价方法上行错了路，或者有些研究成果你不承认呢？我看应该叫停的是民族虚无主义，而不是经络之研究。

2003年那场SARS灾难，广东死亡率最低，其重要原因就是中医介入最早之故。我看艾滋病应借鉴这一历史的经验。

我相信未来的科学发展能够在更高层次上认识中医的价值，而坚持中医科研的自主创新，就是迈向这一远大目标的关键步骤。如果中医消亡，科学将失去一次飞跃的机会。

四、振兴中医，人才是根本！

谢谢！

继承华佗创新精神，制药求精良❶

一、什么是中药

什么是中药？大自然中的动、植、矿物及人工炼制的"药物"必须与中医药学的理论与经验挂上钩的才能算是中药。

自神农尝百草以来，这些中医的理论与经验是经过数千年，经过千千万万的人们亲身实践出来的，是从人身上实验出来的，可以说是我们中华民族集智慧与血肉之躯创造出来的文化瑰宝。我们不仅要爱护它，而且应该用崇敬的心情去发扬它。

说发扬千万不能以为全盘西化就是唯一的道路。几十年来，我们的药政部门为西方科技所征服，采用西方的方法管理中药，重视单体脱离中医之临床与文献之精华，轻视传统炮制，把一个复杂的、辨证用药的中药学，退回到简单化、倒退化的道路上去了！难道我们要学习美国在水源里都能找到化学药物的残余，才算是科学化吗？

"回归自然"最有发言权的是中药。

二、保护知识产权刻不容缓

既然中药是我国智慧与血肉之躯形成的国宝，我们有权利保护我们的知识产权，不能让别国把硕果抢走。例如青蒿素是我国的发明但赚大钱的是外国的大药厂！并且反过来挤压我们的复方青蒿素。

中药知识产权如何保护，希望有关部门去组织人力，去攻关。保护知识产权应从原生药抓起，但最重要的是方剂。

三、中药的明天

我在2001年就提出——"21世纪是中华文化的世纪，是中医腾飞的世纪"。八年了，刚闭幕的"北京奥运会"证明中华民族不但有数千年的文明史，也有新科技，运动金牌大丰收。经过2003年的SARS之灾，证明中医介入越早，死亡率及后遗症越低，让一向认为中医不科学的人接受一次洗礼。汶川大地震后中医参加抢救工作，使人们知道中医不是慢郎中，

---

❶ 2008年9月6日。在全国中药饮片座谈会上的讲话。

2008 年北京奥运会不少外国运动员及媒体尝试中医之针灸与按摩，觉得无比神奇。但最主要的决定性的因素是从党中央、国务院以至卫生部、中管局及各省市领导都加大力度提倡与扶持中医药事业，以促使这一原创性的中国第五大发明。证明中医药已经起跑了！估计今后全国与全世界中医药之需求必将以较快的速度发展。我们必须提前做好思想准备，中药的栽种不是早上种晚上收的！需求量之大将使我们难于应付。

四、任务与难题并存

如果正如上述，中药的需求量甚大，我们必须马上进行全面的、长远的计划，并制定法规，不能让那些农药、化肥之类不良措施影响正常发展。对地道药材的保护，不能忽视，有些地方还可与支农扶贫工作结合起来。

草本药材之"植保"与发现新的有效药物应是当前一大科研项目。广东省不少草药有突出的治疗效果为药典所未载。相信全国各地都不少，特别是少数民族地区。

五、走独立发展之路，中医药要有平等的监管权

新中国成立已几十年，但中药的发展，受到很大的歧视与约束。中药求发展须要新的思维与强有力的措施。因为从表面看，传统中药多为草根树皮。膏、丹、丸、散，又粗大黑。与精美娇小的西药相比，中药之被轻视与歧视是很自然的。但优点与缺点，不完全取决于现代之包装。它的理论与疗效才是最根本的。比如西药重视单体，中医重复方，而何大一之鸡尾酒疗法，使西方对复方有初步之认识。但何氏之鸡尾酒复方，只是中药复方的初级水平。并无君、臣、佐、使之理念。又如关木通事件，《中华本草》已明载此药久服伤肾，而欧洲人将含有关木通之药作减肥药而久服伤肾。而我们掌管药政之权者竟因此而明令禁止该药，并因其他含马兜铃酸之青木香等药亦遭禁止。这是屈从西方药理的民族虚无主义者的典型事例。日本某药厂之小柴胡汤案因医生不辨证而长服以治一切肝病，而遭刑事案，都是只知制药而不循中医理论指导之过。我批评我的学生治疗"中风"及"重症肌无力"时，用黄芪而用量太轻。他们说我国药典规定最多只能用 60 克！早在百多年前的大名医王清任之中风名方"补阳还五汤"，他在他的方歌中早就说："四两黄芪为主药。"四两相当于现在的 120 多克。而药典不知为什么不据文献，又不据医疗经验，便硬性规定 60 克。虽

然可能有动物实验作依据。而我的经验用黄芪治低血压，应不超过15克，治气虚之高血压，不能低于30克，治肌肉病，我最高用到180克。我这样做已冒上法律上的风险了。但为了病人我不得不冒险！

还有关于重金属问题，凡有重金属之类新药申请，必被否决。但名药"安宫牛黄丸"就含朱砂与雄黄，若今天申报必被否决。但此药之疗效堪称一流，凤凰台之著名主持人刘海若在综合治疗中，如果没有此药，肯定不会有这么好的疗效。我曾患中风除了服"安宫牛黄丸"之外，还想用"至宝丹"却无法买得到！如此之类的问题为什么我们不去研究便一概跟着外国走呢？

上述之例只想说明一个问题——"中药西管"是不行的。中药之管理必须多学科合作，除中药专家之外，必须有中医方剂学家、文献学者与临床学家的参与。中药监管不仅仅是个法律问题，其更大的责任在于发扬中华文化、发展中医药学，为13亿人民以至世界人民服务得更好。

新门诊大楼落成典礼讲话[1]

尊敬的各位领导、各位嘉宾、各位传媒同志们，先生、女士们：

大家早上好！我坐在这个位置上比在座的各位同志都感到激动，我这是托了中国共产党的福才坐在这里。周总理当年在全国办了四所中医药大学，我们（广州中医药大学）是其中之一。办大学没有实践基地是不行，50年代我们的实践基地就在我现在坐的位置的对面三元里街的一个曾作为猪圈的屋里，比我们如今这个地方一半还小。这就是我们第一个临床实践基地。经过几十年的奋斗，我们医院发展到如今这个面貌，我感到特别的激动。有人问我多少岁，我说我不老，才46公岁多一点。所以我能够看到了医院从一个猪圈发展到如今这样规模的门诊大楼，这是一个飞跃的发展。所以我特别激动，因为看到我们经过艰苦的耕耘才有今天，多少人的努力、多少人的汗水才有今天，因此我也感到非常的高兴。激动归激动，但是高兴更为主要。2001年我为中医药学会提了这样的一个辞：21世纪是中华文化的世纪，那是文化的世纪，不是帝国主义或者侵略世纪，今天我们看到了金融海啸还是靠中国去帮助。第二句话说21世纪是中医药腾飞的

---

[1] 2009年3月22日，广州中医院大学第一附属医院新门诊大楼落成典礼。

世纪，那个时候正是中医受压迫的时候，中央要建（中医药）大学，当时卫生部门他们不得不建，但是他们对（我们）大学的支持还是远远不够的。最后我们的猪圈就搬回学校的两个课室当做病房，然后建了一栋总面积100多平方米的诊所样的楼房，最后才慢慢发展到如今住院大楼、新门诊楼等这样一个大型的医院。我说过21世纪是中医药腾飞的世纪，这就是一个旁证。我们不仅仅要建设好我们的附属医院，我们还要进一步在国家中医药管理局和省中医药管理局的领导下，把我们的医疗技术和简便验廉的方法推广到全世界，特别是教会我们第三世界的贫穷兄弟们，让他们解决世界卫生组织提出来的、资本主义国家很难做到的人人享有保健医疗的权利。只有发展中医，因为中医是简便验廉的，才能造福全世界。所以21世纪中医一定会腾飞的。

在第四届国家中医药发展论坛珠江论坛上的讲话●

各位同志、各位专家、各位领导：

早上好！本人有机会参与这个重要的会议——珠江论坛，在没有到会的情况下，能够来做一个发言，本人感到非常荣幸。在这里，对大会的召开，致以热烈的祝贺，祝贺大会圆满成功！下面就谈一谈我个人的不成熟的意见。

我要谈的第一个问题就是从以色列与吉卜赛谈优秀民族文化传承的重要性。在座有些同志可能说，邓老的确老了，离题万丈。其实，中医的根是中国文化，中国文化是天人合一。中医不是个微观的医学，是个宏观的医学，所以我还是按照这个传统来说的。第一个问题就谈到世界问题。

我们知道，世界上有两个民族，一个是欧洲的一个流浪的民族，叫做吉卜赛，还有一个分布到全世界的犹太民族，最后复国了，成为以色列。我们从这两个民族做一个对比。以色列犹太民族，据统计，诺贝尔奖金获得者，2/3是犹太人；而吉卜赛呢，今年遭到法国的驱逐，他们是大篷车上一个到处流浪的民族。那么，这两个民族为什么处境这样不同呢？我曾经了解了一下，不过，了解的不全面，据说，犹太人对儿童有三宝：第一宝就是熟读经典；第二宝是不阻碍儿童的创造力；第三宝是教育儿童遵守

● 2011 年 7 月 16 日邓铁涛教授在第四届国家中医药发展论坛珠江论坛上的讲话。本文为录像讲话，胡延滨同志转为文稿。8 月 28 日邓铁涛教授订正。

规则。那这就是犹太人优秀的民族文化的传统，就造就了与吉卜赛完全不同的处境。这个对我有很大的启发。我们中国有五千年的优秀文化史，对世界文明之贡献，远远大于犹太民族吧。我整个讲话都会围绕优秀民族文化传承的重要性，再谈到中医的文化的传承。中医是中国文化的瑰宝，那么中医的传承与这个瑰宝弘扬密切相关，我就先说一说犹太民族文化的优点，对照我们自己该怎么做，所以我并没有离题。我曾经跟大会请示过，我不按照那个邀请书讲的那个内容去讲我的话，因为我感觉不能畅所欲言，所以我说我的。

第二个问题谈衡阳会议的精神要发扬。衡阳会议讲什么呢？讲中医的特色问题。我们原来的卫生部长崔月犁同志，本来是个西医，但是他就看到了中医的前途命运。他到一个中医院去看，最后他得出的结论是：挂着梅兰芳的牌子，唱着朱逢博的调子。这就说到了我们中医的要害之处了。现在我们全国，无论教学、医疗、科研，都是朱逢博的调子，不是梅兰芳的调子。这是要命的。因为中国的文化就是中医的基本理论的源头。如果中医理论的调子都变了调了，那还是中医吗？所以，这个问题，是我们中医的死穴。这个死穴不点活了，我们中医的命运就变成吉卜赛了。

第三个问题我要讲到毛泽东主席对中医的评价以及后来的情况。毛泽东对中医的评价是很高的，说是"中国医药学是个伟大的宝库，应当努力挖掘，加以提高"。那情况怎么样呢？原卫生部副部长王斌1952年横行霸道，要中医学习西医以改造中医，毛主席把他免职了，要西医学中医。但是，王斌是倒了，中医呢，曾经被打了一百年也打不倒。从那个汪大燮，把中医不列入教育系统，然后，余云岫要消除中医，而王斌则要改造中医。王斌是被毛主席撤职了，但是，王斌的思想——这个幽灵啊，就围绕中医的思想，还没有消灭。虽然，前些年那个"四人帮"要告别中医，我说那是民族虚无主义告别，不必介意，但是对王斌这个幽灵的思想，我们不可以掉以轻心，王斌就是要改造中医。你是中医，不过你干的是西医，你想的是西医，你的思维是西医，你的研究是西医，这就要命了。所以这个王斌思想，我想请在座的同志你自己思考一下，有没有王斌思想的残余，如果有的话，赶紧把它丢掉，清除掉。你看，王斌倒了那么多年，到了1975年，邓小平同志复出，他批的第一个文件是什么文件呢？是有名的56号文件。56号文件要纠正的是什么呢？是中医乏人、乏术。而中医从新中国成立前中国四亿五千万人的时候，有五十万中医。而前几年中央的统计，中医只有二十七万。那这不是乏人吗？乏术呢，就要考虑一下我们当前的中医院，到底你的中医的治疗率、治愈率占什么地位，有多大的比重？据说，有一个中医高等院校的附属医院的心血管科，那个科主任居然说，心血管科已经开除中医了。你说，王斌思想已经肃清了吗？还有我们自己培养的学生，不是有句名言吗？叫作：中医变也得变，不变也得变。这个是我们自己培养的我们的掘墓人啊！所以，这是最值得我们警惕的，我认为，要注意在我们中医界里面要肃清这个王斌思想，因为堡垒最容易攻破是在内部。外面的压迫我们都顶住了。一百年，中医打而不倒，靠的是中医的疗效。但是，如果疗效都变成西医的疗效的时候，你说中医还存在不存在呢？所以值得我们深思的一个问题就是你要当以色列还是吉卜赛？但是，幸亏我国有一个邓小平同志，邓小平的观点是要建设有中国特色的社会主义。那和崔月犁部长的想法是一致的，崔月犁部长想的是中医，邓小平想的是整个中国。如果我们还是以一个宏观的看法来看的话，那么，社会主义到底怎么走？我们开国的时候，很大的标语，就是马列主义是我们理论的基础。好了，到了 20 世纪末，邓小平同志就提出了，要建设有中国特色的社会主义。邓小平所提出是总结了马列主义的发展的。大家可以看看报，你看现在很少提马列主义，提的是马克思主义，而最新的提法是马克思主义要中国化、现代化、大众化。如果拿这几个来看中医的话，都适合。医学嘛，要中国化。将来西医要走到中医的道路上来，中国化、现代化。什么叫作现代化呢？就是病人花很少的钱，付出很少的痛苦，把他的病治好了。这就是现代化。而我们回顾医疗机构吧，刚好走的是相反的道路。一个骨折患者，用小夹板治疗的话，花钱又少，痛苦又少。不过医生就又累又得不到钱哦。如果采用开刀的话，那就要麻醉啊，等等等等，花钱很多。有可能早几天就可以走路，但最后还要把那块钢板拿出来。那到底哪个是现代化呢？所以应该要对"现代化"重新评价一下。但是，目前的制度，对中医很不利。就是我说的那个，既花钱少，病人痛苦又少，恢复的又好，那个功能恢复特别好，但是医生没有收到应有的报酬，医院收不到钱。因此，中医院不姓中，和这个制度也有关系。所以要谈医改的话，这就是很大的医改。要推广中医、发展中医，病人付出既省又合理，中医院能存活，就要从制度上支持中医，这是最大的医改。

再来看一看，从学术层面上，好像都是虚的，其实，那个是大的，决定这个小的。从学术来看，西医学是生物医学，它在哲学思想上是原子论。中医学是以人为本的医学，是充满了辩证唯物思想内涵的医学。西医学的方法论是"白箱论"，看得见摸得着，所以很迷人，很吸引人，而且承认那才是道理。而中医学的方法论呢，是"实践论"，神农尝百草嘛，就是实践，然后再到伊尹，通过再三实践把知识提高到有方剂学的内涵了嘛，我们用的麻黄汤、桂枝汤等等汤啊，是伊尹的时候把多种食物合并起来产生了很好的营养价值，很好的味道，因此，移植到中医的医学里面，用药就有"君臣佐使"，而不是乱石打竹林，所以比何大一的鸡尾酒疗法，我们要比他高明，他只是伊尹以前的水平，把药集中起来用，听说河南的艾滋病病人成麻袋的药免费赠送，他们都不愿意要，因为他吃了，病一样，不想吃饭，不能劳动，受不了啊！这是西方的方法论的结果。而中医呢，中医的方法呢，是实践论，即实践、认识、再实践、再认识，不断地提高，所以中医也可以说是"理论医学"，因为它集中提升成为理论了。我们的理论过去就是阴阳五行，脏象经络，说到经络其实是很了不起的，我预言，经络如果世界都认识的那一天，都承认它的存在的话，世界医学就要起革命了，最小的不是神经，是经络，经络解决了，许多问题就解决了。所以中医的理论是很宝贵的。又比如说那个"砭石"，西方看你这是迷信，那个石头刮刮就好啦？有什么道理啊，以前的确说不出来，我们就只能说这是经络的道理。但是到了 21 世纪，我的朋友谢南柱（物理学家）请了个地质学家去分析山东砭石，原来是方解石类，内含二三十种成分，而且当它加了温的时候，这个砭石能够放出低频的红外线，刮的时候能发出超声波。因此，人们认为最落后的东西，原来它是最先进的。这就是中华文化的传统的优秀的威力所在，因此，我们在肃清王斌思想，你才能看得见，承认这些是科学、真正的科学，而且是尖端的科学。为什么说是尖端呢？你看外国的航天员上天，不是有一种叫作"航天运动病"，发病率是百分之五十。我们的航天部请王绵之老先生去给他们的航天员做"治未病"的工作，给他们调理身体，结果我们的航天员一个个上天回来自己能够走出舱，外国的航天员出来心跳一百多，我们的航天员的心跳基本上前后一样，谁的功劳啊，中医的功劳，外国不是比我们早半个世纪就研究这个病吗？没解决啊。王绵之老先生一年多的时间把它给解决了，不幸王绵之老先生已经过世了，很可惜，我们很怀念他。他带着他的博士生去研究这个运动病，大概一两年不到吧，问题就解决了，你看中医到底是不是科学，中医是不是尖端科学；谈谈这个 SARS 的战斗，我们第一附属医院他们自己都说三个"零"，我说应该是四个"零"，什么三个"零"呢？零死亡，零转院，还有零感染（学生也好，医生也好，护士也好，护工也好，没有人感染），我说应该还要加一个"零"，就是零后遗症，你说谁要换骨关节啊，谁有关节坏死啊，没有；最贵的病人出院才5000元，香港的病人几十万上百万，而且死亡率是17%，这不就是对比吗？怎么统计，不用统计学，就可以得出最后的结论，一个是17，广州是4，北京开始不让中医介入，后来吴仪副总理命令介入了，5月为界，据闻中医介入前后死亡率之比是5∶1，有统计学意义吧。不过说到医用统计学呢，那就要命啦！听说孟庆云同志说过医用统计学是中医的杀手，我认为他的说法很精辟，因为蒲辅周老先生在20世纪1956～1957年期间，儿童医院请他去抢救乙脑，西医治疗的死亡率30%～50%，蒲辅周的治疗率，我没有详细的统计，据说他没有死亡的病例，也没有后遗症，后来卫生部请专家去鉴定，统计学专家就说了，治疗了那么多病例，但是用的药方呢，是十九、二十个方，最后的结论是"无统计学意义"，这一句定论就把蒲辅周的疗效抹去了！蒲辅周的那种经验是幸亏中医在总结了，但是卫生部没有宣扬它是一件中国对世界人民伟大的贡献，没有公之于众，这就是王斌思想的存在的结果。

中医学的基础理论是怎么得来的，它的基础理论是个黑箱论，黑箱论是它的方法论，它就是不断地输进信息，反馈信息，然后得出来的。所以，也可以说中医是信息医学；你看张仲景没有解剖病人、死人，但是他就知道脾脏有免疫功能，免疫功能是现在的术语，张仲景怎么说呢？"四季脾旺不受邪"，就是说一年四季你的脾都健旺的话，你就不容易得病，那这不就是免疫功能吗？而西医知道脾脏有免疫功能不到半个世纪，原来所有脾脏受伤的就把它切掉，认为脾脏是没用的。这种思维，也来源于它的模式，它是生物模式，一个白老鼠生病了，把脾切掉无所谓，可以把它应用在人的身上，这是它的白箱论的来源。那么张仲景的说法呢，就是从实践、认识、再实践、认识得来的。你看，相差一千七八百年了，我们没有解剖学，但能认识这个脾脏的功能。还有，有人说西医了不起，能够换心、换肝！的确这方面是做了大量的实验研究工作，取得了很了不起的成绩。但是中医对这个方面有没有作用呢？我举一个例子，北京的樊正伦同志，他治疗一个病例，是一个四十多岁的女性，她的病是什么病呢？她是换了肝脏，遇到排斥。这个排斥，用尽西医的方法解决不了，最后认为她的生命只有最后三四个月了，没办法了。后来找到樊正伦医生去治疗，他就用中医的理法方药来去处理这个病人，原先他也是没有把握的，但是他就按照中医的理法方药去处理。他开了七天的药，七天后病人来了，首先是全身的黄疸退掉了，胃口开了，他说有希望了，最后继续用中医的理法方药把她治好了。这个病人最后去见了给她换肝的那个医生，那个医生说，不可思议。这个不可思议不就是尖端么！所以中医面对没有见过的疾病，甲流、SRAS疗效都不错，它没有几十万倍的显微镜啊，找不到病毒的元凶，它的模样是不是冠状还是什么状，不知道，的确你是不够科学，元凶你都找不到。但恰恰就是这个紧靠黑箱理论的医学既能够治好它，又能够预防它。刚才我讲的附一院的那个，你说它几十例多少例也好，它就是我的同学刘仕昌老教授为主的团队创出来的成果。邓小平说检验真理的唯一标准是实践，这个问题值得研究，研究一个新的符合辩证法的统计学来。不能说不符合现在的医用统计学的原理就一切都丢开。樊正伦先生不是国医大师啊，他下过乡去种过树，是上山下乡的一代，那一代人也能够在科学的尖端上面去摸爬滚打，靠什么？靠中医的基本理论啊。所以不要轻易地用这个白老鼠点头不点头，而把整个中医的精华都丢光了，这是最危险的，这是我们老中医最放心不下的问题。因为过去的王斌思想的影响，我们的教育医疗科研它的模式几乎都全盘接受过来了，就等于第五次反围剿，全盘崩溃。那就是用共产国际的理论指挥了嘛！过去四次反围剿都是用毛泽东思想，用中华文化加马列主义指挥的，它就成功，所以现在为什么提倡马克思主义中国化?! 我们对有些人体组织结构不清楚，而能够当医生，那是因为我们可以得到那些组织结构更更深入的信息；而西医是掌握了它的外形，而且是死的，不动的，或者动的是动物身上实验出来的，距离人的距离还有一段，所以它还有很长的路走。但是我们也有很长的路走，而且我们已经走了五千年。如果我们把走了五千年得到的结果轻易地丢掉，那还是炎黄子孙吗？那是叛徒。所以这个问题既是学术问题，也是民族文化的国家大事。

　　最后，我说一说我的观点。胡锦涛主席不是提出"科学发展观"吗，我也学习学习，我思考中医学的科学发展观，中医的科学发展观我认为：四大经典是根，这条根很重要。而过去我们的教育呢，就把这个四大经典贬低为选修课，二三十个课时就完了。但是我们现在走到医学最前沿的是什么？是上工治未病。这几个字来源于哪里啊？来源于《内经·素问》啊。我们就把世界的医学，第一道防线从医疗医学提高到健康医学。我们的目标不是治病，而是要求人人健康。你看，谁的水准高啊，谁的水准低啊。所以我们现在就要重温四大经典著作，里面很多很好的。《内经·素问》第一篇就是《上古天真论》，所以我说是理论医学嘛。整个《内经·素问》都是以"论"名篇的。张仲景的书是《伤寒杂病论》，也是以

"论"名书的。金元时代的《脾胃论》《瘟疫论》，到了清代的《温热论》，所有的书都叫论。说明都是提高到理论高度的，我们中医不是实验高度，是理论的高度。所以"四大经典是根，各家学说是本"，那么我们是不是停留在战国时代，秦汉时代呢？不是。还有各家学说，不断的发展。所以各家学说是本。这个本可以算到民国时代止。"临床实践是生命线"，其实中医离开临床就没有生命了，生命就停止了。因为医学是应用科学，应用上治不好病，你还有什么存在的价值啊，所以"临床实践是生命线"。回顾我们这二三十年来的博士生、硕士生，那些研究生培养出来的，到底有多少是在临床得到提高的，有多少是通过让白老鼠点头得到证书的，这个是值得思考的问题。当然中医不是不要实验研究，将来的发展是要实验研究的，所以我谈到，"临床实践是生命线"。但是现在全世界的医学，缺少的是仁心仁术这个医生的灵魂。美国为什么那么有钱，它都解决不了人人享有医疗卫生的这一条，而且它的保险公司要破产，因为它的医疗药费越来越高。PECT 我们国家照一次就要 8000 ~ 9000 元，而且不是治疗啊，只是诊断一下是否有转移，其实这个是科学也是不科学，说他科学只是照清楚里面这个时间段人体里面的一点，而不能代表这个人整体以及他的一生。我们知道这个癌细胞会产生也会被我们的防卫细胞、吞噬细胞吞掉，所以见到癌细胞，却见不到下一段它可能被吃掉了，所以这个 8000 块有什么作用啊。我认为它是害人而不是有益于人的，但是"科学"认为这是最尖端的，能够看得那么清楚。所以它的医疗费呢，美国的医疗费是天文数字。如果我们全盘西化，中国有 13 亿人口都来一个通盘地检查，我们国家的生产力，不要说吃饭了，钱都给外国搬走了，它的仪器进来卖了多少钱，以后又付出多少钱，就会亡国啊。所以这个实验研究不是不要，但是要在中医的理论指导下去干、去进行研究仪器自己生产。要有"仁心仁术"，要用这种思维去做卫生工作。另外一个呢，我认为，现在还要再加一条，要以马克思主义的哲学思想结合中华文化做指导，挖掘中医宝库。毛泽东说，"中医是伟大的宝库"，要用哲学思想去挖掘这个宝库。让这个宝库与新技术相结合，是自主创新的大方向。中医还是要发展的，这就是方向。而且挖掘我们五千年留下来的这个宝库，去挖宝，这个宝又要和现代的新技术相结合，而不是简单的中西医结合就能使中医前进。中西结合远远不够，有时候它还可能拖中医的后腿。一定要和新技术革命相结合。什么叫作新技术革命？这个词是来自美国的未来学家托普勒的《第三次浪潮》，新技术革命提出 5 条，一个是信息革命，一个是生物技术革命，一个是新材料革命，什么是叫作新材料革命呢？就是原来没有这种材料的，我现在要创造这种材料来。我家里就有个新材料，是别人送给我的两把刀，很快，比钢刀还快，但是不能掉地上，一掉地上就烂了，因为它不是钢铁，它是瓷的。这就是"新材料技术"。还有就是海洋技术，海洋现在我们只能下到6000米，6000米以下是个禁区，要到达海底还要努力，所以这是海洋技术。第五个是航天技术。就是航天，到月球去，到火星去。那么航天技术就有了我们中医了，不知道大家有没有注意到，我们的航天员在航天器里吃中药。

我们认为还要将马列主义的中国化、现代化再加上大众化。中医药是最大众化的了。我过去生病是靠我祖母治的，不是靠我的父亲，那时我父亲还没有学医。我生了癞疮，我的祖母就去药材铺买了水银和硫黄。回来一煮，就混合了。我们很穷嘛，地下是泥地嘛，她就拿个筷子，捅一个孔。把那个熔化了的水银和硫黄倒进去，等干了拿上来，然后找个钵头，用油来磨，涂了几次就医好了。我祖母治疗了我不少病。她就是个群众嘛，她没学过医啊。所以中医还有个大众化，中医的优点，越说越多。中医这个优秀的传统文化，如果我们这一代不能去发扬它，那就说明我们这一代是笨蛋。如果我们这一代把中医丧失了，那我们是罪人！我的话讲完了。谢谢！

弘扬中医，中西文化要双向接轨[1]

各位专家，各位同志，各位同学：

上午好！我这个"90后"，有机会参加这次会议感到非常荣幸。这是一个难得的机会。我不知老之将至，也来乱说一通了。大会论文集里面印了我写的材料，是关于中医基本理论探讨的，供大家参考。我今天准备讲五个问题。

我要讲的第一个问题就是中国与世界文化双向接轨的问题。20世纪最流行的词语，就是与世界接轨，就是我们是小弟弟，要向老大哥接轨。我曾经说过，到了21世纪，应该就是一个转折点，应该是中国与世界双向接轨，因为21世纪是中华文化的世纪。现在，我们党的十七届六中全会不是提倡要发扬中华文化吗？在这个世纪，20世纪的那句话应该改为中国与世

---

❶ 2011年11月29日，在第七届南方中医心血管病学术研讨会暨国医大师邓铁涛心血管学术思想研修班讲课。吴伟、行思思根据讲课录音整理。

界双向接轨，就是互相接轨。如果我们向世界金融海啸接轨，岂不是见"鬼"了吗？我们科学技术也可以说已经跟上世界的第一流了。我们的航天器对接技术以及遣返技术都已经是世界一流水平了。航天技术原来我们落后人家50多年。30年的改革开放，已经追上西方发达国家300年了。所以，我们必须要清醒地看到，要跟着我们国家的发展去设计我们的一切任务和工作，不是老要向世界接轨。要双向接轨，这是我们的希望。因为我们90年可以追上他们300年的工业革命。再有，现在是21世纪10～20年代，还有80多年，那肯定到了22世纪，世界要向中国接轨。为什么敢这样说呢？因为我读过鲁迅的书，鲁迅这个伟大的文豪，他给我们的最大遗产，就是中华民族要挺起我们的脊梁。过去我们的脊梁骨老给人家打，现在要把我们的脊梁骨挺起来。如果说到中国医学，有两个主流医学：一个西医，一个中医。而西医是强势，中医是弱势。"弱势"根据我们文化的说法，就意味着它的发展前途很大，因为它弱。你看我们中医，20世纪从民国开始，就压迫中医、歧视中医、打击中医、消灭中医。而到了21世纪，还有某些人提出来要告别中医。中医告别得了吗？他们告别中医搞了快一年了，跟风的人才100多人。而我们的省中医院（第二附属医院）一天的门诊量就超过10000人，第一附属医院每天也8000～10000人。两个附院门诊量一天就2万多人。他们那里一年才凑上1百多人，告别得了吗？告别不了！中医跟祖国荣辱与共，同呼吸，共命运。祖国强大，中医肯定要强大。你看最近的十七届六中全会不是提出要发展中华文化嘛！我们中医就是中华文化的瑰宝。所以，这个瑰宝在弱势群体的手上，我们必须要和西医同志共同合作。西医同志有责任要学好自己祖国的瑰宝，同时引用了外来的方法，外来的技术。未来学学者托夫勒不是提出新技术革命嘛！我们西医同志，掌握新技术应该要比中医强。但是，中医掌握5000年来的遗产，中国的宝贵遗产，全世界只此一家，并无分店。哪个国家有5000年历史的医学文化遗产呢？没有！所以，这个具有5000年历史的瑰宝是我们祖祖辈辈留下来的，这个毛泽东称之为伟大宝库的中医，我们这个弱势群体要加倍努力之外，不是弱势群体的西医同志也应该努力学习祖国的这个瑰宝，然后根据自己的所长去发展我们的医学。那么，我们21世纪的医学，就要走在世界的前面，他们就要跟我们接轨。下个世纪，他们就要接我们的轨了。所以我要讲的第一个就是必须要有信心，中西医合作努力挖掘宝库，引进世界先进的科学革命技术。技术革命嘛，生物工程就是其中之一，还有航天、航海、新材料等等，这些我们接受它。像航天部的俞院士，他接受了这个伟大的宝库和技术革命那些方法，他发明了一个睡眠的检查法。睡眠对于航空、航天员的身体很有关系，上去万一出一点什么问题，飞机连人都没了，所以他就创造了一个睡眠的检查法。说到这里，我又要说我们中医要改进，原来我们说中医四诊：望、闻、问、切，现在应该是中医"五诊"：望、闻、问、切、查（理化检查）。这是南京中医药大学名老中医、耳鼻喉学科创始人干祖望教授最先提出的。俞院士查睡眠，一查睡眠就发现，睡眠跟子午流注相关，11 点～3 点是胆经，3 点～5 点是肝经，5 点～7 点是肺经，以后是大肠经。我记得不是很清楚。就是说，他们查睡眠这个方法就和中医的子午流注不谋而合。过去说子丑寅卯、子午流注是迷信，现在发现原来它是尖端科学。所以我说中医是尖端科学。对于这个弱势的主流医学，我们应该花更大的力量去学习它、实践它。这就是中国的医学。以上是我要说的第一个问题，就是我们要自信，不要看扁中医，要挺起民族的脊梁骨，要走到世界的前面。这是我们老一辈中医的想法，我可敢代表他们，因为我是"90 后"。

第二个问题中西医要发挥各自所长，发展中医学。无论中、西医都要把中医的基本理论学好。基本理论，过去中医的罪名就是像有一个文学家胡适，中医治好他的病，他说能治好病，但说不出道理，不科学。所以我的博士后 Bremda Hood（译音名：胡碧玲，加拿大人）写过一篇文章，她说阻碍中医发展的是"中西医结合"。他讲的"中西医结合"其实应是"科学主义"。是"科学主义"不是中西医结合。不是中西医结合影响中医进步，而是把"科学主义"当作上帝，阻碍我们的合作和进步，这才是真理。另外，我们中、西医都要掌握针灸、推拿按摩等这些方法，针灸是我们伟大的发明。如果说中医学是中国的第五大发明，那针灸学就是五大发明里面的重要组成部分，很多急诊就可以用针灸。针灸学派生一个灯心火，你认为光学与医学结合最早的是西医吗？不是，是中医！灯心火是火烧，这个就是光学嘛。还有一个用砭石刮，我的朋友请一个地质学家研究中医的砭石，就发现砭石刮的时候，就发出低频的远红外线和超声波。将光学应用于医学我们有两千年的历史。所以我们不要自卑，要敢于去发现，敢于去发展，我们才有前途。中、西医过去有分歧，现在我们强调统一战线，打败国民党就靠这个统一战线，发展中医也一样。不要轻视有一技之长的乡村医生、基层医生。我们不要小看他们，可能他们手上就掌握着一个宝贝。所以我要说的第二个问题其实就是统战目的，一定要去团结西医，因为西医的人很多，两个主流医学，西医占据老大哥的地位，但是老大哥要向弟弟学习，必须掌握针灸。比如说血管痉挛，也许我一针它就解决了。所以第二个问题是要求发挥中、西医之长，甚至民间疗法的一技之长我们都要收集起来，发展中医学。

第三个问题是坚持中医整体观。我认为心血管病不是一条血管或者是一段血管的疾病，而是全身性的疾病。现在有介入疗法，有外科搭桥。但是在20世纪60～70年代，我在本市各大医院会诊的心肌梗死病人不少，没有用这些手段也抢救过来了。像廖承志副委员长在广州第二次心梗，我参与会诊，1个月后他就去接待归侨。还有委内瑞拉的领导人，当时还没有跟我们建交，他们代表团的团长心梗了，打电话让他回国，说："中国治不了你。"结果我也参与抢救了，很好地完成了任务。所以我体会心肌梗死不仅仅是那一段血管的病变。不是一个局部性疾病，而是一个全身性疾病。这个和中、西医的哲学观点有关。西医的哲学观点是来源于原子论，中医的哲学观点是来源于辩证法，或者说是系统论，或者说阴阳五行。现在不是认为基因能解决很多问题吗？我不相信。基因最后形象化的话，就是有两条曲线嘛。这两条曲线，我的理解，为什么不是一条而是分为两条？阴阳也！所以中医的理论，你去和世界最新的理论很容易结合起来，因为它们走在我们的后面。这也是个信心的问题。所以我们必须要把心血管看成一个系统，而在治疗手段上面，也应该整体辨治，系统化。我们一附院颅脑外科有一个脑挫伤的病人，骑摩托车撞了汽车，诊断为："脑出血"。他没有被开颅。我去参加会诊时，他已经昏迷了3天。CT、MRI回来的结果示：脑水肿、脑出血，用了脱水疗法，3天都没有苏醒。第4天邀请我参加会诊。我开的什么药呢？就开了一个桃仁承气汤。中医理论指导嘛，上病可以下取。用战略的方法来说，就是围魏可以救赵，所以我给予灌肠泻下。身体内之水泻出来脑部水肿不就减轻了吗？肯定会减轻。若单纯使用局部脱水剂就可以解决吗？药一停就反跳！就泻了他几天，他不能吃药，就用水调安宫牛黄丸点在舌头上。舌乃心之苗也。后来他就醒了，继续结合其他综合治疗。这个30岁的年轻小伙子就出院了，没有后遗症。所以全身和局部这个关系问题，我们不要只看微观不看宏观。微观知道得清楚有好处，宏观可以帮助解决系统问题，所以就要中西医结合。我们在整体观念的指导下，我们就能超越世界。

第四个问题就是治未病。中医和西医比较，西医擅长治末病，到了病的最紧要关头，把病人救活了，显得它很高明；中医擅长治未病，两个字的区别，只是上一横长还是下一横长。两个课题，一个是治末病，一个是治未病。所以我们要超越世界，就两个都用，但是我们重点应该放在治未病上面。世界都怕老年化，但是我们已经进入老年社会，所以必须要推广中医，因为中医治未病。我预言将来医院要缩小，将来保健的康乐园要增加，大家去康乐园得到健康、长寿，那还怕老年化吗？推广中医药就是最大的医改，因为它简便廉验。在心血管防治问题上面，我们朝着前进的方向不是跟着西方走，而是要走我们自己的路，简便廉验、治未病。不是中医院心血管科把中医开除了，而是中医和西医结合，将来要把心血管病从疾病谱里面开除，这是我们的目的。不要本末倒置。我们是要把心血管病开除，而不是把中医开除。我听人说，心血管科已经把中医开除了，科主任都只能由西医生来当，这就奇怪了！我1959年就患冠心病了，当时中山医学院的教授给我确诊的。我今年年龄是59倒过来，95了，过几天就要加一岁，96了。我没有介入，也没有搭桥，我还能去工作，比人家工作多了大概30年。

最后一个问题是如何学哲学、用哲学的问题。因为一切科学都要受哲学的指引，受哲学管理的，所以我们要中西医结合，一定要有一个管我们脑袋的。我们的屁股有两个，一个坐在西医，一个坐在中医。屁股是指挥脑袋的，所以你想你的，我想我的，要打架是不好的，要团结起来。那么用什么来团结它呢？我说必须要好好学习马克思主义哲学，就是历史唯物主义，你要用历史唯物主义的眼光去看中医，还有一个就是辩证唯物主义。你必须用辩证法来看微观与宏观的关系。以前讲马列主义，后来苏联解体了，就提马克思主义了。到了中国近30年呢，这个又变成了马克思主义中国化、马克思主义时代化、马克思主义大众化。这几个主义，这几个提法对我们中西医结合是适用的。我们要中国化，必须中国化，必须大众化，必须时代化。中医并不是2000年前的中医，也不要抹杀唐宋元明清精诚大医的功劳，要用历史唯物主义的眼光去看它。所以，我们必须要学好马克思、恩格斯的哲学观点和哲学理论，来指导我们的行动，那我们就一定能够取得胜利！因为我们中国就是这样走过来的，90年来在中国共产党的领导下走过来的，第五次反围剿，第三国际来指挥我们失败了，毛泽东指挥一到四次反围剿都成功了！这就是马克思主义要中国化。所以西方医学中国化，你不要搞得越来越高、越来越贵、越来越看不起病、越来越受不了！

什么是医学之现代化？就是花钱少，病人治疗过程痛苦少，好得快，没有后遗症，这才是中国社会主义医学的现代化要求。这是我最后要讲的一点，不对的地方，请同志们指正。因为我已"90 后"，说错了的可能很多，请大家指正！

21 世纪是中医药基础理论发展的新时代^❶

一

今年是郑和下西洋 600 周年纪念，又是抗日战争胜利 60 周年纪念的日子。600 年前郑和下西洋，代表着中华文化达到世界的顶峰；60 年前抗战胜利，是中华民族摆脱落后挨打的开始。按干支纪年，60 年是一个甲子。郑和下西洋到现在是十个甲子；抗战胜利到现在是一个甲子。从中国哲学的物极则反的"变易"观，中华文化到了大变易、大改变的时候了，是改写（不是解答）李约瑟难题的时候了。当中国和平崛起之时，也就是中华文化重放光芒之日，这是毫无疑问的。

中医药学是世界上唯一有 5000 年持续发展历史的医学科学。社会科学家田森教授认为中医是中国的第五大发明，15 世纪以后仍未中断其发展，并于 20 世纪 80 年代开始走向世界。21 世纪 SARS 之灾，使世界卫生组织另眼看中医。不幸近 100 多年来，中医药学受尽了打击与摧残。但奇怪的是怎么也打不倒，这可以说是科学史上的另一难题。中医药学是中华文化的瑰宝，当中华文化复兴之时，就是中医药振兴之日，可为预卜也。

二

中医药学顽强地存活到 21 世纪，未被消灭反而走向世界。《广州日报》2002 年 4 月 17 日讯："据《健康报》报道，全球采用中医、针灸治病或辅助治病的人数已占世界人口三分之一以上。"欧美一些国家正在筹划为中医药立法，但是我国不少学者仍在讨论中医是否科学！

不少人喜欢承认中药有药效，针灸有疗效，而不愿意承认中医有理论。甚至有人说："中医的阴阳五行连'伪科学'都不是，简直是反科学。"倡此言者，显然对中医之阴阳五行学说一无所知。以主观臆测代替

---

❶ 2005 年 10 月 3 日定稿。邓铁涛教授在北京第 2 届中国中医药发展大会（2005.11.10～12）的书面发言。11 月 14 日《中国中医药报》（003）以"21 世纪中医药必将腾飞"为题节选发表，2006 年 1 月《中华临床医药杂志》第 17 期转载。

调查研究，其言论本身不正是伪科学吗？

中医的理论是什么？1963 年全国中医学院进行大辩论，最后一致认为中医理论的核心是：阴阳、五行、藏象、经络。

中医如果没有一套比较完整的理论体系，中医药学能持续数千年的发展是不可能的。特别在 20 世纪科学大发展的年代没被消灭，就因为中医药学有一个独特的理论体系，而这个体系可以指导临床实践，若剥开其古老的名词，探究其实质竟然有崭新的、丰富的内涵。如："天人相应观"是中医学的整体观；"阴阳"学说是中医学的矛盾论；"五行"学说是中医学的系统论；"辨证论治"是中医学的辩证法。

应该说中医不是哲学，如果说中医不是医学就不对了。的的确确中医学理论内涵众多哲理，并且使医理与哲理相结合，达到天衣无缝的境界。

《环球》杂志：东方思维拯救现代科学的悖论。

有些学者认为这不过是朴素的辩证法，朴素的系统论，与现代的辩证法与系统论岂能同日而语？面对这些本属了不起的成就，倒过来反而成为贬低中医的根据了！这真是奇怪的逻辑。

中医药学，在二千年前其理论就内涵这些先进的哲理，比黑格尔、马克思，以及系统论的创始人路德维格，贝塔朗菲早多少年呢?! 是值得我们炎黄子孙骄傲呢？还是仍然觉得我们只是自发的、朴素的、落后的？

又如"时间医学"，在西方这是一门很年轻的学科，美国明尼苏达大学教授哈尔贝格被推崇为时间医学之父。后来他发现《内经》早他二千多年已有丰富的时间医学内容，感到十分惊讶！

2005 年 7 月 28 日《中国中医药报》讯：广东省中医院于"头伏"（7月 15 日）来医院接受"天灸"治疗的门诊病人 15500 多人，"中伏"（7月 25 日）至晚上 8 时共有 23300 人接受"天灸"。此举创造了单一治疗方中的一天门诊人数的世界记录。什么叫"天灸"？这是冬病夏治的独特治法，不是用艾灸而是用中药膏剂贴于经络穴位以治疗哮喘、过敏性鼻炎等在冬天发病而又难以治疗的"虚寒"性疾病。虚寒性疾病属于"阴"证，治疗"阴证"要用补"阳"的方法。冬天属阴，夏天属阳，按照中医治未病的思想，把冬天难治之病，提前到夏天阳气旺盛之时，采用治疗虚寒证而有刺激性的药物，再根据经络学说选择穴位敷贴，"天灸"是针灸与药物结合的创新。广东省中医院用"天灸"治疗支气管哮喘的规范化研究，课题组对 330 例支气管哮喘患者进行"天灸"和安慰剂治疗的观察结果显示："天灸"治疗不仅可以减少哮喘发作次数，减轻症状，而且可以改善肺功能。目前该课题已通过验收和鉴定，并将在全国推广。

"天灸"之例想说明的是——冬病夏治，它既包涵了"时间医学"的具体运用，又说明了"阴阳"学说的指导意义和"经络"系统理论的应用。更值得注意的是发挥了"上工治未病"这一中医独具的治病与养生"战略"思想的指导意义。足见"天灸"不是偶然发生的经验成果，而是在系统的中医学理论指导下的创新之举。这一疗法疗效显著、操作简便、费用低廉，故一天之中有二万多病人来接受治疗，这是全世界医疗机构都没有过的奇迹。这一治法如向全国推广其社会效益有多大呢？既能减少病人痛苦，又能节省多少医疗费用呢？

切勿把中医学的阴阳五行学说等同于占卜相命之术。

三

神农尝百草而有医药，中医药学是从人体自身实践开始的，医疗实践一直是中医学发展的轴心，推动这个轴心不断发展的是博大精深的中华文化。如《河图》《洛书》《易经》《易传》以至诸子百家，对中医学的发展都有深远的影响。中医药学不仅仅是纯医学，它还包涵哲学、数学、天文、地理、气象、历法、化学、博物学、甚至包涵兵法。可以说中医药学是多学科相结合的产物。与今天极力提倡的学科交叉正相吻合。中医近百年打而不倒，就因为它的理论源泉深厚，又与实践紧密相结合之故。

中医的基础理论基于《内经》《难经》《神农本草经》。此后基础理论的发展，大都建基于临床。自张仲景以医经家的理论整理经方家的实践经验，而创造"六经辨证"与"脏腑辨证"之后，中医理论发展的主流已依靠临床家去创新发展。因此要验证理论之正确与否，不能离开临床实践，也证明从人体临床实践得来的理论绝不能用小鼠、兔、狗等实验结果去否定。

看来借用还原论、线性的实验方法，是很难发展中医的基础理论的。故20世纪的西方科学，无法给中医学以帮助。

中医基础理论的创新与发展，绝不能把有五千年文化积淀的系统理论丢开另起炉灶。我们必须在原有的系统理论的基础上按自身的发展规律去发展，那些以为必须是离开原来根本才是创新的观点是错误的。在继承中创新，走自己的路，才能为中医药创造更加美好的未来。站在巨人的肩上容易发展，这是世界公论，又何止中医药学呢？另外，我们要把中医学放在世界医学的平台上来审视创新，凡是有中医特色的成果，在世界医学的层面上看，就是创新。

四

中医学向无基础与临床学科之分。自 1956 年中医高等教育成立之后，参考西医的模式才提出来的。历经 40 多年，我们必须承认，《中医学基础》学科的设立是成功的。该学科从基础理论角度，就广博的中医理论的内容，加以整理提高，已有一套比较规范的理论系统建立起来了。有些人视而不见，开口便说："中医基础理论缺乏创新"，是中医发展缓慢之原因。中医基础理论要发展，这话不错，但西医亦然，不会例外。他们忽视了西医是世界性的，全世界在努力研究，而近 50 年来，中医人数从新中国成立初期的 30～40 万，到现在只有 27 万；西医人数新中国成立初期的几万人到现在已有 157 万。世界医学有各种自然科学的帮助，发展迅速是应该的。而中医则 50 年来，头顶着是否科学的帽子，得不到卫生行政部门的大力支持。直到 1986 年 12 月，设立"国家中医药管理局"，才有一个专门考虑中医药发展的领导部门。而其后又成立一个药监局，按西药的模式管理中药，又把中医药——的药管权分出去了。我们可要想一想，20 世纪最后的 14 年，中医才有一个"娘"。中西医对比，如果一定要说中医发展缓慢的话，其原因是中医本身之过，还是中医药所处之环境之过呢？尽管如此，中医仍在发展，现在世界上有三分之一人接受中医或针灸治病，西方有些国家正在研究或已经为中医立法。有人称中医是中国第五大发明。为什么身为中医的人，噪音如此之多也！凡讨论中医药的问题，最后必须说上几句批判中医不足的话，已成时尚了，悲哉！古人云：人必自侮而后人侮之。

世界科学，到了 21 世纪，不少理论领域在发生重大变化，如"还原论"、"线性科学"等正面临否定之否定的变化发展之时，现代新技术革命将给中医基础理论带来千载难逢的机遇。当中医药经过 20 世纪的折腾与发展之后与新技术革命相结合之时，就是中医药腾飞之日了。

21 世纪中医基础理论整理提高与新技术革命成果相结合，中医药学将飞跃发展；在中医药飞跃发展的同时，会反过来促进新技术革命。这是作者的盼望、预测与多年来的信念。

论"扬长避短是中医的长生之道"❶

当我看完 2012 年 5 月 23 日《中国中医药报》第 3 版"视点"的文章《扬长避短是中医的长生之道》，我止不住要提提我的看法。这篇文章的作者邓玉霞同志，我看是一个年轻医生，从文章看是西医出身，作为一个年轻医生，能够考虑到中医的发展前途，思考中医该怎么走，考虑这样一个问题的出发点是不错的、难得的，关心中医发展的这个精神本身是值得肯定的。可是读了这篇文章之后，我感到这个标题"扬长避短"是不错的，但如果说这就是中医的长生之道，我就产生了不同的看法。文章的这种观点可能还代表了很多中青年中医生的看法，如果大部分的中医生这么想，我认为问题就大了。为什么这么讲呢？我认为扬长避短这几个字一般的方法论可以说，但对中医的发展前途来说就不妥，甚至可以说是错误的。这不是说我不爱护我们的接班人，而是要把我的意见说给他们听，说给那些有这种想法的同志们听一听，看一看我讲的有没有道理。我就等于参加这个讨论吧，不是说教，而是出对中医的发展一样的关心。文章说要"扬长避短"，而我的问题是怎么扬长？扬什么长？怎么避短？避什么短？谁来做判官呢？

2002 年，我曾就《中医优势病种专家调查及其理论探源》（江苏中医 2011 年第 9 期）一文在《新中医》发表评论（《＜中医优势病种专家调查及其理论探源＞读后》），该文对中医、西学中、西医三类专家各 35、36、34 人进行中医优势病种调查，其中调查对象中医年资少者占大多数，这样得出的结果我认为没有可比性。因为根据学术素养，西医是百分之百为西医学，西学中有百分之六七十为西医学，中医也百分之五十为西医学，被调查者不具有代表性，反馈的信息没有说服力。文中还举例白内障为中医的劣势病种之一，岂不知当年毛泽东的白内障是由中医眼科专家唐由之院长做的手术。显然绝对化的将白内障归为中医所短就错了。所以孰为长，孰为短？哪个中医能判定何病为中医所长，何病为中医所短？全中国找不到这样一个人，因此一千人的问卷调查也不准确。又比如冠心病，西医有了心脏搭桥手术，有了支架介入疗法，一个西医高校附属医院心血管病科的科主任就说他们的病房已经把中医开除了。这也是当法官，判断冠心病

---

❶ 2012 年 6 月 5 日，邓铁涛教授口述，陈坚雄记录。

不是中医所长，是中医所短了。这个说法也是错的！其他道理不用讲，我就说事实：广东省中医院有从美国回来的擅长搭桥手术的心脏外科博士生导师，另外还有一位支架介入疗法的能手、西医博导，因为看到了中医的疗效，结果这两位专家都提出要拜中医为师，要学习中医。他们和前面的科主任谁对谁错，事实就摆在那里。

《扬长避短是中医的长生之道》文中提到西医手术治疗急性阑尾炎、急性梗阻性胆管炎有很大的优势，治疗急症即是中医所短。对此我要讲段历史，我们学校第3期高级西医学习中医班，简称95高研班，因为学校实行新的教育方法，就是到临床中去搞科研，在实践中学习。当时由学校组织了十来个老师，带着70多位高级西医师，所谓高级就是讲师、主治以上西医学员，到部队的157医院搞科研，中心是脾胃学说研究，因为当时的消化疾病多，1960年经济困难时很多战士吃瓜菜代粮食，所以肠梗阻病人不少。原来肠梗阻病人是肯定要开刀治疗的，纳入脾胃学说研究课题后，开不开刀先请中医会诊再决定。举其中两个例子：有一位肠梗阻战士腹痛剧烈难忍，铁床架都掰弯了，我们学校针灸科主任司徒铃教授会诊后，用耳针在耳朵上扎了几针疼痛就缓解了。还有一例也是肠梗阻病人，收住院后，主管医生报告说该战士肠鸣音突然消失了，问我是不是需要马上开刀。我去看后，发现患者舌头上有剥苔，剥苔处产生了新苔，我就凭这一点诊断肠鸣音消失是病情的转机，无需开刀，予大承气汤灌肠，免除了患者开刀之苦。还有婴幼儿的肠套叠也采用中医的办法，一天就可以解决。所以如何判断，什么是长，什么是短？这个口号是没有依据的，没有可操作性的。

在20世纪60年代，广州市某西医院接诊一误吞螺丝钉的男婴，患者才出生10个月，六角螺丝钉长约4厘米，院方和家属希望螺丝钉能自行排出，但治疗观察2天未效，第3天病孩开始高热抽搐，医院内会诊认为患者年龄太小难以忍受全麻手术，且高热抽搐怕下不了手术台，只有请中医会诊。我院外科教研室张景述主任诊查后，用骨炭粉调米粥给病孩喂食，稍后予服适量蓖麻油。12个小时后，螺丝钉自肛门顺利排出，表面如电镀一般黏满了骨炭粉，病孩诸症状随之缓解，继服退热中药方而愈。

又比如现今世界上的航天运动病，发病率是50%，该病中医有所长吗？防治航天运动病是世界的前沿、尖端课题，中医应该是短吧？但是航天部把北京中医药大学方剂学的学科带头人王绵之国医大师请去给航天员做治未病工作，给航天员调理身体，而且带药上太空。结果呢，我们的航天员一个都没有产生航天运动病，而心跳，据说外国航天员一下地，心跳都很快，达百余次每分钟，而我们的航天员心跳都在正常范围内。如果按照扬长避短的说法，那王绵之老先生不敢去搞航天运动病，但是他就是按照中医的理论为航天员调理身体，结果顺利完成任务。你说扬长避短在这有什么作用？还有 SARS，2003 年之前中西医都没看过的病，你说是中医所长还是所短？西医开始也不知道是什么病原引起的疾病，后来发现是冠状病毒，中医对它一无所知，你说中医治疗 SARS 是长是短呢？所以这个题目就是一个消极的战略！这不是如题目所讲的长生之道，是不求发展的短命之道，所以这不是一个普普通通的问题。因为中医学越来越萎缩，西医学越来越扩张，西医弄了一大堆很吸引人，中医却退缩了，所以这不是一个进取的战略，是退却的战略，错就错在这个地方。

我们的战略应该是什么呢？我认为要提一个战略的话，它应该是自信自强，改革开放！首先，对有五千年文化历史的伟大的中医学要有自信心。毛泽东说："中国医药学是一个伟大的宝库，应当努力发掘，加以提高。"已经给我们指明了方向。体会实践这个思想，我认为要自信、自强，连信心都没有，还有什么发展前途？不去努力，不去积极不断地发展，不去自主创新。没有自强，怎么能够"长生不老"？我们现在不少中医生缺乏自信心，没有想到要自强，应当相信毛泽东的评价，按照他说的去做，自信、努力发掘，整理提高！

还有，中医学应当要改革开放。改革开放之一就是我们的教育、医疗体系要中国化，要按照我们自身的发展规律去改革。首先要针对重西轻中的问题，这是整个中医界都存在的问题，除了一些老中医，以及中医药大学前几届学员，现在上了六七十岁的人，他们对中医有信心，他们是真中医，改革重西轻中的问题要发挥他们主力军的作用。教育要改革，因为当前教育出来的学生对中医的信心不足，医院里面大量的医生不姓中。当然，这个不姓中不完全关系中医学术的问题，譬如说小夹板技术，世界公认是个好方法，但是我们有几个中医院接骨不选择开刀？这关系到医院的经营、生存问题，所以这个改革问题很多，内容很丰富。因此如何能实现中医药的简便廉验，又能使中医医院能生存和发展，这不仅仅是中医院的改革发展问题，也是整个卫生体制的改革发展问题，所以最大的医改是发展中医，如何能让中医发展，发挥中医的最大作用，这是最主要的。我们附院曾接收一位孕妇患者，因骨折要求用纯中医的方法，不要麻醉，不要开刀，最后请我们的老中医手法复位，处理好骨折让孕妇顺利生产。所以什么是现代化？这才是现代化。骨折的地方你把它打开，上钢板、钢钉，之后还要取出，离不开麻醉，麻醉也有风险。20世纪50～60年代，中西医结合研究非手术治疗急腹症取得了不少成果，但是最后没有推广应用，可能问题就出在经济效益上面。

再有一个问题是开放，前面所讲，我不是反对开刀，而是这个开刀中医也要参加。开放就是放开中医的手脚，所有束缚中医的都要放开，像2003年5月以前北京不让中医参与治疗SARS，这就是最典型的例子，搞到天安门前人迹罕至，后来中医介入了，取得效果了，北京人的恐慌才得到缓解。所以开放是要让中医实践平台越来越多，而不是越来越少。对于采取手术的病人，中医也要插一手。比方北京一个病人，肝置换手术后出现严重的排斥反应，西医抗排斥的方法用尽无效，病人命在旦夕，后来请了中医樊正伦用中药才解决问题。有了舞台我就要参加进去，中医的长处也就显现出来了。如果反过来，在参与前问中医对换肝以后的问题是长还是短？肯定没有答案，谁也不敢说。事实结果呢，它是长！这个例子也反过来证明扬长避短之说不成立。所以长短要看开放，因为中医被压迫，被排斥近一百年了，现在还没有完全新中国成立，所以必须开放。那个医院，那个手术都可以搞一个围手术期的中医治疗嘛，可以提高疗效，水平就超过外国了。总之，我说的中医的发展战略，我提出认为是自信自强，改革开放！这才是光明大道。

邓小平同志一再强调检验真理的唯一标准是"实践"。下面举两个实践的例子。一个是甘肃舟曲特大山洪泥石流灾后，一位姑娘失去了双亲，自己的双下肢也严重受伤，甘肃省的西医专家和北京来的专家一致认为要实行截肢以保命。甘肃省卫生厅厅长请来中医专家会诊，提出用中医方法可以不用截肢。刘厅长决定采用中医专家的意见，结果把姑娘的双腿保住了。试想一位小姑娘有健康的双腿对于她今生的幸福，价值几何？第二个是印尼苏加诺总统患病，请西方名医会诊，也请中国名中医共同会诊，当时周总理委派西医吴阶平先生和中医岳美中先生参加。西方的名医主张把苏加诺的一只肾切除，岳美中却认为用中药加针灸可以不切肾。苏加诺采用了中医的方案。据说，西方名医不以为然，特意留下不走要看中国的笑话。其结果，果如岳老所言，无需切肾，苏加诺病愈了。

上两例我都没有亲眼目睹，但都是事实，我主要想说明，中医要自强，还要有舞台，假如没有卫生厅厅长的支持，没有为外国元首会诊的机会，便不会有上述实践的例子。但归根结底中医药的发展战略必须是：中医药学术的过硬与不断提高才是中医药学长生之道。

中医之路❶

各位领导、各位专家、各位同志、各位同学：

大家好！

本人很荣幸能够在 90 后，有机会参加这样一个由国家批准的研修班，感到非常荣幸，正值现在党召开十八大，感谢党的领导，感谢政府的支持。我下面要说的、讲的是"中医之路"。

由于讲义已经发给大家，讲稿原文希望大家看看。我这里说一说我对"中医之路"的体会。这个"中医之路"包括两条路，一条是我自己走过的路，另外一条是整个中医的路。这里我首先讲一讲"路"的历史。新中国成立前，我们中医怎么评价自己呢？一句话就叫作"一代完人"，不是完整的完，是完蛋的完。我们因为被国民党政府轻视、歧视，排斥而没有路，我们前面没有路，那就是新中国成立前的中医现状。1949 年新中国成立了，中医的地位是提高了，但是中医的学术地位，被"王斌"和"贺城"等的政策搞到中医变成西医的一小部分，所以当时中医是走一条斜路，不是真正的中医之路，或者说是"完蛋的路"。今年党和政府要我们这些老头开班，要中医走传承发展之路，我称之为政府给中医学架设了一条高速公路，高速公路不会塞车。这是我要讲的路的历史。

第二点，中医学是什么？这个讨论了上百年了，中医学一句话就是中华文化之瑰宝，就是毛泽东也称之为宝库，中医学是伟大的宝库，所以是个瑰宝。中医学是什么？还有一个意思就是中医学是以人为本的，不是商务医学；中医的以人为本，是有五千岁了，是不断在发展的，又依然年轻的健康医学。健康医学不仅仅是医学，国际卫生组织在认识这个问题还是近年来的事情；而我们《黄帝内经》讲的就是这个健康医学类，最有代表性的就是"上工治未病"，讲的就是健康；西医最近讲亚健康，这个亚健康并不如治未病，因为给病人带上了帽子，你是亚健康，它就成为病人的思想包袱。而我们所说的"治未病"里面还没有病，是不一样的；所以说不要跟风，跟随西方，说什么我们以他为榜样；我们应该要传承我们老祖

---

❶ 2012 年 11 月 12 日，邓老在国医大师邓铁涛学术经验研修班上的讲话。杨晓军、刁沛思整理。

宗的学术上的精华，提出新的、超世界水平的口号和技术、学术、经验等等。

第三点，中医学是文化，所以学中医既要中医学学得精深，又必须有广博的知识；因为那是文化，包含很广。我提倡中医，学习中医，要建立一个结实的金字塔。金字塔，底又宽又深，而顶又是很尖的，所以底宽而顶尖。另外，学中医我就不能只看着我们的前贤的一切的文献著作，我们还要放眼世界，所以我认为要学好中医，对于马克思的历史唯物主义和辩证唯物主义很重要。要用马克思的这个学说和中华文化中作为人的一切优秀的传统思想。首先我们要做一个顶天立地的人，你要治人的病，你自己本身就要是一个顶天立地的人，就是要继承我们祖宗的优良的文化传统。比如：仁的思想，就是那个人字旁两横的那个仁，仁的思想就是我们中华民族优秀文化传统，加上马克思的辩证法，我认为这就是我们金字塔的塔基，一定要用这个基础。所以我写字，给人家题字，提得最多的是"仁心仁术"。现在医疗纠纷那么多，原因很多。我们首先要从自己身上找原因，我做到仁心仁术没有，我做到了，问心无愧，那就是一个顶天立地的人，所以要做"仁"。

第四，什么是中医发展的高速公路？我说是高速公路，当然比飞机是稍微慢一点，但是如果能够做到就很好了，现在我们的国家正在进行。比如：国家中医药管理局的中医中药中国行和其他的很多措施，比如评国医大师，组织我们这些老头讲课等等，这些都属于高速公路；高速公路也要一个一个建，当有了路了，没有好的车子也不行。这个车子要靠自己各方面都要取得先进的地位，要求自己都做到各方面都能够做得最好，这个高速公路才有意义，不然的话没有意义。另外，这个路和这个车配合起来应该怎么做？我认为必须要抓住中医事业上的邓小平路线。怎么中医也有邓小平的路线吗？这是我想出来的，不知道对不对，但是我认为是符合事实的，符合要求的。邓小平主张的是什么路线呢，概括起来就是四个字："改革开放"。中医要发展必须要"改革开放"。改革什么呢？大力改革"重西轻中"的措施和思想。现在我们无论教育、医疗、科研，都有一种趋势"重西轻中"。这不能怪谁，这是历史发展的必然。因为鸦片战争以后，我们国门被打开了，我们的国家也中了鸦片的毒了，就以西方霸权文化主义为标尺，所以过去也提出中医药科学化；那么科学化意味着你不科学，所以这不仅仅是在外围，我们中医本身处在这样一个历史时代，我们的思想也中了毒，因为民族虚无主义是我们民国以后的一种思潮，一直到了前几年还要告别中医，这都是属于民族虚无主义，民族的东西不行，所以伟大的文学家鲁迅也对中医有所批评，有所轻视，他甚至要取消这个文字。伟人也有错误的，鲁迅先生就是也有民族虚无主义思想的错误。如果我们丢掉我们的文字，那不是丢掉我们五千年的文化吗？你都拼音了，不都认这个汉字了，那这个文献、这个宝库不就是封存了吗？所以，改革开放包括我们中医自己要改革，改革不相信自己，没有进取心，没有上进心，这些都要改掉。开放，开放什么呢？开放中医的手和脚。过去的民族虚无主义，因为共和国新中国成立而新中国成立了，但是掌握卫生行政职权的是西医，所以他站在学术观点不同方面，就提出很多束缚中医手脚的法规出来了。比方前期的这个 SARS 疾病，你中医都不懂，他们过去讥笑我们是中医无菌论，你不认识这个细菌，病毒更不知道，你有什么资格去治疗 SARS；他不知道中华文化的博大精深，中医从另外一个方面去认识这个病毒，原来我们的认识比他那个几十万倍的显微镜还要高明。你找到那个元凶，把它的模样能够画出来，但是你就治不了它，我们是找不到这个微生物，找不到病毒，但是病毒在人身上的反应我们抓住了，这是人的医学，刚才我讲的，抓到了它进入人体以后的表现，这种是这样的，那种是那样的，你根据风、寒、暑、湿、燥、火，我就抓住这个纲了；抓住这个纲以后，无论你这个病毒怎么变，都跳不出我们的手心。所以 SARS 一来，我说中医就发展，虽然这个是坏事，但是是让中医发展的机遇来了；果然事实证明，世界卫生组织的最后结论都承认中医的成果，中医的有效。再看那个统计数，这个病死率最低的是广东；为什么最低的是广东呢？因为广东开始有这个病，传染病医院就请我的一个同学去会诊了，这个同学就是刘老（刘世昌教授，不久前不幸去世了），他就给他们会诊，而北京拒绝中医，不让你插手，所以搞得这个天安门这一段时间车和人都很少，后来我给胡锦涛总书记和吴仪副总理去信，把我们的材料给他们看，我说治疗这种瘟疫病中医有一个武器库完全可以用，所以在 4 月 8 号吴仪副总理开会，中医介入小汤山以后，北京人的恐 SARS 病的思想就新中国成立了。开放还有一个意思就是要大量的西医学习中医，这样是对西医那种观念的新中国成立；西医学习中医、发展中医。所以在座的教授有一个是老西医，他对我说将来评国医大师，是不是也把他这种西学中的评进国医大师，我觉得是完全够这个条件的。所以这个所谓改革就是改革上面所讲的加上大量的西医学中医；因为西医的人数很多，他们受到科学训练，再回过头来学习老祖宗的东西那就产生新的东西，所以毛泽东提出来"西学中"，就是针对那个王斌的"中学西"的；西学中学了以后发展中医，超过世界水平，跑在世界前头。这个新中国成立、开放中医的手脚我举个例，例如国医大师王绵之先生参加航天医学，航天医学是属于新技术，王绵之先生参加了这个航天员调理，不知道同志们看不看得到航天员在吃中药，航天员上天也在吃中药以防出现"航天晕动病"，世界上俄国和美国的航天员的"航天晕动病"发病率50%，因为航天部重视中医，航天就是新技术，所以王绵之和他的徒弟们参加研究服用中药，经过王绵之老先生的调理，我国没有一例发病，心跳和外国的航天员有差异，他们心跳不会跳到100多。那如果说中医参与了这个新技术革命，航天就是新技术革命的一种。所谓新技术革命是什么呢？就是信息技术、生物工程技术、新材料技术、海洋技术、航天技术，这些是新技术革命的五个大项。现在和航天结合，那就是新技术革命了，你给个平台也是结合了。航天医学由于尊重中医、重视中医，所以航天医学家、中国工程院院士俞梦孙先生他就运用中医针灸学的"子午流注"去研究航空航天员的睡眠测试，他就运用了针灸学里边的"子午流注"，过去说你迷信了，什么时辰开始什么穴，其实这就是时间医学。世界上只有美国有时间医学不到五十年；我们多长时间，走前多少步，所以这个余老先生就是和中医结合，他就创造了一个航空航天员的睡眠测试方法，经过了测试合格了才能飞天，不然的话上去睡眠不好出了问题马上就不得了，所以这个是新技术革命，所以这就是我所讲的改革开放，它一个是开放一个是改革，西医学了中医，就产生新的问题，新的成果，走在世界的最前面。最后，我希望、我提出挖掘宝库与新技术革命相结合之路，这就是我们今后的光明大道，所以希望要多给中医平台，中医才能够长袖善舞、青春常在。我的讲话完了，谢谢大家。

书评序跋

《中医优势病种专家调查及其理论探源》读后[❶]

去年底收到友人寄给我的一篇复印件，在文章前头写上如下的一段文字："此文[❷]是老中医学家调查中、西（医）家和西学中医家，共 105 人的结论—中西医治疗哪种病占优势。给人印象，中医学像印度等文明古国的传统医学一样，永不复存，寿终正寝，无所留恋！是一篇预先为中医界准备好的祭文。……西医师王积德"。

王医师是一位自学中医的资深西医，是热爱中医的热心人士，当时我工作忙未暇读所复印之文章。最近细读该文觉得确有讨论之必要。当然引进流行的问卷方法，以调查中西医之短长，做了艰辛的工作，说明作者关心中医事业，企图找到客观答案，找出中医发展的方向，出发点是好的，其所得之结论，可看作是百家争鸣，是一种学术的自由，无可厚非。但我读后有如芒刺在背，不能不谈谈自己的看法，以就教于贤达。

一、文章调查结果及其结论

调查对象：中、西医及西学中总数为 105 人，其中中医 35 人；西医及西学中分别为 36、34 人。调查统计：优、劣势病种共 43 种（原文选择 50 种常见病，但纳入统计者实为 43 种）。

分析调查结果：中医优势病种：①功能失调性患者，如心脏神经官能症、习惯性便秘、肠道激惹综合征等；②病毒性感染患者，如流行性感冒、慢性病毒性肝炎等；③患者进入慢性期或缓解期，如慢性消化道、泌尿道炎症，呼吸道患者缓解期以及脑血管病后遗症，肝硬化代偿期等；

[❶] 本文发表于《新中医》2002 年第 34 卷第 10 期，14 – 15 页。
[❷] 烟建华. 中医优势病种专家调查及其理论探源［J］. 江苏中医，2001，22（9）：1 – 4.

④原因不明或病因病理复杂的患者，如更年期综合征、低血压等。对那些形体或器质性疾病，病因单纯、病变明确，病痛的急性、激烈阶段，与西医相比，中医则处于明显劣势。

结论：中医行政机构可以此为据，确定中医工作方向……调控中医科研走向，中医医院建设和中医药科技产业投入的方针，为群众提供科学的就诊指南。

当我未读该文之前，我以为王积德医师的批语有些过火。但读完该文后非常吃惊，觉得王积德医师的"是一篇预先为中医准备好的祭文"的评语有点道理。

难道几千年不断发展的中医药学就只剩下文中所说的那点优势吗?! 如果按照该文的结论国家中医药管理局可以取消，在卫生部设一个中医管理科便可。如果由作者去给病人提供科学的就诊指南，百分之八十的中医院可以关门了！

二、剖析与探源

我国是有中国特色的社会主义国家，我们的科学活动都不能离开辩证唯物主义与历史唯物主义。决不能用机械唯物论代替辩证法。要从唯物史观角度去看问题，问卷调查也不能例外。

中医必须知道，近一百多年来，先有余云岫的"废止中医案"，新中国成立后有"王斌"思想的深刻影响，20世纪60年代的中西医结合是中医学发展的唯一道路，有些中医学院与医院合并于西医学院与医院，名老中医受到无情的打击。虽然在这样一再受到摧残的情况下，20世纪80年代先是针灸，其后是全面的中医药走向世界，这是成千上万、国内国外中医药家的成绩。而这些成绩的取得靠什么? 靠治疗效果。是全世界有水平的中医创下的业绩。这些业绩岂能由105人去决定中医学能治什么，不能治什么吗?

现在试分析一下该文这105人的学术成分：中医35人，西医36人，西学中34人。其中中医医龄在35年以上者仅8人，25～35年者8人，15～25年者19人（年资少者占大多数）。根据中医的情况，越年轻者，西医知识比中医知识更精深。按崔月梨部长的分析："挂着梅兰芳的牌子，唱着朱蓬博的调子"。这次调查的对象中论其中、西学术素养来计算应是：西医100%为西医学；西学中60%为西医学；中医50%为西医学，这是105人中学术成分的公允分析。如果是这样的话，总数为30，则中医学术成分只有90，被调查者的反馈信息很难说是准确的，3组比较便失却可比性（其中中医水平的高低还未能评估）。

学术水平的高低，反映治疗的成败，万万不能用举手通过，多数取决的办法评定。例如文中指出白内障是中医药劣势病种之一，但大家都知道，毛泽东的白内障是由中医专家唐由之院长手术的。我还听唐老说，早几年一位美国眼科专家来中国作学术报告，介绍其发明治白内障手术的切口位置是世界领先的，其实唐老比他早十几二十年就选择该切口了，唐老用的是针拨套出术。不能因为有些人不行便把白内障放入中医临床劣势之内！

又如急腹症非手术疗法，20世纪60年代前后，中西结合取得不少成绩，很多在世界上非手术不可的急腹症，可以不用手术，文中不见反映，而突出急性阑尾炎是中医劣势病种。有人说中医治疗急性阑尾炎复发率高，便被判为劣势病种。果真是这样吗？我治疗此病新中国成立前后不下数十例（包括阑尾脓肿及合并弥漫性腹膜炎），复发者只有个别病例。其所以复发主要是治疗不彻底之过。我的办法是已无腹痛等症状，仍用大黄牡丹皮汤泻下3天。即使白细胞数已正常，但见舌苔白厚或黄厚或脉数者必须继续治疗至舌脉正常为止，可免复发。就算复发，再用中医药治疗又何妨？问题出于中医自己不敢治，特别是年轻中医以能学会开刀为荣则是其根本原因也。为什么不说阑尾手术会有肠粘连等后遗症而不敢开刀呢？急性阑尾炎（肠痈），早在1700年前张仲景已会治了。

肺结核因为中医无特效药，可以说有一定的劣势。但劣势之中也有优势。如肺结核空洞久不愈合，要解决必须求助于中医，可以用培土生金法，耐心治疗往往获得奇效。我治肺结核患者，由我的学生用抗痨药，我根据辨证开中药，中西并举，患者症状改善快，食欲好，体力恢复快，很快便能正常工作，病程可以缩短而避免复发。有些老年病人用抗痨药后，精神体力不支，或因而引发其他合并症，加用中医药治疗之后，能承受抗痨药的治疗，明显好转，可见劣势之中也有优势。依赖型糖尿病的合并症中医也有优势。不少病都可以如此处理，使劣势成为优势。这就是要用辩证法去研究问题，解决问题。

细读该文，我觉得，该文从研究设计到总结分析得出那样的结果，也是不奇怪的，是有思想基础的。作者说："如今西医学在诊断上已能洞察细微，无所不至，在治疗上则可换心换肝，'无所不能'，并处于医疗市场的主导地位，那么中医还有没有容身之地？"；又说："经历了八九十年代

'中医热'的风潮"。中医热是一次风潮，我不知道作者的解释是什么。

毛泽东说："中国医药学是一个伟大的宝库，应当努力发掘，加以提高。"这个宝库的宝到底在哪里？我认为有三大组成部分：一是几千年来汗牛充栋的文献资料；二是在全国名中医的脑子里；三是在广大的民间里。因为中医近一百多年来历尽灾难，所以这个伟大的宝库至今未经过详细尽的整理，其中的宝贝到底有哪些？谁也说不详尽。看来对博大精深的中医药学努力发掘，加以提高，不是一两代人能做得到的，可能需要一二百年的共同努力才能完成，到时再去问卷不迟。

作为当代的中医，我们首要的任务，是千方百计发掘中医药学的宝贝。过去在中医药界，自我从属思想严重，中医药水平不是迅速提高，而是下滑，特别是临床水平的下降使人担忧！

要振兴中医，首要任务是培养真正的中医。有些中医硕士、博士如果连常用名方10个方剂都写不全；病人来了，首先考虑是什么感染，首选什么抗生素的高级职称的中医师，能担当发展中医药学的重任吗？

为什么造成当前的局面呢？这也不奇怪，因为近百年来，中医药学到底是不是科学，一直在争论不休，王斌思想虽经中央批判，但仍有广泛而深入的影响，影响着中医的医、教、研事业，自觉不自觉培养了一批有"自我从属"思想的中医。我认为当前在卫生部、国家中医药管理局的正确领导下，把中医的临床水平的提高看作是中医药学术发展的核心，狠抓名老中医的继承工作。中医药的教育、医疗、科研深化改革正在行动中，我们的前途是光明的，21世纪的中医药是大踏步发展而不是越走越窄。

蒲老薪传　学者南针[1]

蒲辅周先生堪称20世纪中医学界一代宗师，今辞世已10多年了！先生遗留的著作有：《中医对几种急性传染病的辨证论治》《蒲辅周医案和蒲辅周医疗经验》等。这些著作只反映了先生学术的一部分，远未能概括先生半个多世纪所积累的学术理论与实践经验。

处于后继乏人，后继乏术的今天，为了中医学的发展，必须培养一大批临床医学家。蒲先生是一位学验丰富的大家，应该是继承的重点人物。

---

[1] 本文是邓老为李兴培主编的《蒲辅周研究》一书所作的序，该书目前已重印。中国中医药报2003年1月13日转载，标题为编者所加。

怎样通过这些留给后人的现成著作，进行深入研究，发挥更大的作用，实为当务之急。

李兴培主编的蒲辅周研究，是对蒲先生的学术思想、学术渊源、治学态度、治疗经验和用药心得等全面进行发掘钻研，并加以临床验证的成果，对继承蒲氏学术思想将起积极的作用。笔者第一次在 1980 年中医杂志上看到李兴培同志关于研究蒲老学术思想的文章，有无论他曾否拜蒲老为师，也是一位入室弟子之感。李的第一篇研究文章发表后，积近十年之时间编写成本书，可见他的研究是认真的，是有成就的。书中还撷入国内研究者文章多篇，显示了蒲学影响之深广，颇富生命力。据笔者所知，目前对当代名老中医的学术思想与临床经验作如此深入和系统地研究者尚不多见。希望此书出版之后，能牵起中青年学者研究当代名中医之学术思想和临床经验的热情，并在继承之中加以发扬，则本书的作用就更大了，故乐为之序。

《中国防疫史》跋[1]

中医药在 2003 年 SARS 之战斗中，充分发挥了这个"伟大宝库"的不可代替的作用，从而让世人重新认识中医药的科学价值，证明中医面对新疫症及其他新的疾病，凭着有几千年的学术积淀，能战而胜之，其潜力之大，是出乎人们意料之外的。"振兴中医"不仅是中国卫生事业的大事，也是世界人民的希望。

中医药学有 5000 年从未中断过的发展史，是中华文化的瑰宝。但自20 世纪以来，在西方文化霸权主义加上民族虚无主义的夹击下，中医药的发展近百年来受尽了折磨。中医的命运就如同和氏之璧的和氏，20 世纪 20年代余云岫之辈要消灭中医，消灭不成，但中医之元气大伤。新中国成立了，人民政府、党中央主张团结中西医，但又冒出一个王斌（中央卫生部原副部长），想用改造中医的办法，以达到消灭中医之目的。王斌的严重错误为党中央所觉察，王斌被撤了职，中央强调要正确贯彻中医政策。但王斌的思想在卫生部领导部门之遗毒影响深远。这就足以说明 1955 年至1957 年石家庄及北京两地中医治疗"乙脑"成果不被重视的原因了！

当然，在西方文化统治世界的时代，在我国民族虚无主义存在的时

---

❶ 2005 年 02 月 18 日，邓铁涛教授作《中国防疫史·跋》。

代，中医与西医之待遇差别这么大的时代，要认识中医药学的真价值，的确是不容易的。世人很难理解，没有微生物学的中医为什么能治疗传染病？几千年来，从未出现过像欧洲那样，一次疫症流行，死亡人数达一二千万者；特别是防治病毒性传染病，新中国成立以来，其疗效竟超过西医那么多？如"乙脑"20世纪50年代，西医治疗的死亡率为30%~50%，存活者且有后遗症，中医治愈率为90%~96%，无后遗症。21世纪SARS的治疗统计：香港病死率17%，而近在咫尺的广州的病死率不超过4%，因广州中医早早便介入防治故也。为了解答这些疑团，以史为鉴，我们便从"历史"角度，证实我们中华民族几千年来与疫症斗争致胜的历史，以及中医药学是如何对疫症从认识－实践－再认识－再实践，到达今天这样的水平的。证实不仅西医是科学，中医也是科学，不要以为西医才是现代的，中医是古代的。邓小平强调："实践是检验真理的唯一标准。"应该拿这一把尺去衡量中医的科学性。

《中国防疫史》百多万字，非我之力所能及，可以说，本书之完成，全靠门人郑洪等年青人之力。本书从策划到完成可以看到青年中医之茁壮成长，中医之振兴有望矣。

我坚信：21世纪是中华文化的世纪，是中医药腾飞的世纪。只有东西方文化的融合，世界才能更好地前进。

《整体自洽理论医疗实践的应用探索》读后[1]

《整体自洽理论医疗实践的应用探索》文章真实地记录了刘海若抢救治疗过程，客观地分析了其所以成功的关键——中西医结合得当。

中西医结合所以得当，由于能正确认识和平等对待中医学术。

其之所以能够正确处理和运用中西医结合，文章总结出是哲学思想的指导——"整体自洽理论"。在这一哲学思想指导下，突破了西医学微观、线性、机械理论之束缚。正如文章所说的"我们常常会犯头痛医头，脚痛医脚的毛病，而忽略整体。"指出西医学只针对病而往往忽略了人的不正确思想。又如文章所说"我们之所以强调这一点，其目的是向医生揭示，他面对病人时，不是在治病，而是调节一个有自我恢复能力的特大自组织系统，医生除了精通专业外，还必须掌握调节自组织系统的知识和艺术。"

---

[1] 2005年3月3日。

根据上述，凌锋教授提出的"整体自治理论"是可以成立的，是一个创新，应予肯定。谨致以祝贺。

文章最后说："至今为止，整体自治治疗法还处于尝试阶段，刘海若的案例使我觉得有必要将它提出来，作为21世纪的医疗理论。"浅见以为，要把"整体自治疗法"继续深入发展，建议进一步钻研中医基础理论。因为中医学理论是建立在天人相应的基础之上的，中医的整体观是除了重视人体是一个整体之外还扩大到包括时、地、人。即把健康人、病人放在时间、天地、人群作为大整体去观察研究的。这一浅见，仅供作者参考。

现在是知识经济时代，自主知识主权至关重要。自主知识主权来源于创新。创新之道有多种途径。作为医学，我们有一个途径是外国所没有的，那就是挖掘有五千年历史积淀的中医药学。中医和西医是两种不同的医学体系，各有所长互相补充。我国提倡中西医结合已有半个多世纪，但至今未取得重大突破，其原因很多，但我认为最重要的原因是对中医理论的轻视，认为中西医结合是用西医理论去提高中医，而没有平等地虚心地去挖掘中医学的精华。没有看到中医有些基本理论是超前的，是20世纪科学破译不了，倒过来说中医不科学。其实中医学理论充满哲学思想的内涵，是多学科交叉的科学。有人又因此贬低中医学是哲学而不是医学科学。殊不知中医学是包涵唯物辩证法的医学。例如"阴阳"学说，就是矛盾统一理论与医学紧密相结合的中医基本理论；又如"五行"是论述"五脏相关"的中医的"系统论"。中医只有粗糙的解剖学知识，但中医并不看重依靠形态学的深入发展，而是靠"黑箱论"方法进行探索。中医理论来源，源于人体这个黑箱的正常与异常的信息反馈。因此中医学可以称为"信息医学"。中医学这个信息库有五千年的"人体科学"的信息库存，毛泽东称中医药学为伟大宝库，是名副其实的正确评价。只有到21世纪，在新技术革命的时代，中医药学与新科技相结合与西医学相结合，中国医学就走在世界医学的前头了。

创新能从哲学的高度，以科学的哲学为指导，并平等地对待中医学理论与实践经验，以发掘中医药学之精华，是一条光明大道。凌锋同志的文章，不仅是讨论总结治好一例世界难题的刘海若，更重要的是朝着一个正确的研究方向迈出了弥足珍贵的一步。

序《名老中医之路续集》❶

近百年来，中医之命运一言以蔽之曰："道路坎坷"！而近百年来不少名老中医却在坎坷的路上，走出自己的路来，这真不容易。

使我们佩服不已的是周凤梧、张奇文、丛林三位同志，抓住了这百年中医之命脉，发动当代之名老中医，把自己成才之道，一一道来，留下一笔难得的珍贵的史料。特别显得机不可失的组稿时期的重要性。成书于1985 年1 月，共三辑。第一、二辑为当代名老中医回忆的文章，第三辑为门人回忆新中国成立前后故去的名老中医的文章。而第三辑的执笔者估计都在50 岁以上了。而今第一、二辑之主人，正如2005 年版编者所说："由于时间的推移和十年动乱的原因，目前尚在的名中医学者和名老中医已经寥若晨星了。"从传承中华文化的角度看，主编者，其功亦大矣！

新中国成立以前中医教育不被政府承认，但仍允许师承与自学，通过考试得以行医。少数省、市如北京、上海、广东等有中医学校的存在，但其培养的人数，在当时数十万中医群中只是少数。新中国成立以后1956 年北京、上海、广州、成都成立四所中医学院，学制六年，但56 级、57 级人数均不过百人。因此全国中医人数日减，而能被称为名老中医者乃当代中医的脊梁了。这些脊梁如何成长的，集中起来，就是时代的精华了，《名老中医之路》应该看成是20 世纪中医药学重大科研成果——软科学研究重大成果。

新中国成立后已半个世纪中医教育培养了不少优秀人才，但从临床医学角度看，人才在重西轻中的指导思想培养下，正在走下坡路！

中医近百年历尽坎坷，但推而不倒，全靠临床有效，而且简、验、便、廉。经历 SARS 之战，更显出中医药有潜在的优势，在世界医学中独树一帜。20 世纪80 年代针灸走出国门，通向世界，为世界人民的健康保护做出贡献。

中医人才的培养，应走什么路？《名老中医之路》给我们以很重要的启示。统观全书，除了祖传及名师出高徒之外，不少名医是自学成才的，真是多姿多彩，叹为观止。其中还有是学徒、工匠出身的。例如李聪甫先生、刘炳凡先生。在我多次接触中，我觉得李聪甫先生学识渊博，古文功

---

❶ 2006 年3 月10 日于广州，序《名老中医之路续集》。

底甚深。而他是十三岁时进九江市恒兴药店当学徒，开始他的治学生涯的。当时他答应老板的一切条件，只提出一个要求——准许他夜里看书。老板问："看什么书?"他答道："医书、药书。"老板吩咐："你守夜店，二更上门板后，就在柜台上看吧。"他从《药性赋》开始，既背诵又品尝以体验中药之性味。三年学徒，读完《药性赋》《汤头歌诀》《濒湖脉学》《金匮心典》《素灵类纂》《来苏集》《伤寒明理论》《医宗必读》等十四套名著，分门别类地读完了! 他把能收到的小费积攒起来全部都用作买书了。正如他文章所说："学徒三年，我打了点中医理论的基础，做了一点学习医药的准备，这期间我没有老师上课，也没有谁来布置作业，更没有谁来考试和阅卷，全靠自问自答做了能够做的学业。"三年学徒满师，又投入石福生药店帮工，跟石椿山先生三年，帮工不领薪水，从师不缴学费。一代名医李聪甫就这样培养出来了。

又如刘炳凡先生，读了四年小学，又念了三年"子曰诗云"，十四岁便跟着当篾匠的父亲操起篾刀以维持生计。他不甘心学业中断，一边做工，一边自修。"三年的工余时间，读完《古文观止》《资治通鉴纂要》《古文辞类纂》《唐诗三百首》《史记精华》等等然后走上岐黄之路。"并被乡人称为篾匠秀才。后拜柳四公及杨春园为师，努力向上而成为湖南中医研究院的研究员，国家级名医。

岳美中先生也是自学成才的典范。他受周总理委派，前往印尼为苏加诺总统治疗肾病，在世界名医会诊中，他用中医药针灸治疗，把准备切除的苏加诺的肾保存下来了。《名老中医之路》那自传式的文章诚可贵也。诚如岳美中先生所说："在中医学发展的长河中，每一代中医都有自己不容推卸的责任。我们这一代中医是幸福的，毕竟也是坎坷的。半个多世纪以来，我亲见了中医界的同道们，在旧社会痛苦自处，与反动派的压迫作抗争，对偏见者的歧视不动摇，在存亡、兴衰的磨难中迎来了国家的新中国成立，为民族保存和继承、丰富了中医学这份珍贵遗产。他们是无愧于历史的。"这就是所有作者的心声。

当然，《名老中医之路》也有科班出身的，例如方药中先生还是西医名牌大学的毕业生，对中西医学有深刻的认识，值得参考。

总之《名老中医之路》是一本多姿多彩、发人深省、催人奋进、引领成才的好书。

《名老中医之路》是一部20世纪当代名中医的"成才史"，是历史学的新分枝；是一部世界独有的中医教育史；也是一本20世纪中医传奇文学。因此，这本巨著是 21 世纪青年中医和有志于发扬中医药学的人们必读之书；是一部值得中医教育家和高等教育行政部门深入研究的重要著作。

这样一本好书，自 1985 年第三辑出版之后，脱销已久，盼望了十多二十年至 2005 年第三次印刷合订出版。周凤梧教授已于 9 年前仙逝，如何将此项工作继续下去，看新一轮名老中医是如何成材和治学的，也是摆在当前中医事业发展的一项紧迫任务。南通传承高层论坛会议之后，接张奇文教授手书，说"正在编辑出版《名老中医之路·续集》"，闻之不胜雀跃，并遵命乐为之序。

并以此文向书中已仙逝的名老中医致以深切的怀念与无限的敬意。

有感于戴爱莲论现代化 [1]

广东省政协刊物《同舟共进》2005 年 12 期，刊登赵青的文章《永恒的莲花》，文中介绍了中国舞蹈大师戴爱莲先生的为人，其中有戴爱莲关于现代化的论述，使人耳目一新，对照一下中医药学的"现代化"，有参考价值。

戴先生说："我不大爱看现在舞台上的舞蹈节目"。她说："现代化不等于西方化，当前我国有的所谓现代化，很多是学美国的东西。民族问题是我国舞蹈艺术发展的一个重要问题，必须继承的发扬我们民族的优秀传统，世界每个民族都有表达美的形式，只有保持民族化才能在舞台上占有一席之地。"她认为永远不能忘记民族传统，要有民族自尊心，自豪感，这是一个民族得以存在延续的"根"。

戴爱莲是我国著名的舞蹈家，她不是土专家而是我国最早留学英国学习舞蹈专业的外国科班出身的专家，不能不使人由衷地敬佩她老人家。她虽然已离我们而去但她这精辟的理论，将永远留在有识之士的脑中。

舞蹈艺术与医学，体系不同，但戴先生之伟论值得我们深刻地思考。"现代化"是一个最时髦的名词，无论中医教育、临床与科研这方面的论述很多，但往往理解为以西医作为现代化的代表。不知不觉走以西医改造中医之路。其结果，中医的宝贵的东西将被逐步舍弃，最后会荡然无存！

不少人认为中医保守，特别是喜欢直指老中医。其实近百年来，中医

---

❶ 邓铁涛教授读书随笔，2006 年 5 月 20 日写于广州。刊登于《中国中医药报》2006 年 6 月 1 日 3 版。

是一个很开放的学术体系，百多年前由广东朱沛文等首先接受西方的解剖学。其后，有四川唐宗海的"中西汇通"，也是接受西医解剖，正如其友人章云航所言："以西医之形迹，印证中医之气化。"（见《伤寒浅注补正·序》），接着有张锡纯的《衷中参西录》之作，研究中西药并用，主张"衷中不泥古"，"参西不盲从"，"西药治其标，中医治其本"，最后认为中医之理，包括西医之理。自民国以来，中医学界一直有人在探索革新中医药学之路，恽铁樵等先生在固守中医理论同时以西说解释中医，如："卫为体温，营指血浆"之类；广东之谭次仲先生上海陆渊雷先生提出"中医科学化"的主张，但陆氏主张立足中医，吸收西医学精华，相互取长补短；此外亦有提出废医存药的学者，采用西医的理论，然后附之以中药方剂，对中医之理论已失去信心了！但浙江的杨则民先生，则是我国以马列主义哲学辩证唯物主义阐释中医理论之第一人，其代表作为《内经哲学之检讨》，指出《内经》的"最高理论为阴阳五行，生长收藏与调节"。（该文最早发表于1933年《浙江中医专门学校校刊》。）为当时中医界所推重。

重温历史，可见中医也在西风劲吹及处于不平等的地位之下，努力寻找发展之路。但经过20世纪的风吹雨打，中医走了不少弯路与正途，今天已到21世纪，应是中医找准发展之路的时候了。中医药现代化，西医同样要现代化，因为各自的理论体系不同，西医是微观医学，中医是宏观医学。西医的医学模式原来是"生物医学"，现在加入"心理和社会"部分，与中医之天人相应观有所接近，但仍有差距。随着21世纪新技术革命的继续发展，中医药学将按自身发展的规律大发展，并给人类以重大的贡献。历史将会证明戴爱莲大师主张的："永远不能忘记民族传统，要有民族自尊心、自豪感，这是一个民族得以存在延续的'根'"。她的理论是经得起各行业实践检验的真理之言。

《中医战略》序[1]

鸦片战争，英帝国主义的大炮，轰开了腐败的清政府的大门，中华民族一连串国耻接踵而至！帝国主义的大炮不仅打破国门，汹涌而来的西方文化除了给我们带来西方文化的优秀部分之外，也带来了如鸦片烟一样的

---

[1] 2006年8月6日，邓铁涛教授为《中医战略》所作序言。

东西，使东方之龙，睡梦不醒，逐步地对中华文化博大精深可宝贵的部分失去信心，甘心一切臣服于西方文化脚下。这就是近百年中华文化的现实、中医药学所处的时代背景！

中国近代史，是人民受三座大山的压迫史，一部中医近代史，也是一部中医被压迫史，中西医不平等史。这个不平等不是外来的，是中国人自己制造的！

辛亥革命之后北洋政府于1912年公布《中华民国教育新法令》有过医药教育的部分，均没有中医药教育方面的规定，这就是"民元教育系统漏列中医"事件，引发了中医近代史上首次抗争请愿活动。教育总长汪大燮公然说："余决意今后废去中医，不用中药。所谓立案一节，难以照准。"这次斗争无结果，从此民国时期的中医药教育，不为国家正式承认。❶

1929年2月，南京政府卫生部召开第一届中央卫生委员会议，由余云岫炮制的《废止旧医以扫除医事卫生之障碍案》，此案若果实行则我国之中医将于20世纪中期绝灭矣。因为余氏之计谋极高。如：①现有旧医实行登记给予执业。旧医登记期限至1930年底为止（等到这批中医完了，中医药学便断子绝孙了）；②凡登记之旧医参加补充训练，学习西医至1930年止，凡不参加者未获证书者，即令停业，50岁以上旧医可以免受补充教育；③禁止登报教授旧医及学术宣传；④禁止成立旧医学校。这一废止中医案在会上通过了。但遭到中医药界的抗争。在强大的社会压力下，南京政府不得不做出让步，将废止中医案搁置起来。❷ 但南京政府对中医采取轻视、歧视与排斥的政策从未终止。20世纪头40多年，时间不长，但对中医药事业及学术上的打击，影响严重。而这一段时期，三亿多中华儿女的保健者仍然就是中医中药！汪大燮又在1913年12月29日接见要求为学会立案的北京医学会的代表时说："我国拟全部废中医，恐一时难达目的，目前我国所有西医不敷全国之用也。"❸ 新中国成立前中医人数约50万，还有药商、药工、药农，这是一个多么大的数字呢？废止中医药这个人民的保健网便彻底破碎了！其严重后果不可想象。但比这更重大的是一个有五千年历史的中华文化国宝消失了！

---

❶ 《中医近代史》273页.
❷ 《中医近代史》P280～287.
❸ 《中医近代史》P273.

为什么新中国成立前的卫生行政部门要消灭中医？

汪大燮 1913 年 12 月 29 日还有一段话，道破了玄机。他说："按日本维新已数十年，其医学之发达，较之我国不啻天壤。"这就是要在中国消灭中医的思想根源。中医药事业受到严重的打击，中医有识之士感到中医药已临绝境了！这就是中医 20 世纪上半叶可悲的历史。

我们回顾一下，20 世纪初我国留学外国的留学生中，以留学日本者为多，而一心要消灭中医的人也多是留学日本者。余云岫就是留日归来，回国后一直从事废止中医之活动的干将；鲁迅批判中医，他也是留学日本的；国学大师梁启超，虽经医疗事故，把他的好肾错当坏肾割除了，他仍然认为比相信阴阳五行好。梁启超是维新派，自然要向日本维新学习。日本的明治维新，经日本国会投票，只超过少数票便把汉方医（中医）废掉了。徒子徒孙们返国后要走日本的路，不顾中国之国情与民族利益，要消灭中医！然而历史已经证明，消灭中医的政策，是极端错误的，目前有人要为余氏翻案，这案是翻不了的。如果余云岫的方案能贯彻执行，那么中国的医药卫生很自然就将成为日本国的附庸了！这段历史，值得人们深思。

1949 年在中国共产党领导下，推翻了三座大山，中医与全国人民一道翻身新中国成立。中医有机会参加 1950 年 8 月第一届全国卫生大会。但可惜的是会议由领导把余云岫安排到中医代表组参加会议。中医组哗然，反对与之同座，但最后被说服了，在团结中西医的方针下，接受其参加。会上余氏又一次得意地提出一番教导中医之意见，并于会后洋洋得意。但中医受不平等对待之开始是在王斌执掌国家卫生部副部长之后。他接过余云岫的接力棒，用改造中医的方法，取代废除中医的方法。王斌思想在其大作：《在一定的政治经济基础上产生一定医药卫生组织形式与思想作风》之中尽露无遗。如：认为中医是封建社会的产物，是封建医，应随封建社会的消灭而消灭。他说："取消他们是为了人民，但我们今天还没有足以满足人民的医药供应的力量，取缔旧医会造成人民对我们的误会，因此我们对旧医限地医应该采取团结的方针。……他们有严重行会观念，技术的秘密化，师徒的封建传统，与某些技术上的垄断与居奇，医学的非科学性和唯心的思想方法。……在技术上改造，是应该介绍初步的科学医学知识，……开短期训练班，经训练合格者给予医助资格，并在训练班中启发他们客观地来认识过去，停止其今后招收学徒。至于中药，我们应当接过来予以科学的研究，将来归入我们的新中国药典中去。"王斌在东北卫生部发表此文后，卫生部向全国推荐，然后王斌被提升为中央卫生部副部长。上任之后便推广其改造中医之政策，全国中医参加进修班学习西医。这一歧视中医的政策为毛泽东主席所察觉——由健康报发表公开点名批判王斌的文章。健康报1955年2月4日发表了朱健写的题为《批判王斌轻视中医的资产阶级思想》。卫生部机关报《健康报》自2月4日开始，对以王斌为代表的歧视中医的资产阶级思想展开了批判。引起全国性的批判文章40多篇，3月11日《健康报》并以《积极参加批判王斌轻视中医的思想斗争》为题发表社论。

1955年11月19日中央卫生部副部长贺诚同志在《人民日报》第3版上，发表了《检查我在卫生工作中的错误思想》一文中说："我对传统中医的错误思想，长时期内没有得到根本性的改变……如1952年底前中医问题上的错误，已较为明显了，但我在第二届卫生行政会议上则认为中西医团结这一基本问题已大体解决。……更为严重的问题是1954年冬：党中央毛主席指出中医工作犯有方针性错误的文字指示下达之后，我更错误地认为自己在中医问题上的主张同中央基本一致……，在这种不正确的思想情况下，自然不会立即地主动地进行对王斌对待中医的错误思想的批判。"最后还说："在干部的选拔和使用上不是首先注意政治品质，王斌问题是一个突出的例子，……他在中医、西医和医学教育问题上发表的文章，我没有及早给予严肃的批判，这就是对他的错误思想的默认和支持，助长了他的思想毒素的传布。"

王斌继承余云岫的衣钵，用改造中医以消灭中医之政策，受到党中央的严肃批判告一段落。

1955年成立了中医研究院，1956年在北京、上海、广州、成都成立了四所中医学院，这是中医事业的第一个春天！1958年第一届西医学中医毕业，毛主席在卫生部的报告上批示"中医药学是一个伟大的宝库，应当努力发掘加以提高"。并强调要正确贯彻中医政策以促进中医学的发展。1958年以后差不多全国各省都成立中医学院。充分说明党中央国务院是十分重视中医药事业发展的。

"文化大革命"来了，一方面大倡一根针一把草以淡化中医，另一方面提倡"中西医结合是中国医学发展的唯一道路"。于是有些中医学院合并于西医学院而名为"新医学院"，其结果，中医又一次遭到打击。

但各种打击，也没有把中医打倒，原因在于中医治病就是有疗效，群众拥护，人民离不开中医。例如，20世纪40～50年代广州每天诊治百多名病人的名医不少，防病治病中医是绝对的主力军，但以后西医院多起来了，加上公费医疗报销等制度原因，急危重症的患者都往西医院送，中医过去靠家庭病床治疗急危重症的舞台没有了，结果反而错误地认为中医治不了急症！当然，舞台没有了，不少名老中医逐步驾鹤去了。中医学院成立之初又忙于师资与教材的建设，忽视中医医院的建设。医院建设也得不到卫生行政部门的支持。比如我校第一附属医院直到 60 年代才有一个小小的门诊部，80 年代才有一百多张病床，而老一辈临床家纷纷老矣！

20 世纪下半叶，世界医学突飞猛进，我国中医仍处于不平等地位，少量的大学生虽然培养出来了，中医的临床水平却没有提升。中医百年来推而不倒，靠的是临床显效，现在却有日趋淡化之危险！人们不认为是不平等待遇是主要原因，而归咎于中医理论落后。

中医最大的不平等，不仅在于环境条件等原因，但更主要的是——"科学主义"对中医的发展是最大的障碍。新中国成立后几十年了，中医是否"科学"？仍在辩论不休！普遍认为中医药要现代化，不能缺少西医的帮扶与改造而忽视中医药学自身的发展。因此"重西轻中"成为中医药发展最大的绊脚石。可以说"科学主义"一切以西方文化为准则，这是西方文化带给我们的精神鸦片！最痛心的是"重西轻中"思想已深入中医内部，据说中医博士生如果案头有一本《内经》便会受到同学们的嘲讽，这已不是个别现象了！

"重西轻中"的现象早被卫生部崔月犁部长所觉察，当他视察某地一所中医医院时竟看到一个"中医科"的科室牌子。因而促使他于 1982 年召开了著名的衡阳会议——《全国中医医院和高等教育工作会议》。会议讨论制定了《关于加强中医医院整顿和建设意见》、《全国中医医院工作条例》（试行）、《努力提高教育质量、切实办好中医医院》等文件。这次会议特别强调了中医单位要保持和发扬中医特色问题，增加中医事业经费问题，解决中医后继乏人、乏术问题等重大问题。这是一次正确的关系重大的会议，后来却受到一部分人的异议。但在崔月犁部长和吕炳奎局长的共同努力下，1986 年 1 月经国务院会议作出"关于成立中医药管理局的决定"，并于同年 12 月正式成立直属国务院由卫生部代管的国家中医药管理局，开始改变"西医在朝，中医在野"的局面，这是中医药事业迎来了又一个春天。统观 20 世纪这一百年，中医在坎坷的道路上前行，若论中医药的正常发展，应从此起计，只 14 岁耳！

回顾 20 世纪这一百年，余云岫的消灭中医政策可以说是失败了。但王斌改造中医的思想影响并未因其被批判被撤职而彻底消失。王氏之阴魂，凭借"科学主义"这一精神鸦片直渗透到中医药队伍之中，使中医药事业危机四伏。

进入 21 世纪，中医药学术在 2003 年 SARS 之战中，发挥了人所共知的威力。现在正向世界医学第一难题"艾滋病"攻克进军。如能取得突破性的发展（已有一些眉目），21 世纪的中医药学术就会开始腾飞了。

21 世纪是一个新的世纪，中医的第三个春天来了！首先是中国科技部于 2005 年把中医药作为重大科研项目纳入"国家 973 计划"之中。2006 年党中央国务院把"中国中医研究院"正式更名为"中国中医科学院"。从此中医药学是不是科学这个百年论证，可以休矣，岂不快哉！

新中国在改革开放之后，经济发展国家昌盛，中国走在和平崛起的光明大道上。中医药与国家同呼吸共命运。中医药的发展现在得到党中央和国务院的高度关怀与强有力的领导，中医药在 21 世纪得到发展是肯定的。但经过一百年的不正常待遇，已经疾病缠身，仔细盘点中医药之家底，未容乐观也。中医之发展是快是慢，取决于正确的战略措施，中医发展越快，越有利于国计民生，正如毛泽东所说"一万年太久，只争朝夕"了。此时得读贾谦同志之大作——《中医战略》深为感动。觉得这是一部关系国家、民族、文化发展的"软科学"的成功之作。本书是经过精心设计，深入调查研究，以热爱中华，热爱中医药学的炽热的感情与高度的智慧写成的好书。故乐为之序。

《名老中医谈养生之道》序[1]

长生不老，是古老的话题。虽然自秦始皇求长生不老之药至今几千年，还没有人能逃避生老病死的自然规律。但翻开中华五千年史，能健康长寿的人物确实不少。这不能不归功于中医药学术。中医之经典著作《黄帝内经·素问》的第一章《上古天真论篇·第一》首先讨论的就是"养生"的问题。长生是不可能的，如果注意"养生"可以使弱者壮，"度百岁乃去"而尽终其天年，是能做得到的。《黄帝内经》之后二千多年，中医药学这方面的论述甚多，中医之养生之道已有几千年的历史，是中华的宝贵文化遗产，值得宣扬与发展。"上工治未病"，"养生重于治病"，是解决看病难，看病贵的法宝。

---

[1] 2006 年 7 月 30 日。

既然养生之学是中医药学的重要内容，因此作为名老中医，必然有所身体力行，深有体会。若把当代名老中医的养生之道搜集起来，应该就是一本活教材。

李俊德大夫，师从多位名医，从事医事多年，德技双馨，对中医养生之道深有研究，现不辞繁劳，收集了170余位名老中医的养生经验，理论与实践并重，内容真实可信。此书一再印刷，广大读者从中必有所得，若能坚信力行，同登健康长寿之域，则社会效益不可数计矣，故乐为之序。

社会需要中医[1]

最近，党的十六届六中全会作出了《中共中央关于构建和谐社会若干重大问题的决定》，把"大力扶持中医药和民族医药发展"作为今后一个时期的战略方针，这是党中央的重要决策。而"第二届著名中医药学家学术传承高层论坛"也刚刚在广州落幕，看到青年中医对学术的执着热情，令我们这些已是耄耋之年的老人深为感动。中医学术的传承后继有人，乐何如之。

要振兴中医，除了政府的政策和业界的努力，不能缺少的还有社会的支持。社会大众是深知中医药的价值的，这是它生存的根基。现代社会生活节奏快，有人说，中药苦，煲药又麻烦。我说，如果有疗效，能救你的命，你会嫌苦嫌麻烦吗？中医以疗效为生命线，这就是立身之本。尤其是经历 SARS 之战的洗礼，中医重新被世人正确认识，并得到了世界卫生组织和国际社会的广泛认同。

虽然这样，但还有人说，中医是靠经验治病，中医理论不"科学"。这种观点对社会有着不小的误导作用。之所以如此，是因为近代以来，传统文化被否定太过，人们习惯于站在西方文化的立场来看问题。有人一旦看不到实验数据，看不到细菌微生物，光听到阴阳、五行等名词，想当然就觉得中医不科学。假如没有科学的理论指导，中医学怎么会传承数千年并对连从未有过的疾病 SARS 也取得良好的疗效呢？人们如果了解中医的思维，知道中医理、法、方、药的严谨性，就能明白中医治病的科学性。在这方面，中医有必要多向社会开展宣传普及工作。《通俗中医药丛书》这套书着重介绍中医药的原理，以通俗、生动的方式进行表述，立意很

---

[1] 《羊城晚报》邀稿书评。

好，而且包括了医史、理论、方药、人文和趣闻等，内容比较全面。

社会需要中医服务，中医需要被社会了解。《通俗中医药丛书》这样的工作还应该继续下去，将更多的知识普及给社会大众。

《国学 = 中国古典学》读后❶

细读这篇重要访谈记录之后，获益良多。我对"国学"可说是门外汉，但新中国成立前我们中医人又好自称为"国医"而反对称我们为"旧医"，因此我们对"国学"的"国"字有些沾边。我认为"国医"应该是"国学"的一员，根据近百年国医之遭遇，对该文有一些体会和意见，本着学习的精神，提出粗浅的看法，向"国学"专家们请教。

20 世纪一句常用语——向世界接轨。我认为到了 21 世纪，这句话应该改为："中国与世界双向接轨"。试问"金融海啸"及其成因，该向世界接轨吗？应该是中国帮助世界减灾。

我大胆以此"双向接轨"的想法去衡量《国学 = 中国古典学》，我认为应该继续深入加以慎重考虑。

"国学"的"户口"问题，的确是个问题。记得《光明日报》国学版就曾有过报道国学院的院长们一直为此而苦恼！现在提出"国学 = 中国古典学"。可能根据外国名牌大学设立了"古典学系"的启发而提出来的，企图以此解决"户口"问题吧？

我觉得"户口"问题，不是核心问题，问题在于"国学"为谁服务？如何服务？把方向搞清楚才是最主要的。不能因为西方有古典学，我们就应有中国古典学。道理很清楚，朱汉民院长说："古希腊、古罗马、古埃及、古印度文明都曾中断了，他们都只作为一种历史存在而被研究。"姜广辉教授说："中国传统文化有几千年的历史，是一种辉煌灿烂的文化，一种在四大文明古国里唯一没有中断的文化。"

三大古国文化是中断了的历史遗存，中华文化是几千年至今未有中断的文化，虽经"五四"运动的大轰炸，仍然将为中华民族的伟大复兴，起着顶梁柱的作用。因此三大古国之"古典"与中华文化之"国学"没有可比性，不能划等号。

---

❶ 2010 年 11 月 9 日。此稿 2010 年 11 月 25 日投《光明日报》，发到广东省记者站吴春燕站长邮箱。注：田森著：《北欧模式与人类未来》

"国学热"乃唯物历史发展的必然，是不以人们的意志为转移的。有人怕"国学热"会影响市场经济；或曰"国学"绝对救不了世界；更有甚者说《孙子兵法》中存有"三光政策"。这一类观点都阻挡不了"国学"的发展，阻挡不了"国学"之精华成为中华民族复兴的必须。

"国学"是世界上只有中国才有的巨大系统的大学科。其"户口"之大，世界其他国家民族所不可能有也。因为"国学"之生命并不止步于最后走向腐败的满清王朝，而是在20世纪，经过接受马克思主义的传播、梳理与磨炼而浴火重生。中华文化，经历漫长的封建主义社会和短期的半封建、半殖民地时期，在中国共产党的领导下，1949年进入社会主义初级社会。中共十一届三中全会之后至1978年改革开放，邓小平同志找到了——有中国特色的社会主义。从而带来30年的突飞猛进，中华民族得以吐气扬眉，甚至成为世界第一富强之国——美国国债的头号债权持有者。而今又是世界金融海啸的安全地带。这些成就之取得，当然归功于中国共产党的正确领导。但中国共产党，不是在文化真空中能制订出马克思未能经历的20世纪以后适用的正确政策的。我大胆认为邓小平所说的"中国特色"就是中华民族几千年优秀文化，结合中国的实际情况，在马克思主义原则基础之上而显现的"中国特色"。

苏联有马列主义，在列宁的后继者手中让一个强大的苏联解体了！我国著名社会科学家田森教授对苏联解体分析得十分清楚，反观中华优秀文化之可贵，可以对照得之。

如果把"国学"看成是中华文化的话，为什么不堂而皇之说是一门重大的学科。

"国学"不能等于"中国古典学"。

怎么看有中国特色的社会主义？为什么说"中国特色"重点在于中华文化的优秀部分。

没有共产党便没有新中国，没有遵义会议重新建立毛泽东的领导地位，便难以在1949年成立新中国。共产党打败强大的国民党，原因很多，是一个宏大的研究课题。但窃以为可以用一句话概括之，就是先贤所云："得民心者得天下，失民心者失天下。"

毛泽东主席在艰苦的延安，打倒在南京安乐的蒋介石，除了政治与军事才华取胜之外，浅见以为与毛泽东的"国学"的修养，远远高出于蒋介石，不无关系。

毛主席无论诗、词与书法，都是超一流高手，对文、史、哲无一不精，如果请他到国学院当教授，一百年来能与比者，谁？

高饶事件之后，毛泽东主席与陈毅元帅谈《聊斋志异》的妙处，关于聊斋中的"席方平"与"公孙九娘"之事都引用了。

周恩来总理的著名外交政策："和平共处、求同存异"可能受古人之"和而不同"之启发。我国举办震撼世界的"北京奥运会"之开幕式，不就因为运用和表达了众多的中华文化元素，重点表达"和"的中华文化思想吗？主张"和"、提倡"和"、推广"和"就足以救世界，谁说中华文化不能救世界？

温家宝总理，在有关国际会议上的讲话为了增强说服力，引用了多少古诗词句，希望有人去统计一下。

我记得曾读过一位驻外国大使对当地记着的提问时的报道，我们的大使说："孔子说：'三人行，必有我师焉'，而你们是三人行，我必师焉"。一句话，便把西方文化霸权主义戳穿了其华丽的伪装了。这位大使对"国学"的运用，多好啊！

上述可见"国学"这一精神文明，这一中华之瑰宝，几千年以至今日，一脉相承，仍在发出其光辉。"国学"之名，没有修改之必要，只有加深其内涵，拓宽其领域，使之不断发展，为民族之伟大复兴服务才是正途。

致《光明日报·国学版》的一封信❶

光明日报社长暨《国学》版编辑同志：

您好！中医在新中国成立前自称"国医"，我认为"国医"应该是"国学"的一个小分枝，我对贵报的"国学"版十分关注。所以曾写《国学不等于中国古典》一文，我不是为了以刊登为目的而写，我觉得从国医近百年来所受的压迫与斗争看"国学"之遭遇，有如骨鲠在喉，不吐不快！

我看了不少《国学》教授之文章，有些写得很好，有些使人读来不是滋味，甚至使人痛心！最近新闻报道：2010年6月习近平副主席出席墨尔本理工大学中医学院挂牌仪式的讲话中指出："中医药学凝聚着深邃的哲学智慧和中华民族几千年的健康养生理念及其实践经验，是中国古代科

---

❶ 2011 年 3 月 30 日。

学的瑰宝；也是打开中华文化的钥匙。"是习副主席这段话促使我写这封信的，我今年已 95 岁，名利于我无所求也。（1962 年贵报《哲学》版第 367 期就刊登了我写的与哲学名家讨论的文章《中医五行学说的辩证法因素》）

一、国学为谁服务

回顾 2010 年 1 月 4 日光明日报《国学》第一期之《国学断想》一文，称孙子兵法是战争中推行三光政策的始作俑者。这是一位人民大学国学院教授之研究成果！这一成果不是为日本军国主义者服务吗？

反之日本的大资本家却能运用孙子兵法，为他们在市场经济这一战场中牟取巨大之利润服务。

美国则运用孙子兵法为攻打伊拉克取胜服务。

孙子兵法《谋攻篇》曰："是故百战百胜，非善之善者也，不战而屈人之兵，善之善者也。"这才是孙子兵法的精髓。北平的和平新中国成立不就是很好的例子吗？那位国学教授却硬用三光政策去抹黑我们尊敬的孙子，他还算炎黄的子孙吗？

二、国学与时俱进，并未断代

说国学是古典，就有如把长江滚滚之流截断，中华文化要从头再来了！这是外国人研究"中国学"的方法论，而不是中国人自己的国学研究。所以我才写那篇国学不等于古典的文章。请试举例说明之。文字是文化的载体。汉字是中华文化的主体。汉字从岩画到甲骨文、钟鼎文、大篆、小篆、隶书、草书、楷书、行书，汉字在不断发展。"书法"还进入世界独有的艺术之殿堂。五四运动，认为应废汉字用拉丁化。汉字存废之争也可看作是汉字之发展。结果保留汉字而加以简化。汉字如被废，试想 13 亿人民有无数种语言如何拉丁化得了？众多民族无数语言，中国人民如何用文字沟通？13 亿民心如何凝聚？但是，到了微电子时代，在先进的电脑面前，汉字又成为中华文化发展的瓶颈！通过中华儿女的国学研究，出现了现代的新仓颉。大陆出现了王永民先生的王码汉字键盘输入法；中国台湾朱邦复先生发明的天龙电脑之仓颉输入法。这就是现代国学文字研究的伟大成果。国学永远不会成为博古架上的古董。汉字从此不论简体与繁体，都能进入电脑之字库了。这是国学研究之典范，与为研究而研究之"研究国学"大不相同也。千万不能对宝库之研究禁锢其与时俱进之创造与弘扬啊!

三、国学海纳百川,并不排外

如果我们承认"国学"是中华五千年传统优秀文化之学,就不能只限于孔孟之学。佛教源于印度,但佛学成熟于中国,印度佛教已经式微。因此我认为不仅诸子百家及百工技艺,都有国学。建设都江堰之李冰父子不是水利方面的国学家么?建设金山段长城之戚继光将军不是建筑工程的国学家么?不仅中国才有国学家,那些站在中国立场进行研究的外国人也有国学家。如英国的李约瑟,他撰写的《中国的科学与文明》,中文通常译为《中国科学技术史》。他参阅甚多中华文献,为中国找到很多科技发明,最后提出重大的猜想问题,就是有名的"李约瑟难题"(NEEDHAM PROBLEM 或 NEEDHAM QUESTION)。许多人把"李约瑟难题"进一步推广为"中国近代科学为什么落后"或"工业革命为什么没有在中国发生"等。显然这是李约瑟正确地进行中国学研究的结果。中国科技史属于"国学"中之史学。

总之近三四百年自然科学方面我们落后了,我们要急起直追,但我们传统中,有许多值得继承发掘研究的东西,我们不努力去发掘研究,只进行与西方比较研究而止,这是不够的。事事以西方的游戏规则为主是错误的。鲁迅先生留给我们的最大遗产是——挺起民族的脊梁。我们不是为了侵略而是为人类幸福服务。正如我们中医提倡治未病,把治病之医学提高为健康医学,又研究简、便、验、廉之治,不仅为我国之医改服务,也为世界人民服务。也不要以为西方一切科技都了不起。航天科技,对于航天员有50%会发生航天运动病的问题,西方早我国半个多世纪研究不能解决。我们的国医大师在较短时间内进行研究便解决了。我国三批航天员上天,无一人发生航天运动病。王绵之国医大师的中医中药调理之功也。这不是一个国医的研究解决了一个21世纪的难题么?

有位学者说"国学"救不了世界,此言差矣。我们应当千方百计,在五千年宝贵遗产中发掘,并与世界最先进的文化相结合,以创造未来的先进文化,这才是"国学"之前进方向。西方世界之污泥浊水,则要加以无害化处理,此国学之职责也。反观现代化之新三字经与弟子规,去其封建性,扬其先进性,有何不好呢。切切不可把国学禁锢起来,不准发展。

国学研究要为我国民族的伟大复兴服务,要按照邓小平同志为建设有中国特色的社会主义社会而奋斗。

以上为门外汉之谈，错误会不少。请不吝赐教，幸甚幸甚！

敬祝

撰安

邓铁涛

2011 年 3 月 30 日

《碥石集：著名中医学家经验传薪》第一集序❶

"建设有中国特色的社会主义"，是邓小平理论的核心，是全国人民的共同努力方向。《邓小平文选》提出："各项工作都要有助于建设有中国特色的社会主义"。就我国医学而言，特点是既有西医又有中医，若论特色，最有中国特色的就是中医。所以我们的医卫国策就是——中西医并重。而历史遗留现状是西重中轻，恐非一朝一夕中西医便能并重。如果要建设有中国特色的社会主义医学，真正做到中西医并重，其重点应大力向中医方面倾斜。

请先从经济角度来看，我们属于第三世界，目前全国人民还未完全达到温饱水平。世界发达国家医疗费用是非常昂贵的，近年我国大城市医院的病人住院费用，六七千元结账出院已属常见，一二万以至二十万以上也不稀奇了！有些进口抗生素一天的用量需费千多元！医疗改革，正要解决承受不了的经济负担（连美国也在呼唤要减轻医疗经济负担）。目前措施似乎还未抓住核心问题，只是应急补漏而已。补漏也只是针对城市，针对公费。对广大农村，对百分之七八十的农村人口，要做到能使人人享受应有的卫生保健的权利，路途尚属遥远。

我认为补救之法，在于大力培养各级合格的中医人才。中医最大的特色就是——简、验、便、廉。为什么像美国这样医疗科技处于第一流的国家，对中医的针灸能够得到保险医疗的认可，不就是因它既有效又价廉吗？反观现在我国农村中医已日渐式微。县一级中医院的生存将日渐困难，广大农村还有多少及格的中医？使人忧虑！假如我国经济摆脱了贫困，进入小康水平，如果全靠西医西药承担人民的卫生保健便没有中国特色的社会主义医疗事业，就与邓小平理论背道而驰了，13 亿人口的医疗开支将是一个天文数字了！过度强调接轨、片面强调"现代化"，心目中忽

---

❶ 1999 年 8 月 15 日。

267

视中医中药，大量的医疗器械，大量的西药，将从国外涌入，大量的外汇将向国外流出。前途十分使人担忧！

有人以为当前实行市场经济，优胜劣汰，以强并弱，是自然规律，这就忘记了我们的市场经济也应该是有中国特色的社会主义市场经济。中医有几千年的发展历史，为中华民族的繁衍，做出重大的贡献。但由于历史的原因，很多人对中医不了解，认为中医古老、落后。但当前的现实是20世纪70年代世界出现针灸热，80～90年代中医中药开始全面走向世界，你认为中医古老，外国人则认为新鲜；你认为继承过头了，法国人则认为中国的传统针灸已经失传，针灸的传统已在法国。幸得我校的靳瑞教授80年代到法国公开表演"烧山火"、"透天凉"手法，皮肤温度计给予证实。当场施针，使已不能舞蹈几个星期的女演员，重新起跳能舞，才扭转了他们的看法。但我国的针灸师，能掌握针下凉、针下热之手法者有多少人呢？

由此可见，"接轨"，不要以为只有我们去接外国的轨，就中医药而言应是外国接中国的轨。

许多人认为中医发展缓慢是中医药学不科学，近二三百年来与世界自然科学脱节所致，因此认为发展中医药，必须给予改造才有出路。有些中医学者也有同此论调，于是"反思"、"误区"的文章刊登了不少！使中医学生与年青中医更加迷失方向。由此中医的临床水平在一步一步走下坡路！其实，幸亏近百年来与西方自然科学相脱节，是一件好事。别说19世纪，就算20世纪，与自然科学密切相结合的西医学把人比作机械，中医学却充满了辩证法，如何能与之相结合？按照余云岫之流对中医药的看法，中医除去被废除之外别无他途。20年代西医认为人参只含糖分，不会有什么起死回生之功。直到50～60年代，亦只承认人参皂苷，说参芦的人参皂苷成分也不少，（但中医学一贯认为参芦与人参的作用是相反的）。最近才注意到还有人参多糖。今后可能有更多的发现。如果20年代的中医相信当时的化学分析，中医药学不就倒退了吗？中药之研究，90年代以前只承认分析之研究，只有找药物的单体有效成分才是方向。认为搞复方的研究是倒退。而中医几千年来的进步是从单味药发展为复方。注意四气、五味、升降沉浮、药味归经、君臣佐使，按照中医的理论辩证论治用药。这一套如果都服从于找寻单体，认为药化学已经到分子学水平了，四气五味何用？药物归经有何实验根据？只承认麻黄素、青蒿素、砷注射液才是中医研究的样板。这样一来，丰富多彩的中医药学便会走入穷巷了，岂不悲哉！！不错，我们不能抹煞麻黄素、黄连素、青蒿素等的研究成果，它发扬了该药的某种作用，但不要忽视了，这些药并不具备原来药物的全部作用。我们不能用麻黄素放在麻黄汤中去治表证，不能用青蒿素放在青蒿鳖甲汤中去治阴虚潮热。西药发展日新月异，其中有一个动因——发现它的毒副作用。像阿司匹林那样百年老药，几乎是绝无仅有的。而仲景之《伤寒论》药味只有90多种，千多年来沿用至今，左搭右配，衍生成113方，这些方又沿用至今。如大柴胡汤能治急性胰腺炎，疗效比手术好得多。如果早早与当时之自然科学结合，沿着西医的路走，恐怕中医中药早已退出历史舞台了。不全部解体也无可救药了！

中西医药是两个不同的学术体系。不能认为西医是现代的，中医是古老的，科学之真理不是以时间先后为坐标的。何况中医不是古医，我们同样是现代的中医。

邓小平同志一再强调，检验真理的唯一标准是实践。我们必须在临床这一阵地上进行深入的研究，不断提高临床之水平，一方面提高自己中医水平，一方面运用最新的自然科学之成就，现在很多新科技对发展中医理论有利。唯有今天的新科技，才能与有潜在超前内涵的中医理论相结合。才能发扬中国医学之特色。只有发扬中国医学之特色，才能对人类卫生事业作出伟大贡献。

中西医并重是符合邓小平理论的，目前事实中医还远未达到被并重之水平，希望全国上下共同努力。

邓小平指出："改革是中国的第二次革命"，"我们所有的改革都是为了一个目的，就是扫除发展社会生产力的障碍"，"科学技术是第一生产力"。

邓小平的改革理论，经二十多年的实践，证明无比正确。反观前苏联，他们也进行改革，他们的改革却把好端端一个强大的苏联改成今天四分五裂、经济衰弱的俄罗斯及其独联体！

中苏改革的差别根源在哪里？核心问题在于中国要建设有中国特色的社会主义，苏联要连根拔掉社会主义。改革之成败决定于方向的正确。

改革为了发展，发展才是硬道理。中医的改革一定要为了发展而不是改造中医、取代中医。这是不能动摇的宗旨。

中医药学是中华文化的瑰宝，过去为中华民族的繁衍昌盛立了大功，今后仍将为世界人民的健康事业再立新功。谁丢掉中医中药，谁就是民族的罪人，世界人民的罪人。所以中央对中医工作的指示——"中医不能丢"。

从学术角度看，中医有自己的理论体系，数千年来沿着自己的道路发展至今，与西医的理论不同，差别很大，但各有优势，优势互补，故中医不能丢。

中医药学不单是个学术问题，而是一个经济大问题。虽然缺乏统计数字，但从中西医疗机构的建设就可以看出问题的重要性。西医院不仅数量多于中医院，其建设规模，远远大于中医院。西医院治病当然以西医药为主，虽然西医院有中医科治病用中药，但中药所占之比例微乎其微。相反，数量不多，规模不大的中医院却日趋西化，在病房用西药之价值远远大于中药。试问中药发展之前途将如何?! 西药特别是进口西药的推销手段多多，动员医生用他们的昂贵新药。而医生们在与外国接轨的口号下，滥用昂贵的进口西药。目前的形势是以用进口新药为时尚，而我国西医会用中药者不多。反观日本的医生（西医）会用中药者（用日本药厂制的中成药），据说占60% ~ 70%。这是一个鲜明的对比，说明西医学院之教育，必须改革，必须增加中医中药的教学时数。教学计划原定一百多个课时已经太少，有些学校还要压缩，试问这些学生将来如何会运用中医药治病呢？西医不会用中药，中医院医生喜用西药! 中药的繁荣，关系广大药农、药商、药工的生产、就业、生活，关系国民经济的发展，不能等闲视之。

中医药的改革，是国家大事，不单是中医部门工作。改革开放20年的经验，要改革首先要改变观念，思想先行。必须首先改变对中医药的认识。世人对中医药的错误认识不少。如怀疑中医的科学性，不承认中医是一门科学。当过卫生部副部长的王斌曾在东北卫生部报告中，公然说：中医是封建医，应随封建社会之消灭而消灭；中医在农民面前只起到精神安慰的作用。所以1953年全国中医都要学西医，以便改造成为西医的医佐。虽然这一"王斌思想"后来在《人民日报》上受到点名批判，但是他的恶劣影响根深蒂固，一直到1986年国家中医药管理局成立之前，中医药一直处于从属之地位。有人承认中医有疗效，但即使有疗效也不科学，要改造。用西医理论改造中医作为可以发展中医的错误观点，在中医界内也大有市场，这样的文章并不少见。显然，以西医理论改造中医当作发展的观点必须改革。

中医学有自己的理论体系，因为中医理论体系蕴藏着很多超前内涵，它能指导临床。即使面对新的疾病谱，运用中医的理论，可以逐步掌握对该病的辨证论治，并进而治愈之。一些疑难病证，中西治法大异其趣，有些病中医治疗处于领先地位。例如 20 世纪 50 年代石家庄、北京、广州三地先后流行"乙型脑炎"，中医的治愈率达到 90%，西医的治愈率只有 70%~80%，而且后遗症多。90 年代治疗流行性出血热，疗效也远高于西医。指导中医取得疗效者，靠《伤寒论》与温病学说。如国家七五攻关项目：流行性出血热之研究。南京周仲瑛课题组治疗 1127 例，其结果为：中医药组治疗 812 例，病死率 1.11%；西医药对照组治疗 315 例，病死率为 5.08%；经统计 $P < 0.01$，中医药组明显优于对照组。江西万友生课题组治疗 413 例，其结果为：中医药组 273 例，病死率为 3.7%；西医药对照组 140 例，病死率为 10.7%，经统计，$P < 0.01$，中医药组明显优于对照组。周、万二氏之研究说明，西医确诊为一种病，治法一样。按中医理论，由于时、地、人不同，周氏与万氏的治法截然不同。周氏治疗以清气凉营为主，万氏则以治湿祛毒法为主。两者用以指导临床，靠的是中医治疗外感发热性流行性疾病的伤寒与温病学说。若两地易其治法，则病死率将高于西医药组不知多少倍！足见中医理论之重要性。丢掉中医之理论便丢掉中医，还有什么发展可言！

因此谈改革，第一要思想上的转变。中医药界，目前思想上最大的障碍是——对中医药的伟大作用信心不足，其原因是对中医药系统理论的信心不足，其所以信心不足，归根结底是口头理论家太多，临床实践家太少。当一个中医学者脱离了中医药的临床，但凭想象便觉得这不科学，那也有缺点，特别是拿来与西医对照，便对中医药失去信心了。某些中医，在病房里诊治方法的运用，西医药多于中医药，看不见中医药的优点、长处，也就越来越对中医能否治疗急、危、重症失去信心。当前中医界谈改革当然道路不止一条，但我认为，最重要的一条就是把对中医失去的信心找回来。找回信心最好的方法，是多读中医书，特别是细读民国及其以前的名著，多运用中医之理法方药，运用针灸、推拿、各种外治法综合施治于急危重症患者。以现在中青年中医的文化水平，科学修养，又学了不少西医诊疗知识，只要方向一转，把重点摆正，光明便在眼前了，中医药学的腾飞便将出现于 21 世纪了。迟来早到，就看转变的快慢，努力的程度了。

有人可能对上述观点不以为然。那就来谈谈我最近读到的一篇颇有代表性的文章吧。文章的题目是——《变亦变，不变亦变》（以下简称《变》文）。作者说："中医学在与西方医学交流中逐步暴露出明显的劣势，很快从主导地位一变而成为从属角色，进而由从属而求生存。目前肩负我国 13

亿人口医疗保健的主力是西医而不是中医。造成这种局面的根本原因是中医学术本身的落后而不是其他。"

我们是历史唯物主义者，对历史的发展，不能离开唯物史观，但凭表面现象便下结论。的确，西医近百年来突飞猛进，有飞跃的发展，那是随着世界资本主义工业发展而发展的。反观中医近百年来，先有国民党实行消灭中医之政策，新中国成立前中医药事业已奄奄一息。新中国成立后王斌提出要改造中医，实行全国中医都要学西医，目的把中医改造成为西医的医佐。后为党中央察觉，撤了王斌卫生部副部长的职，并建立中医进修学校，以提高中医理论水平。但王斌思想却很难肃清，这是中医药处于从属地位的根本原因。

至于现在国家保健主力是西医而不是中医的问题，1984年我曾从广东省卫生厅中医处取得下面几个数字：广东省新中国成立初期有中医约3万；1961年尚有23306人；1981年减至16900人。从上述数字可见中国人口在膨胀而中医人数在骤减！广东中医大学只有一家，广东西医院校有七所，任何一所的招生人数都比中医学院多得多。1956年前还没有中医教育。1956年秋全国只有4所中医学院成立，规模小，设备差。1962年广州中医学院毕业生只有104人，1963年毕业生只有60人。试问中医怎能当人民保健的主力呢？

教育不兴，后继乏人，中医学何以发展？！

《变》文为中医提出的出路最主要的一条是"必须认真学习西医"。这与王斌思想何其相似。《变》文认定中医要发展只有从属于西医，这是在中医理论上的"自我从属"的典型，有一定的代表性！

有关中西医理论问题，我们看看科学家钱学森是怎么说的："西医源起和发展于科学技术的'分析时代'，也就是为了深入事物，把事物分析为组成部分，一个一个认识。这有好处，便于认识，但也有坏处，把本来整体的东西分割了。西医的毛病也在于此，然而这一点早在100年前恩格斯就指出了。到大约20年前终于被广大科技界所认识到，要恢复'系统观'，有人称为'系统时代'。人体科学的方向是中医，不是西医，西医也要走到中医的道路上来。但已有的中医理论又不能同现代科学技术联系起来，而科学技术一定要组成一体，不能东一块西一块。解决这个问题就是您所说的中医现代化，也实际是医学的现代化。"

钱学森又说："西医中的人知识面不广，尤其对今天人体科学的新发现不甚了了，不知他们脑子里装的那一套已经陈旧了，而新的发现却说明经典西医理论局限性太大，好多现象讲不清。所以国外医学家倒反而对中医理论很感兴趣。要解决这个问题，就必须启发引导这些西医论者认识今天人体科学的实际，这要写文章，介绍情况，做扎实工作。"这是钱老对中医理论的精辟之论。英国科学家李约瑟博士也说过西医将来的道路就是走向中医的道路。两位科学家的看法一致，值得我国中医界的"自我从属论者"深思。

放眼世界，中医的针灸在70年代走向世界，中医药于80年代开始全面走向世界。现在澳洲、加拿大，都已逐步承认中医的专业地位，美国许多州都已把针灸治疗纳入保险医疗，香港要建立中药港，北京中医药大学在德国办的医院，求医者要排队数月。21世纪中医将大步奔向世界，就怕我们派不出真正有中医素养的中医耳！

以上讨论的是中医当前的改革，首先要改变对中医自身认识不足，总把中医看成守旧、落后，说成是发展缓慢的原因，看不到自身的优势与光辉的发展前途，丢掉中医不觉可惜！宝贵的东西已丢失太多了！

其实中医的改革开放在100年前就开始了，中西汇通派的历史是最好的说明。唐宗海的《中西汇通》，已接受西医的脏腑图说。继之者恽铁樵等提出改进中医的主张，引西说以证中医，这种思潮一直至民国时期仍未停息。但终因历史条件及中西医理论各成体系，未有新科技的成就，没有唯物辩证法作指导，终未能找到出路耳。

自1958年以来，一些西医学了中医，中西医合作曾经出了不少震动世界的科研成果，如急腹症非手术疗法，针麻等等。但最近这方面的发展缓慢了。自1986年国家中医药管理局成立之后，中医有机会参加科学研究，便出了不少世界一流的成果。过去认为中医治不了急症，近年来中医中药在治疗急危重症方面都有可喜的成就。这充分说明中医近百年来虽然受尽折磨，但十一届三中全会以来特别是国家中医药管理局成立以来仅仅十多年，中医药科研的成就多么鼓舞人心啊！为什么总看不到中医的优势所在呢？

凉秋九月，我们15位白发老翁，相聚于长春宝地，应国家中医药管理局之邀请，为了振兴中医，开班讲学，把自己中医药学术之一得，毫不保留，奉献给亲爱的中青年学者们。正如清代何梦瑶说的，这些是碥石，供21世纪的中医栋梁们作为向上攀登的碥石！

《碥石集：著名中医学家经验传薪》第三集序[1]

中医药学是中华文化的瑰宝，但能真正认识中医药学的真价值，对世人来说，对医学界甚至对一些中医来说，却不容易！

20多年前在一次中医学术会议上，有位西学中专家说："抗生素发明之后，中医治疗肺炎便落后了；速尿发明之后，中医治疗水肿便落后了。"前几年有青年中医写文章认为："变也得变，不变也得变。"往哪变呢？朝西医方向变。去年又有资深的中医写调查文章，认为中医的临床优势病种，越来越少了。如此之类的文章还不少，多立足于批判中医理论之错误或不足，或对某些理论抽象肯定却具体否定。这反映一部分学者对中医药学的信心不足，一种信任危机在滋长蔓延，这是一种危险的思潮。

许多人看待中医，首先认定中医药学是古老的东西，古老的科学必然落后，认为中医虽能治好病，但没有实验做依据，与现代科学脱节，就不能算是科学；西医的发展与其他科学同步，因而是先进的。难怪有资深的中医说"如今西医学已能洞察细微，无所不至，在治疗上则可换心换肝，无所不能"。中西比较就把中医药学放在三等公民的地位上了！

我们应该怎样看待中、西医呢？我认为必须用科学的哲学——历史唯物主义与辩证唯物主义作为指导思想，去深入考虑中医的问题。

一、唯物史观看中医

1949以前半个世纪，中医受尽了被轻视、歧视、排斥的待遇，未被消灭已属万幸。新中国成立后，王斌思想影响深远，中医药处于被改造的地位，其间虽经毛泽东、周恩来等老一辈革命家对王斌等公开批评并撤职，党中央一再强调要正确贯彻中医政策，并成立了中医研究院和几所中医学院，但中医事业的发展仍无大进展。直到1986年12月国家中医药管理局成立之后，中医药的发展，才有组织上的保证。中医药事业真正得到发展，是在1986年之后。100年来的中医，50年是被压迫期，30多年为不冷不热期，真正大踏步前进的历史只有15年耳。与20世纪100年来全世界西医的命运相比，真是天地之别！尽管如此，20世纪80年代，中医开

---

[1] 2002年7月29日。《碥石集：著名中医学家经验传薪》第二集序亦邓老2001年6月所写，内容参见前文《寄语21世纪青年中医》，《新中医》刊载于2002，34（1）.

始走向世界，先是针灸热，然后是中医热。欧美等医学发达国家逐步承认中医师的专业地位，针刺治疗早已纳入医疗保险系统。伦敦英国人排队看中医，德国人排期住中医院，已不是奇闻。美国医师有 3 000 人学习并掌握了中医的针刺术。（反观我国西医懂针灸者有几人？）

20 世纪是科学成就惊人的年代，世界西医学的发展可谓风正一帆悬；而中医学的遭遇则逆风逆水，水下有险滩无数！如果中医药学没有超时代的科学积淀，能在 20 世纪末与西医学同时得到世界人民的认可吗？难道这样的历史对比还不值得炎黄子孙欢呼雀跃吗？

奉劝对中医信心不足的同志，千万不可只能明察秋毫之末而不见舆薪。

二、唯物辩证看中医

（一）实践是检验真理的唯一标准

中医历经一百多年，推而不倒。靠什么？靠治病有效。如果中医治病无效，早就被人民所抛弃了。但贬低中医的人又说中医是经验医学，又说中医的经验不能重复，等等。不知那些没有中医理论与实践经验的人，只知照方开药，的确是难以重复宝贵经验的。中医师的高明与否，与其理论基础、临证经验、文化素养成正比，泛览历代名医著作以及现代名中医的事迹，均足以为证，说中医是经验医学是毫无根据的。

（二）微观是科学，宏观也是科学

西医是微观医学，从细胞到分子、基因……越来越细。中医学的理论与之相反，是宏观医学，把人（病人）放在天地之间去观察去研究。西医能治好病，中医也能治好病人，按照上述真理的标准来看，中西医不能互相排斥，正好是——互相补充，是既矛盾又统一的一对。微观与宏观相结合会创造出更高更好的理论与效果来。这是后现代科学的发展方向。

诺贝尔奖金获得者杨振宁博士，2002 年 5 月 8 日在"世纪大讲堂"作了《美与物理》的报告。其中说到："最近这十年、二十年来，发展了一个新的在微观物理学跟宏观物理学之间的一个物理学，叫作介观物理，是不是翻做介观物理学。这个介观所研究的是在宏观物理学，那就是像日常大小的东西，或者更大的东西，跟微观物理学说是原子物理学之间的，比如说是 10 的负 6 次方埃或者是 10 的负 7 次方埃这种物理学。这个学问目前正在澎湃地发展，倒不是因为那么多的人要想去研究量子力学的解释，是因为这个领域与工业有密切的关系……二十或者三十年之后，因为工业发展的推动，所发展出来的介观物理学可以使得量子力学的解释发生新的革命性的发展，这是可能的。"

上述引文杨先生讲的是量子力学的问题，似乎扯不到医学上去。但如果从哲学的高度来看，道理是相通的。人是生长在天地这个大自然环境之中的，人怎能离开大自然而生存，疾病怎能离开大自然的影响。从生物发展到人，是大自然千百万年的塑造，考古学可以给你详细的答案。考古学也离不开宏观的研究，它也是宏观与微观相结合才能发展的。

试以重症肌无力之治疗为例：西医的微观研究相当深入，还能造出动物模型，发明了"新斯的明"，疗效迅速，泼尼松更是治此病的王牌药物，但都只能治标不能治本。胸腺摘除说是有特效，其实多数病例仍然复发。我们从宏观认识，重症肌无力是脾胃虚损、五脏相关的顽疾，采用升发脾阳、大补脾胃为主，兼治五脏。此病属虚损之证，故无症状之后仍须服药 2 年才可以根治。但当病人出现呼吸危象，不能饮食时，我们采用注射新斯的明治标，使之能口服中药与饮食，几天之后多能渡过危关。这就是宏观与微观相结合的例子。

许多中医特别是青年中医不明此理，一接触西医的微观科学，反观中医的阴阳五行，便怀疑中医的科学性，便不好好地去读中医书！

（三）继承与创新

我们是一个发展中国家，比起发达国家我们的科技创新能力不如人。所以目前国家号召科学技术人员必须努力创新，以追赶世界，强调与世界接轨。但中医学与其他科学不同，论中医学，最高的水平在中国，论接轨是外国向我们接轨。

我国著名的社会科学家田森教授说，中医药学是我国的第五大发明。我认为不像其他四大发明那样已被外国学到手并已超出我们很远了，中医药学 11 世纪曾经影响阿拉伯医学，我国人痘接种曾启发牛痘接种，免疫学的实践源于中医。但中医药真正走出国门，给世界医学以深刻的影响，才刚刚开始。

站在世界的角度看，举凡中医处理疾病有成效的方法，在外国专家眼中，都是新鲜事物，是创新。举例如"针四缝"治疗急腹症——蛔虫团梗阻，既简单又速效，又省钱。在外国医家看来多神奇？把这一疗法，放到世界医学中去，就是现代化的成果。什么叫现代化？在医学而言，不应只追求形式，不应以时间定位，应该把用最少的支出、最短的时间，达到最佳的效果，作为对现代化医学的基本要求。病人住院从头到脚，各种仪器检查，出院缴费几十万，这就是现代化吗？继承与创新是一对矛盾，两者不能偏废，但具体情况不同，矛盾双方会有所侧重，不能一成不变地去看待问题，处理问题。以中医药学而言，继承与创新都重要，但今天显然继承不足才是矛盾的主要方面。中央对中医工作的指示首先指出——"中医不能丢"。因为中医几千年得来的宝贝丢失得太多了。努力发掘宝库，加以整理就是创新，但可惜的是，我们当前的医、教、研，都努力引进西医的东西以图说明中医之理论，或以西医的理论改造中医的精华，以为这是在创新。这种错误的倾向，影响中医的发展已数十年了，不能不引起我们的反省。已故崔月犁部长评价我们培养的高级中医是中西医两个中专的水平，他早就给中医教育敲警钟了！为了更有成效的创新，全国中医，特别是中青年中医，都先来个大温课，重读四大经典与历代名家学说，以提高临床和理论水平，在这个基础上，中医学与21世纪的最新科技相结合，走自己的路，才能闯出新天地，才能为世界人民的健康做出新贡献。高楼必须建在厚实的基础上，中医药学之大发展呼吁夯实基础。然而"重西轻中"已成时尚，故必须大力扭转。否则创新也无用，也可以视而不见。

20世纪60年代，天津市传染病院院长学了中医之后，当某地发现白喉开始流行，急需白喉血清，向他求助。他估计该地要接种血清的量，集中半个中国的存货都不够用。他便运用所学，继承中医治白喉之法，用养阴清肺汤，并拆方减成只用四味药，制成水剂，发往该地，把白喉的流行制止了。每一病例治疗成本才1.5元，且能免除今后再用血清时有血清反应之弊。这是一个继承与创新的好例子。但这样的优秀成果，没有人继续再加以研究发扬，多可惜啊！为什么被冷置呢？我看因为不是外国人发明的，国内的某些专家会给你以阻力而不是动力。"重西轻中"这一顽疾若得不到根治，中医的创造发明与推广——难矣！

中医药当前的继承与创新，因为主要矛盾在"继承"，中医工作，应在这方面下大力气。

三、神圣的使命，当中医的脊梁

一种错误的思想，认为凡西医能解决的，中医便应靠边站，在西医学最新成就面前手足无措，忘记了中医药是中华民族用多少病人的生命和多少先贤的智慧换来的。我们炎黄子孙能够盲目地把中华文化的瑰宝从我们手上丢失么?! 如果这样一个伟大宝库丢掉了,不仅对不起祖宗与子孙,也对不起世界人民。中医药学不仅属于中国,同样属于世界,不存在中外与宗派之争。

抗生素发明之后,肺炎便不需要中医了吗? 老年肺炎,虚寒证的肺炎,用上中医药就得救了。我常遇此等证,用桂枝汤或小青龙汤之类,帮抗生素一把。我曾在西医院会诊一例水肿病人,已肿至有如啤酒桶一样,不能卧,乃特制大木椅坐着,医院用了不少呋塞米,就是不能消肿,我会诊采用真武汤加味,约半月,患者前后判若两人,带着空木椅出院了。我的学生杨伊凡在澳大利亚悉尼1995年3月3日,应患者母亲(白人)的邀请,抢救一个6个月的女婴,该婴儿患先天性心脏病已住院4个月,一直住特级护理病房,正在等候去墨尔本进行心脏移植。病情越来越严重,医生认为没有希望,准备停止抢救,才同意患者家属请中医治疗。从X线摄片显示,由于心脏增大,两肺挤到两边,心率180次/分,发热,心衰,肺水肿,6个月婴儿体重只有4公斤。医院主要用强心剂和抗生素治疗。杨医生在医院限制其中药输入量的条件下,3月3日到3月8日先用花旗参、后用生脉散,之后,医生认为婴儿生存有望,准许中药的输入量由10毫升增加至30毫升。婴儿肤色转红,四肢温度升高、大便成形,体重增加100克,体温仍有反复,但从未再超过40℃。杨氏处方增加药味,中药输入量增至60毫升。3月12日,肺水肿继续消退,心功能逐步增强,已除去插在气管的输氧管,4个月来第一次用鼻自然呼吸。心率、体温基本正常,X线摄片前后对比心脏缩小,各项指标均有改善,患儿已完全脱离危险期。医院仍决定将患儿送墨尔本进行心脏移植。杨氏反对搬动病儿无效。3月20日去墨尔本,因空中运行不适,当晚又出现呼吸困难。24日以后病情较差,没有可能做心脏移植手术,又飞返悉尼,于4月1日死于医院。上面详述这一病例,无非想说明换心换肝并不是说来那么轻巧,不要以为中医药毫无用处。中医重视治未病,治在前头,可以不用换肝那有多好呢? 我就不信肝纤维化是不可逆的,肝硬化早期治疗好了,何必去换肝呢? 当然,也应肯定能换肝、换心是很高明的。

目前世界医学正在害怕将来无药可治耐药性的凶险细菌病,中医应该站出来,为世界医学家分忧,研究消炎抗菌的治法与方药。不应袖手旁观。

中医药学是中国的,也是世界的,但我们不努力行吗? 目前世界上最欠缺的是高水平的中医,欠缺在临床上有真功夫的千千万万个铁杆中医。

中医药的发展需要有一大批中医的脊梁人才。

最后请容许我代表各位老人家再重复一句:《碥石集》之作,是供 21 世纪的中医栋梁们作为向上攀登的碥石!

《碥石集:著名中医学家经验传薪》第四集序[1]

21 世纪是知识经济迅速发展的时代。江泽民在 1998 年 5 月 4 日庆祝北京大学建校 100 周年大会上明确指出:"当今世界,科学技术突飞猛进,知识经济已见端倪……全党和全社会都要高度重视知识创新、人才开发对经济发展和社会进步的重大作用,使科教兴国真正成为全民族的广泛共识和实际行动。"江泽民同志的论断,阐明了经济的高度发展归根到底要取决于人才的培养,而教育是人才培养的关键,21 世纪也是终身教育的时代。传统的教育就是传授知识,把学生获取知识的多少当成衡量教育成败的主要标准。随着知识经济的来临,人们逐渐认识到,在教育中除了知识之外,还必须注重能力和素质的培养,这不仅可以促进知识的进一步扩展,还可使知识得到更好地应用。对于中医教育来说,培养学生将知识应用于实践,并在实践中不断获取新的知识,不断地学习和积累,就显得尤为重要。

有感于此,1999 年 8 月,我们 15 位白发老翁相聚于长春宝地,应国家中医药管理局之邀请,为了振兴中医,开班讲学,把自己中医药学术之一得,毫不保留,奉献给亲爱的中青年学者。正如清代何梦瑶所说,这些就是碥石,供 21 世纪的中医栋梁们作为向上攀登的碥石。

《碥石集》自 1999 年以来已出版第三辑,第四辑也即将问世。《碥石集》中汇集了诸多老中医药学家的研究心得。这些学术思想和临床经验是活的经验,是知识和能力的体现,更是他们几十年的研究逐步凝练为智慧的结晶。这是一笔宝贵的精神资源和学术资源,希望中青年中医要珍视之,继承之,发扬之。

在知识经济社会中,创新是社会发展的灵魂,知识经济的内驱力是在不断地变化中进行创造,知识经济的生命力是在创造中不断变革、更新和超越。然而,创新不是空中楼阁,继承是创新的源泉。"问渠哪得清如许,为有源头活水来"。作为青年中医工作者来说,应该在继承的基础上才能

---

[1] 2003 年 4 月 19 日。

进一步创新。高楼必须建在厚实的基础上，中医药学之大发展首先应夯实基础。当务之急是在继承的基础上形成特色，在特色中创新。思路决定出路，这才是中医药发展的出路所在。

中国为建设有中国特色的社会主义，经过改革开放用20年的时间，一个勇奔小康的大国出现在世界强国面前。对最有中国特色的中医药学，今天必须改变思想，深化改革，否则有一代不如一代直至消亡的危险。改革的中心在改变用西医的模式去限制中医和改造中医的思想观念。现在用西方管理化学药品的办法，管理天然药物的中药，完全脱离中药理论和经验，恐怕将来准许用的中药也会越来越少。"中药西管"不利于中医药的发展，而大大有利于洋中药的进口。

有人怀疑今天是市场经济时代，凡跟随不上市场经济的步伐，应自然淘汰。中医药在市场经济面前，会被淘汰吗？最近传媒，一再提到广大农村和城市中的困难户，不少因病致贫或因病返贫。按照西方的医疗模式，富如美国，也受天文数字般的医疗费困扰，何论我们这个发展中国家。美国洛杉矶加州大学医学院许家杰教授在《99澳门国际中医药学术大会论文集》中指出：1996年全美医疗费用1035.1亿美元，占国民生产总值的14%以上。许教授说："花了那么多钱，并未能有效地解决临床上存在的许多实际问题，尤其对一些慢性病、老年性疾病仍然一筹莫展。"由于医疗负担重，无医疗保险的人口超过四千万。四千万人在美国不是个少数，相当于总人口的1/7。

试问西方这样的医疗模式，我们中国能承受得了吗？向世界接轨，接这样的轨，我们接受得了吗?！中国要解决人人有医疗保健的权利，我认为非大力发展中医药事业不可。

目前由于用西方医疗模式管理中医院，硬要把一向医药一家的中医院强行医药分家。中医院资金不足，不如西医院有各项检查收入和昂贵的手术费收入，而经济困难重重了！有些中医院已向西医院转型，所以宁要西医院校本科毕业生也不要中医硕士生，这是一种错误的倾向。中医院的出路在于有没有高水平的中医人才。如果医院有几个有中医特色又过得硬的专科，有三五个顶尖的中医人才，整个医院便会全盘皆活了。市场竞争就是人才的竞争。因此培养真正的中医人才才是当务之急，转向是没有出路的。

人文精神和科学精神的统一，是现代人的基本素质，一个现代人应当既有精深的科学精神，又有高尚的人文精神。中医药学具有科学与人文的双重属性。作为中青年中医，不仅要学习老中医的学术经验，更要学习和借鉴其成才之路。在理论与实践的结合、人文精神与科学精神的结合、继承和创新的结合上逐步形成自己的学术思想和升华提高为中医的理论学说。《碥石集》中诸多老中医的成功经验足以为证。

作为中青年中医，中医之兴亡匹夫有责，责任重大而神圣，该怎么办呢？我认为除了争取多参加全国性的学习班之外，必须端正对中医的认识，坚定信心，要树立为振兴中医而拼搏的精神，并在这种精神鼓舞下进行中医经典著作大温课，尤其是中医四大经典。对于广大中青年中医工作者来说，经过临床实践之后再读经典会有新的体会和收获。如果不熟习伤寒、温病，就不可能参予攻克非典型肺炎之类新的疾病。另一方面，中医传统的师承方式仍然值得继续发扬，作为中青年中医工作者，应拜真正的高水平的中医为师。现在出版的名中医著作不少，其中有不少宝贵的值得学习的内容。边读边验证于临床，成为全国当代名医的私淑弟子，乐何如之！

临证–读书–思考–临证–总结提高（或实验研究）如是循环往复，终身实践是一条光明大道。

《碥石集：著名中医学家经验传薪》第五集序[1]

中医之振兴靠人才，靠21世纪的栋梁之才。若从终身受教育的角度出发，今天的青年中医应如何继续教育成为栋梁？过去有句话："秀才学医，笼里抓鸡。"中医药学是一门多学科相结合的学问，它既是自然科学，又包涵社会科学。文、史、哲是中医学的基础，故具有文、史、哲学问的秀才，容易成为名中医。例如一代宗师岳美中先生，原是一位小学教师，未读过医校，只读了一段时间不长的中医函授，岳老却是周恩来总理曾九次派他到欧亚等国家为领导人诊治疑难病的中医专家。特别著名的是为印尼总统苏加诺治肾病，保存了他的肾，疗效卓著，使世界医学家惊讶不已。

我有一位硕士生，录取之后报到之前，暑假期间指定她背诵《古文观止》几十篇，报到后让她定时对协助导师讲解这些文章，以提高其自学古汉语之水平和领会背诵的兴趣与好处，为继续自学古汉语以承传中华传统文化，打下"文"的基础。初步结果显示这位学生的文章写得比较流畅和

---

[1] 2003 年 6 月 10 日。

有文采。古汉语是中医学基础的基础。

自鸦片战争以来，中国人蒙受不少国耻，受尽帝国主义尤其是日本帝国主义的烧、杀、抢、掠！作为中国人对中国历史，特别是近代史必须细读谨记，才会奋发自强。中医的近代史也是一部使人心酸的学术史！必须熟知，以史为鉴才明白中医学术兴废继绝的责任之重大。把历史的重担变成动力，没有这种动力的人，会视中医药的存废与己无关，就不会坚决为中医之振兴贡献自己的一切。学好中医不仅为了生活，应有更高的境界。

有人说中医是"哲学"以图贬低中医学。正确的评价应该是——中医药学是充满唯物辩证法的医学。早在两千年前中医学就有辩证唯物的内涵也就是说在黑格尔、马克思、恩格斯之前两千年，中医学已与哲学相结合，而其哲学的核心竟然是"唯物辩证法"。而且结合达到天衣无缝的境地。"阴阳者，天地之道也，万物之纲纪，变化之父母，生杀之本始，神明之府也。治病必求其本。"这不就是矛盾论吗？表里、寒热、虚实、阴阳，是中医辨证论治的总纲，这不就是四对矛盾吗？这四对矛盾：寒热、虚实有真有假（现象与本质问题）；重阴必阳，重阳必阴，阴损及阳，阳损及阴（矛盾相互消长与转化问题）；辨证论治就是在疾病的运动变化中去掌握其矛盾变化的规律。但"八纲"是中医辨证论治的总纲，是中医认识疾病与战胜疾病的思想方法，而不是哲学研究。但若从理论高度来审视，中医学与哲理的结合是惊人的，这是中华民族优秀文化的结晶。但有些人对这些超世界水平的成就视而不见，说"这只不过是自发的，朴素的辩证唯物耳"！

纵观唯物辩证法的历史：自从德国黑格尔（1771－1831）创造唯心辩证法，到马克思、恩格斯，吸收黑格尔辩证法的合理内核，抛弃了它的唯心主义外壳，加以改造，创造了"唯物辩证法"，前后所经历的时间，至今不过两百年。从哲学的角度来看，中医学的理论是落后还是先进呢？用科学的哲学观去衡量医学，中医学处于领先地位。西医学到目前为止仍然是机械唯物论多于辩证唯物论。21世纪30～40年代苏联的伊·彼·巴甫洛夫，可说是西医辩证唯物论的代表者，但他的学说对西医学理论影响并不大。

唯物辩证法是科学哲学的核心，也是科学发展不可缺少的指导思想与方法论。中医学是医学不是哲学，论哲学当然以马克思、恩格斯的哲学最科学，所以要学好中医，想振兴中医，必须深入学习自然辩证法。毛泽东的《矛盾论》与《实践论》是辩证唯物主义的经典著作，也是最好的入门书。宜反复细读，不可不读。

有时间的话，宜读一读中国哲学史。以便更深一层知道自己祖宗的思想斗争与成就。总之文、史、哲的内容丰富，中医药学是植根于中华文化的土壤之中，发扬中医就是发扬中华文化以造福于全人类。这是我们要追求的目的。

中医药学是世界上唯一从古到今没有中断过的一门科学。几千年来一直在不断发展中，虽然近百年来受尽了打击与摧残，仍矗立于21世纪医学之林，成为中华文化的瑰宝，因为其根正、枝繁、叶茂之故。

中医的"根"在哪里？在四大经典。以前四大经典是——《内经》《神农本草经》《伤寒论》与《金匮要略》。新中国成立后中医公认的四大经典为：《内经》《伤寒论》《金匮要略》与《温病》。

《内经》是中医理论的源头，必须下一番功夫，其中《灵枢经》还是针灸家必须精读之书。我校已故韩绍康教授，是针灸专家，新中国成立前，他私人开诊，当收入到一定数量便闭门读书数月，读什么书，读《灵枢经》。其弟子得其心法，多能行针下凉、针下热的手法，即"烧山火"、"透天凉"。个别弟子学习他常读《灵枢经》已成习惯。

《伤寒论》与《金匮要略》是张仲景用"医经家"的理论整理"经方家"的经验而奠定中医学辨证论治体系的巨著。直至今天仍能指导临床实践与科学研究。非手术治疗急腹症的研究多用仲景之理论与方法。如肠梗阻之用大承气汤，治急性胰腺炎之用大柴胡汤，治麻痹性肠梗阻之用大建中汤等等。西学中专家 吴咸中先生对承气汤类药之研究达数十年。近代名医曹颖甫一生致力于仲景之学，屡起沉疴。我是读了他的《经方实验录》才开始敢用大黄牡丹汤治疗急性阑尾炎。但《伤寒论》和《金匮要略》最可贵之处在于张仲景交给我们以临床思维的金钥匙。就是说我们面对全新的疾病可以运用仲景的辨证思想、理法方药，可以找到出路，找到攻而克之的成功之路。例如我用桃仁承气汤加减灌肠，加安宫牛黄丸点舌以治疗脑挫伤脑出血昏迷不醒已三天的病人，治愈出院后无后遗症。

仲景的辨证思维，就是医学与辩证法的结晶。"八纲"来源于仲景之书。没有六经辨证，不会有三焦辨证及卫气营血辨证的衍生。没有脏腑经络先后病的指导，也就没有后世脏腑辨证及其他辨证论治理论及方法的派生。那些没有体会的人，根据西医日新月异之模式，认为都20世纪了，还拿1700年前的一本书作教材太落后了！他们是不能理解美国西点军校在20世纪除了掌握原子弹导弹之外，还要学习《孙子兵法》。2003年3月24

日《参考消息》P5 引述了日本《朝日新闻》3 月 23 日报道："震摄"行动参考了《孙子兵法》（记者石合力、梅原季哉发自华盛顿）。美国攻打伊拉克的战略思想学于孙子兵法。

中医的"枝"在哪里？在仲景以后的各家学说。每一个朝代，都有其代表人物与著作，是中医学的宝藏。有人不从这个源远流长、博大精深学术中去窥测中医学，而欲以现在一部分中医的治疗水平，作为代表中医药学水平的标准，错了！唐宋各大家及金元四大家的成就，显示中医药学在高速发展，明清时代对传染病流行性发热性病之研究，可谓世界无匹。20世纪 40 年代之前，传染性、感染性疾病的最高水平在中医而不在西医。直至现在，病毒性病的疗效，中医仍处于领先地位。21 世纪的瘟疫，可怕的"非典型肺炎"（SARS），若按中医温病学说治之则活矣，若滥用抗生素等药则危矣。根据现有的报道，广州之"非典"病人死亡率最低，因为绝大多数患者都服用了中药故也。台湾 SARS 患者例数不是很多，而死亡率则最高，因无中医药参与治疗也。香港医界西医占绝对统治地位，最后也到广州中医药大学第二附属医院（广东省中医院）邀请两位专家去会诊，因初见成效，邀其多留数月继续为患者用中医药救治。温病学说虽然成熟于晚清，因其自成理论体系，疗效显著，故列为经典著作之一，是名正言顺的。

自抗生素发明之后，有些中医对发热性病之治失去信心，每遇发热病人，不从《伤寒》《温病》学说去考虑问题，首先考虑何者为首选之抗生素。世人便以为中医治不了高热，是慢郎中！现实是因滥用抗生素，病菌产生抗药性日渐明显，估计将来对付凶险而又耐药的致病菌，非中医药治之不可。想能当此重任非努力钻研《伤寒》与《温病》不可。年轻的同志，当你的儿女高烧 40℃时，你能用中医药治愈之，你的中医水平便合格了。按能中不西、先中后西、中西结合之规则办也很不错。路是走出来的，问题是愿不愿意走耳。

中医的"叶"在哪里？在于现代名中医的脑海里。目前出版了大量名老中医的学术思想与经验总结的著作。这是中医药宝库的时代结晶，是献给人民、献给青年中医的文化财产，值得珍惜。其中蕴藏着无数创新的素材，不可等闲视之啊！

面对中医药这个庞大的伟大宝库，如何着手呢？我认为目前应先行对经典著作大温课。拟订一个温课计划，在工作之余计划每周用定期的时间进行温课，风雨不改。另外有条件的可以选定研究课题，大多数都是临床医生，研究课题应是临床研究占绝大多数。按照研究课题的需要，追踪前贤的成就阅读文献或拜访名师。有博有约地不断学习，不断提高。如果中医有这样一支上百万人的队伍，中医的振兴便指日可待了。

对西医的学习，放在什么位置呢？我一向不排斥学生对西医学的学习，但中西医要有一个主次，既然我们是中医，便应千方百计使自己的中医水平达到应有的高度，中医为主，西医知识为辅，对当今院校毕业的中医，不怕其不学西医，就怕不愿读祖宗之书耳。

我一向主张尽量用中西两法诊断，重点在于中医的综合治疗。即竭尽全力想方设法运用中医的针灸、按摩、汤药及各种外治之法治疗。西医的诊断，做到高深也不容易，疑难者可以借助于西医。比如我主持的"七五"攻关研究课题是"重症肌无力的辨证论治及实验研究"。治疗此病我以李东垣的脾胃学说为指导（脾主肌肉）进行研究，在治疗上我又学习王清任学说，重用黄芪。经过数百例之研究，我认为此病之病机为"脾胃虚损，五脏相关"。重症肌无力是西医病名，便应按照西医的确诊方法与手段进行确诊与分型，并采用数学统计方法进行总结。这样才能得到世界的承认。实验研究方面，我的博士生到上海去学习造模及进行系列生化分析等研究方法进行研究。西医认为重症肌无力是神经肌肉接头传递功能障碍的自身免疫性疾病。我们却认为是脾胃虚损，理论相去万里。为了证明我们的理论，便采用我校脾胃研究所创造的经过国家药政部门认可的脾虚诊断试验——唾液淀粉酶活性负荷试验和木糖吸收试验方法进行观察，两者均符合"脾虚"之诊断。经中药治疗，上述两项指标明显恢复正常。证明重症肌无力为脾虚证有其微观上的确切的病理生理学的改变。我们的研究证明，凡未用过可的松和新斯的明类药物的病人，疗效更快更好；凡胸腺切除后复发的患者最难医，二十多年来我们根治的病人不少。呼吸危象的严重患者，抢救的成功率也比较满意。主要显效全靠中药之功也。该研究足以证明用中医的宏观理论是能够指导临床与科研，并且可以攻克世界医学上的难题的。

我同意中医的振兴不可忽视微观的研究，但必须在中医理论指导下，创造性地设计实验研究方法，走自己的路，我们便会走在世界的前头。目前，振兴中医战略的重点应是培养人才，培养真正的中医人才，实行养精蓄锐，准备腾飞。年青的战友，中医药之振兴，全靠你们。努力吧！祝你们从胜利走向胜利，为大中华文化增光。

《碥石集：著名中医学家经验传薪》第六集代序[❶]
——新技术革命与中医

新技术革命属于"未来学"的范畴，中医学属于传统医学，未来中医学的命运将如何？这是个值得探讨的问题。

中共中央关于经济体制改革的决定中说："应该看到，正在世界范围兴起的新技术革命，对我国经济的发展是一种新的机遇和挑战。这就要求我们的经济体制具有吸收当代最新科技成就，推动科学进步，创造新的生产力的更加强大的能力。因此改革的需要更为迫切。"

可见新的技术革命对我国经济的发展，对我国各方面的发展是一种新的机遇和挑战。中医事业也不例外，既是挑战也是机遇。

中医和新技术并不矛盾，越新的技术越能阐明中医和发展中医。近年来国内自然科学家掌握新技术又在钻研中医的"中医迷"的事迹时有所闻。

一、对中医的挑战

中医在新技术革命的冲击下，可以有两种结局：一是被淘汰，一是飞跃发展。新技术革命对于中医无例外地既是挑战又给予了机遇。我认为在这样一个时代中医将会飞跃发展，而不会被淘汰。中医学是全人类的文化财富，如果我们不争气，丢掉了，日本人或美国人也会将她捧起来。

对中医的发展前途有多种说法：现在又有人强调只有中西医结合才能发展，中医独立发展只有死路一条；有人认为应按中医原有的路子发展；有人认为应在继承的基础上与现代自然科学相结合才能飞跃的发展。

前几年《健康报》上有位中医发表文章认为，现在中医学院学生的文科水平低，是否可考虑在报考文科学生中招生。马上有人提出反问，医学到底是自然科学还是社会科学？美国 70 年代兴起一门新的学科——"社会生物学"。社会生物学是一切社会行为模式的系统研究，是一门交叉性多学科的综合学问。（见哈佛大学，爱德华·奥威逊《社会生物学新的综合》）。中医学中具有大量来自古代哲学的内涵，它不妨碍中医学的发展。过去中医重视文史哲的素养，故文化水平较高的医家往往被称为儒医。那

---

❶ 见《邓铁涛医集》201～204 页，1985 年 10 月。

位中医提出现在学生要重视文史哲修养的建议，是先进的而不是落后的，是出于他自己的体会，值得我们考虑。

西医学的模式，旧的提法是"生物"模式，据说新的提法是："生物—心理—社会"模式。中医学没有模式之说，近年有人根据中医学的特色，认为是"天人相应"的模式，中西学说可谓各有千秋。人与天地相适应才能生存，我认为中医的模式是相当科学的。亿万年前，曾经横霸全球的恐龙，为什么绝迹了呢？考古学家对此有各种推论，似未趋统一，但可以肯定的一条，就是恐龙不能与天地相适应而绝灭了。也许有人说，人不同于恐龙，人是能够改造世界的。不错，但如果人类把地球甚至太阳系的生态平衡搞乱了，到头来，人类是要遭殃的。

过去所提的"中西医结合是我国医学发展的唯一道路"是个极左的口号，它阻碍了中医学的发展。问题并不出在中西医结合本身，而"左"在"唯一的道路"。所以1979年在广州召开的全国医学哲学讲习会上，经过激烈的讨论，提出了中医、西医、中西医结合三支力量都要发展，长期并存，互相渗透的方针。这个方针已为卫生部有关文件所肯定，已经中央批准。三支力量的提法是符合辩证法的。不可想象有几千年光辉历史的中医到了20世纪80年代已临近消亡，而不能独立发展。

80年代中医学如果仍然停步不前，固步自封，当然与历史发展相违背，只有死路一条。至于发展的路子则可以百花齐放。中医可以独立发展，可以与自然科学相结合发展；中西医结合从两个学术体系的结合中发展；西医沿着西医的道路发展。三支力量都得到发展，我国的卫生事业就会突飞猛进。三支力量都要发展的方针是社会科学与自然科学的结合的产物，它是在医学辩证法讨论会上提出的。新科技的发展不能脱离社会科学，中医学更是如此。就是说在运用新技术以发展中医学时，必须以历史唯物主义与辩证唯物主义作指导思想。坚持三支力量都要发展的方针，是中医学运用新技术发展自身的重要保证，切勿互相干扰。

二、中医学青春焕发

有人错误地以为中医是古老的，只有经验，是说不出道理的一门技术。好像中医与新技术格格不入。

党中央一再教导我们要建设有中国特色的社会主义现代化。医学的现代化当然不能例外，中医的现代化更不能例外。与新技术的结合必须紧紧抓住中医的特色。

现代医学是在现代自然科学成就的基础上同步发展起来的。如 X 线、同位素、超声波等等，很快被应用到医学上来。中医学则与现代自然科学相去甚远，一向处于封闭状态。但她是自成体系的一门医学科学。西医学的发展与实验室分不开，中医学的发展则与临床分不开。西医的实验室以实验动物为基础。中医学理论的提高，往往来自临床观察，它是以人为基础的。人是动物中最高级的最复杂的，从人身上总结的东西是不能都像动物实验那样看得见摸得着，所以有些自然科学家不承认中医是一门科学，因为他们是以现代自然科学的模式去套中医学，套不上，当然要有怀疑。很多实例已说明，不少新的东西，中医原已有之。以"时间医学"为例，这是一门很年轻的学科，美国明尼苏达大学教授哈尔贝格被推崇为时间医学之父，他在读了成都中医学院中医基础教研室一位年轻教师用英文介绍《内经》有关时间医学的内容后十分吃惊，3 年前曾来中国访问有关中医学的时间医学问题。

时间医学不仅在认识上贯穿于整个中医学，而且早已广泛应用于临床实践并取得重大成果，例如针灸的子午流注、灵龟八法，特别是"五运六气"学说，既包涵时间医学，还包涵气象医学（气象医学也是新的边缘学科）。

广州中医学院 83 届研究生的《月经周期的调节及其与月相关系的探讨》一文，调查了 800 多名北京、广州两地的女大学生正常月经周期与月相的关系，以朔日（新月）附近四天月经来潮的人数最多，与其他各段时间来潮者，其比数有显著性差异（$P < 0.01$），并根据《内经》"月生无泻，月满无补"之原则治疗 20 例肾虚型继发性闭经患者，在月相由虚渐盈时，用滋肾养血之法以助精血之生长，月相由盈渐虚之时，则用通法（活血行气通经），总有效率高达 85%。这也是运用时间医学的一个例子。

由此可见中医学蕴藏着很多仍然领先于世界医学的瑰宝，可惜她有如"和氏之璧"，不为大多数掌握着卫生行政之权者所知。

三、最新的科技才是发展中医的钥匙

据说有人认为用新科技去衡量中医学，觉得中医太落后了。我的看法正好相反。有关 cCAP 与 cCMP 之研究，令人对中医学的阴阳理论刮目相看了。有了控制论、信息论，才能理解中医的藏象学说是科学的。过去一再受到批评的中医"五行"学说，从系统论的角度逐步为人们所理解。其实五行学说就是五脏相关学说，没有五行学说的发展，就没有中医的整体学

说。中医的阴阳五行说来源于古代朴素的唯物辩证法，但自从与中医学结合之后，已不是哲学而是医学了，若把五行与五脏割离，那么"五行"便什么也没有了。五行学说使藏象学说至今仍有充沛的生命力。"心为君主之官，神明出焉"和"肺为相傅之官，治节出焉"看来十分不科学，但最新的研究知道肺还有不少非呼吸功能，肺的内分泌素的确能助心调整血压。我早就认为心不单是个血泵的作用，70年代我就认为心脏一定有内分泌素足以调节大脑的作用，虽然至今未得证实，但心脏有内分泌素已于1984年得到证实。据去年报道黎巴嫩学者娜莫尔博士（女）发现心脏分泌一种直接进入血液的激素，能减轻动脉血管压力，并命名此激素为ANF。我国去年也有人发现心脏分泌一种能影响消化功能的内分泌素。我初步认为当人工心脏广泛应用之后将会发现影响大脑及其他内脏的内分泌素，而且只有到了那时人工心脏的置换才能真正成功。

1983年福建出版社出版了刘亚光的《现代自然科学与中医理论》一书，广泛论述了中医理论与新技术的关系，特别从分子生物学与信息论、控制论、系统论、热力学、模糊数学等多方面论证了中医理论的先进性，这是值得一读的好书。

关于中医与控制论，我国做了大量的工作。许多省市对当地名老中医的学术经验，用电子计算机储存应用。在中医控制论的研究方面，湖北中医学院中医学控制论研究室1980年9月印刷的《控制中医学》在国际书籍展览会上展出，日本人一见便要求翻译，1982年便出版了。

再举个经络的例子，经络用西医的解剖学无法证明其存在，近年用生理学方法研究针麻，也只能得出神经与体液、脑啡肽等学说，离经络系统之实质仍然甚远。但中医毫不怀疑经络系统之存在，因为无论诊断与治疗，都早在2000年前证实了其存在。自从原子物理学家顾涵森用精密仪器测得气功师林厚省从劳宫穴发出外气之为低频涨落远红外线，并根据其涨落规律制成仿生仪器后，经广州中医学院气功室使用，证实有治病之作用。后来顾氏又测试了另一些气功师的外气，发现有发出磁流和未知之物质流的。后来顾氏提出该治疗仪应命名为信息治疗仪，也就是说是来自经络系统的信息发放至病人的经络而起到调治作用。后来港商嫌治疗仪的功率太低要求加大，结果便无效了。这就有力地驳斥了有人在《健康报》批评该治疗仪只是外国的红外线治疗仪的说法。《自然杂志》1985年4月刊登了广西大学何淑文等《激光气功治疗仪的研制》一文。他们用气功信息来调制激光的输出光强，用于穴位照射。他们认为目前常用激光针的治疗是从理疗的观点考虑的，因而只注意到激光照射能量的积累作用，而他们是从信息疗法的观点考虑的，是以激光载体把气功信息运载到穴位深部、通过经络、神经、体液等作用以调整控制人体某种失衡的病态，使其恢复正常。从生物控制论的观点看载体的能量主要是作为运载信息的条件、而信息的交换与传递，才是实现控制功能的关键，所以他们最关心的是能量按气功信息规律变化的作用。

《健康报》1985年6月23日的"传统医药版"在头版报道中说："对于长期被人们怀疑的中医经络系统是否存在的问题，目前的研究已出现可喜的苗头。中国科学院生物物理研究所副研究员祝总骧及其合作者，经过十几年的多学科研究和大量电、声、光实验，初步证实了经络系统的客观存在，它不限于人体，是具有普遍性的一种生物特性，而且有其存在的物质基础。"

可见经络的研究，用过去西医的解剖、生理实验方法是无法证明经络存在的，只有用最新的科技成果作为手段才能对中医学的宝贵的东西来一次飞跃的发展。我认为当经络之研究进一步深入并取得成果，从而以崭新的面貌公诸于世界的研究人员，将会得到诺贝尔奖金，这是可以肯定的。但愿领奖者是中国人而不是日本人或美国人。

中医之振兴，有赖于新技术革命，中医之飞跃发展，有将推动世界新技术革命。这是我的信念和祈望。

《碥石集：著名中医学家经验传薪》第七集序[1]

2003年一场21世纪的瘟疫SARS，震惊了世界，使人类又一次接受新传染病的考验！在这一次史无前例的疫症中，中医药又一次显示其优势，为人类健康立新功。

中医药在抗击SARS的战斗中，帮助世界人们提高了对中医药学的认识，端正了那些认为中医治不了急、危、重症的人们的错误认识。最重要的是重新振作了中医对自己的认知与信心。

许多中青年中医，不知在新中国成立以前，传染病、感染性疾病的治疗，西医远远落后于中医。自第二次世界大战后抗生素的发明与推广之后，在治疗某些细菌感染性疾病方面，西医才有一定的优势。但并不是全

---

[1] 2004年8月2日。

面的优势。特别是滥用抗生素，使病菌的抗药性发展快于新的抗生素的产生。外国医药有识之士，已在担心将来会出现无药可治的细菌性疾病。而对于病毒性疾病，20世纪以来直到今天中医药一直处于领先地位。如果对1956～1958年石家庄、北京、广州三次流行性乙型脑炎中医取得远远超过西医的疗效不予承认；对南京与江西中医治疗流行性出血热的疗效高出西医视而不见，没有引起卫生行政领导部门的重视的话，那么，2003年的SARS，经过世界卫生组织专家肯定中医药疗效，就给卫生行政部门一个要清醒看待中医药学的教训。

反观我们自己，不少人都忘记了中医能治急性发热性流行性病了！不少中医面对一个发热病人往往首先考虑是什么感染，什么抗生素最敏感。中医对此应如何辨证论治？对不起，已经忘记了！！

原因何在？在于中医高等教育把《伤寒论》《金匮要略》《温病学说》等经典课程，先是错误地当作基础课，然后又作选修课，最后又定为临床学基础。基础课老师不能搞临床，教师坐在教研室，不到临床第一线，照本宣科，从理论到理论。有一天要老师去面对发高烧的病人，最方便的方法就是找西医《实用内科学》之类参考书寻出路了！中医的宝贵理论与经验从此可以休矣！

是时候了，中医教育必须改革，中医院一定要改革。教育方面四大经典的教学要提高到应有的重视高度。除"内经"教研室之外，"伤寒"、"金匮"、"温病"教研室统统搬到医院去。医院的广大中医，实行大温课，并先从钻研四大经典开始。理论联系实际钻研学习。如果能照此实行3～5年，全国的中医药就会出大成果。这就把中医能治急危重症的信誉重新树立起来了。

回顾中医的几千年的历史，是沿着《内经》《难经》《本草经》《伤寒论》《金匮要略》等经典著作的教导不断发展的。唐、宋、元、明、清所有名医，都是在学习经典著作的基础上不断继承、发展的。对《内经》《伤寒论》《金匮要略》缺乏修养而成名医能写成名著者，未之有也。到了明、清几百年间孕育了"温病"学说，使清代中医的临床水平达到世界的顶峰！天花、鼠疫、白喉、猩红热、麻疹肺炎、婴幼儿破伤风……早在清代已有治法了。

几千年来中国瘟疫流行次数不少，却从来没有像欧洲传染病一次流行就病死一二千万人的灾难性的惨痛历史。为什么？因为我们有《伤寒论》《瘟疫论》及叶、薛、吴、王等温病学大家的科研成果在指导临床故也。

如果我们丢掉这些国宝，我们便成为历史的罪人，成为全世界人民的罪人了!! 你想继承和发扬这些宝贵遗产，你必须虚心、努力钻研，并在实践中反复研究。

今后抗一切病菌、抗一切病毒的重担，将落在中国青年中医的肩上。预祝青年中医同志们胜利成功！

《碥石集：著名中医学家经验传薪》第八集序[1]

今年8月15日是抗日战争胜利60周年纪念日。中国100多年屈辱挨打的日子早已一去不复返了！如果说抗战胜利是中华复兴的第一页，按60年一个甲子计算，新的60年开始了，中华和平崛起的新一页开始了。中华文化的崛起，是中华和平崛起的主旋律，是重要组成部分。中医是中华文化的瑰宝，人类的卫生保健，也需要中医的参加。

中医学是不是科学，辩论已百年，是20世纪中医头上的紧箍咒！因为20世纪世界自然科学无法理解中医药学的精华，更无法帮助中医药学的发展。再加上民族虚无主义未能肃清，受西方文化霸权主义的影响，致使中医药学100多年来备受摧残。但中医药学有强大的生命力，加上中国共产党的中医政策与国家宪法的保护，巍然独立于世界医学之外。在不断的压迫之下仍在发展。

100年来世界医学随着自然科学的发展而大发展，反差相比之下，100年来中医没有被压垮，反而在20世纪80年代针灸先行，走向世界，有人称中医药学为中国第五大发明，应当受之而无愧。最近传媒报道世界人口三分之一曾接受针灸治疗。中医药21世纪将造福于全人类，是毫无疑问。问题是我们的人才太少了，据统计目前全国中医只有27万，而新中国成立初期，中医人数约30万。当然从学历上看，这27万可能远胜于那30万，但若从传统中医的理论的熟练掌握与中医临床水平相比较，孰长孰短未可知也。我国人口13亿，中医只有27万，而西医人数是157万。在重西轻中的思潮中，如果这27万中有一半人西医修养高于中医修养，中医就很难在21世纪有飞跃的发展了！不但不能满足世界人民的希望，也没法满足13亿国民的要求！愧对炎黄子孙之称号！

发展中医药学的重任，在中青年一辈身上。如果中青年中医不努力提

---

[1] 2005年8月28日。

高中医药学的水平，中医药的发展便成为一句空话。

新中国成立后在王斌思想影响下，中医的医、教、研，都认为只有引入西医药学就能帮助中医提高，因此有"脑主神明"与"心主神明"之争。必须承认，中医药学有自己的系统理论，它不仅不落后，而且有很大的潜在的先进性。在2003年SARS之战中，可见其梗概。只有到21世纪科学技术革命进一步发展，才能给中医以帮助，才能使中医来一次凤凰涅槃。为了迎接这一天的到来，建议中青年同志，首先把中医药学的精华发掘出来，把宝库之宝掌握好，如何发掘与掌握这一伟大宝库，必须大温课，读经典，有条件的跟名师。一时找不到名师的，请到书店去寻找。近十多年来，先后出版总结名中医药学家的著作不止上百种，名师之多不止一百位也。把名师的学术经验，变成自己的学术经验，不仅仅靠读书，一定要在实践中吸取消化、提高，进一步加以发扬。一代超过一代，中医药学在21世纪就自然腾飞了。千方百计把自己培养成为铁杆中医，千万不要做空头的理论家。

1956年前，中医教育不被承认，全国中医药学校能生存者廖廖无几。近百年来老一辈名中医药家是怎样培养出来的呢？我向青年朋友介绍一本好书——《名老中医之路》，山东科技出版社出版。这是20年前的畅销书，最近重新出版。读此书会大长中医志气，会大增对中医药学信心，会找到奋斗前进的道路，会成为受群众爱戴的名医。面对那些原来文化程度与学历不高的小学教师、工匠、药店学徒出身的大名医，他们的事迹，永远是我们学习的榜样，是中医药发展的一股推动力。

全国名中医药专家临床经验高级讲习班进入第八期，《碥石集》第八集出版，中医药传承工作又进一步，故乐为之序。

《碥石集：著名中医学家经验传薪》十三集序[1]

中医学近百年来道路坎坷，民国元年不把中医列入教育系统，继而卫生会议通过余云岫废止中医案。因遭到全国人民之反对，而未能执行，但对中医之轻视、歧视、排斥有增无减。新中国成立后又有以王斌为代表的民族虚无主义思想影响，实行改造中医之政策。虽为毛泽东所觉察加以制止，但其于卫生行政系统流毒甚深。导致今天中医教育重西轻中，中医乏

[1] 2009年7月12日。

人乏术结果也。我们回顾这一百年，应好好反省反省。

中医药学是否科学，讨论了一百年，直至中国中医研究院，由国家改名为"中国中医科学院"此讨论应该划上一个句号了。这一"科学"之定义，应与"科学主义"相区别，也就是说我们这一百年之争是一切以西方之规范为准则，凡与西方之科学不相符者便是"非科学"。今天应当觉醒了，应该建设有中国特色的社会主义"科学观"。

毛泽东主席说："中国医药学是一个伟大的宝库，应当努力发掘加以提高。"

邓小平同志复出批发的第一个文件是著名的关于改革中医后继乏人，后继乏术的"56号文件"。

江泽民总书记于2001年3月4日在全国政协教育医药卫生联组会议上的讲话特别指出："中医药学是我国医药科学的特色，也是我国优秀文化的重要组成部分，不仅为中华文明的发展做出了重要贡献，而且对世界文明的进步产生了积极影响。要正确处理好继承与发展的关系，推动中医药的现代化。"

胡锦涛总书记2008年12月15日在纪念中国科协成立50周年大会上的讲话："中华民族是勤劳勇敢，富有创造精神和创造传统的民族。在长达五千多年中华文明发展史上，我国科技先驱们在天文学、算学、农学、医学等领域创造了闪烁着民族智慧之光的辉煌科技成就贡献了造纸术、火药、印刷术、指南针等举世闻名的伟大发明……为推动人类文明进步做出了不可磨灭的贡献。"

从胡总书记的报告说明在中华文化中，天文学、算学、农学、医学的重要性重于四大技术之发明。说得多么深刻！

开国以来历位国家领导人，都是慧眼识中医，重视中医药学之发展，可谓先知先觉。但中医药学，与国家之发展同呼吸、共命运。当我们国家还处于弱势时期，当民族虚无主义还没被清除之前，当人们对中华民族文化之伟大复兴还未有信心时，中医药因种种因素，仍未能达到最高领导人的期望与要求，就不奇怪了。

内因是事物发展的关键。在20世纪西方医学在迅猛发展之形势下，一部分中医失去了自信心，而教、医、研都走了一点弯路。这也符合辩证唯物的历史发展规律的。当我国近30年来经济发展了，在中国共产党领导下，在邓小平实行建设有中国特色社会主义的指引下，战胜了一个又一个自然灾害，特别是在金融风暴中，中国擎天一柱，显现出中华文化之改革与开放之威力之时，民族文化的自信心增强之时，中医药将随之而大发展这是必然的，无可怀疑的了。

在这个大好形势下，中医药发展之快与慢，既要靠党和国家的中医政策之扶持力度，更主要靠的是人才的培养。真正的中医人才是中医药快速发展的主要因素。在 20 世纪那么多打击之下，中医药学还是发展了。建议读读《名老中医之路》，看看中医前辈是怎样成才的，再读读 20 世纪名老中医的著作，便捉摸到中医药学术生生不息的伟大脉搏。

要提高信心，发展中医必须抛却头上的紧箍咒——"科学主义"。中医药学不是 20 世纪所称的科学主义所能概括的，中医是中华文化的瑰宝，既包括了自然科学与社会科学，还包括了儒、道、释的养生文化、饮食文化还包括武术、兵法与艺术。由于中医是多学科的综合科学，又怎能用 20 世纪的自然科学观去规范呢？用西方的自然科学之尺量度中医那么中医就不科学了！最简单的例子，如在 20 世纪 60 年代西方治疗乙脑的死亡率为 30% ~ 50%，而 1957 年北京流行乙脑，机械运用治疗效果在 90% 以上的河北石家庄的治法，效果欠佳。后请蒲辅周老先生治疗，治愈率又在 90% 以上。但最后请专家学者鉴定蒲老先生施治用的是十多、二十个药方，不符合统计学的原理，不科学，因而中医治疗乙脑不为卫生部门所重视，不作深入之研究！治疗传染性发热性疾病应是中医的强项。建议中青年同志们深入钻研《伤寒学》《瘟疫论》及《温病学》等著作。政府应给予中医药治疗任何传染病之平台。中医则应大胆担当重任，继承创新，成果就出来了。

为什么 21 世纪中医介入治疗 SARS 成绩显著，因为中医是理论医学。西方医学是动物实验医学，西方医学把 SARS 的模样抓到了，但是中医把 SARS 治疗效果抓住了。最有说服力的对比是：香港的死亡率 17%、广州的死亡率 4% 左右。为什么？因为西方医学是动物实验的医学，而中医则是"理论医学"。中医没有电子显微镜的帮助却能治疗之，靠的是千多年积累的《伤寒论学》与《温病学》的理论指导下辨证论治而取得的。又如航天运动病，欧美医学之研究早我国数十年，至今无法解决其 50% 的发病率。而我国航天部，请国医大师王绵之实行在"治未病"的理论指导下，提出一套理论与方药为航天员保驾，我国三批航天员无一人发生航天运动病。这就是理论医学所结硕果之一。

千万不要以为天下只有动物实验之西方医学才是唯一的道路，中医的理论医学是中医继续发展的金光大道，必须继承之发扬之。

中医的"理论医学"是怎样发生的呢？中医学是在古代哲学的紧密指导下发生的，中医药学天衣无缝地与哲学相结合，走上"实践论"之大道上而发展的。即：实践—认识—再实践—再认识。是在以人为本的实地上进行的。神农尝百草以自身作实践乃中国医学之起源。总之中医学理论之形成，是五千年来无数先贤的智慧与无数祖先之躯体共同创造的，伟大的文化瑰宝。我们子子孙孙能不珍惜再珍惜并把她发扬光大吗？我建议中青年同志必须精读毛泽东主席的《矛盾论》和《实践论》，对中医的认识与提高，十分重要。

最后谈谈中西医结合的问题。我从不反对中西医结合，但是中西医结合的目的应该按照邓小平同志提出的建设有中国特色的社会主义国家，那么论医学最具中国特色原创性的就是中医。中医学之伟大，特色之一是提倡"治未病"引领世界医学从以医疗为主的医学推前到以保护健康为主的新潮流。中医学的另一特色是"简、验、便、廉"。两大特色结合起来，便可以实现世界卫生组织提出的"人人享有医疗保健的权利"。所以中西医结合，应着力于发扬中医这方面之所长，以解决"治病难"、"治病贵"的世界难题。

20世纪中期中西医结合"非手术治疗急腹症"及"小夹板固定治骨折"取得硕果，而针麻及针麻原理之研究取得震动世界的成果。但三者至今推广如何？相反在中西医结合口号之下，正骨的手法在中医院已接近失传了，我们的中青年中医以能开刀疗伤、剖腹治急腹症为荣了！中国医学之特色无存，谁之过呢？

按理中国之西医院校应增强中医药学之内容以便中西结合以促进我国医学的自主创新。如今针灸已走向世界，据说世界上人口三分之一接受过针刺治疗。在美国有数千执业医师懂针灸，而我们全国中西医懂针灸的临床家几何？希望有人统计一下。相反，中医教育从各方面的反映，是重西轻中，大学五年时光学习真正中医的内容是——中3：西7！实习时中医之治疗率几何？我未做过统计，但据各方面的反映不太使人满意！这不应责备莘莘学子不争气，被培养成不中不西、非驴非马的他们是受害者。如果教育不改革，中医院不姓中，以后就不会再有"国医大师"了，岂不悲哉！请教育部与国家中医药管理局研究研究发扬创造中医教育之特色，请中医大专院校深入大胆进行中医教育改革，这是历史的责任，因为关系中医药学之存亡啊！

我最近喜欢题写的词句是：

四大经典是根，各家学说是本，临床实践是生命线，仁心仁术乃医之灵魂，发掘宝库与新技术革命相结合是自主创新的大方向。

我认为 21 世纪局限于中医与西医结合已经远远不够，应该是发掘宝库之精华与世界文化之新技术革命相结合。才能促进中国医学之发展，以造福于人类。我建议同志们都读一读 20 世纪美国人阿尔温·托夫勒写的《第三次浪潮》（台湾译作《第三波》）。我认为该书是一本值得深入思考的巨著。会启发我们对中医发展的新思维。

我坚信，中医学将凤凰涅槃浴火重生，重放异彩于世界。但必须依靠我国的铁杆中医与高明的西医以及其他门类、各种科技而喜爱中医药学的志士仁人了。

访谈实录

傅海呐教授采访邓老❶

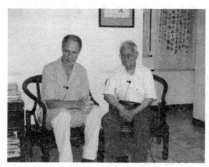 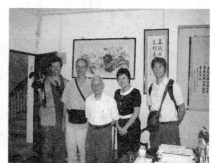

傅海呐教授（以下简称"傅"）：邓老您几十年在中医临床领域里面有时当临床医生又是当管理又是当大学的副院长，所以就是从很多不同的角度，非常了解几十年来的一些发展趋势和问题，我们在美国也好欧洲也好，很多人慢慢地了解中医也是很热爱中医，但是比较新，还不是完全了解中医的特色，和该往哪个方向去发展，所以又一些不太正确的方向出来，很想展，就是为我们出一些主意，就是中医哪一些去做，哪一些不要去做。

邓铁涛教授（以下简称"邓"）：好，很欢迎你几千里路来到我们这里作客，我表示非常欢迎。使我特别高兴的是你来自科学和财富都是一流的国家——美国，到我们这里来我非常感动。特别是你对中医中药这一门科学，你们在美国就重视了，这是因为科学，这一点我感觉教授你特别有

---

❶ 2005 年 8 月 31 日，美国一电视台来到中国，前往广州中医药大学专访拍摄邓铁涛教授，负责采访和翻译的主持人 Heiner Fruehauf, Phd, LAc 傅海呐教授是美国国家自然疗法医科大学经典中医系主任。

眼光因为中医是我们中华文化五千年来一直没有中断过的，不断在发展着的医学。中医学跟西医学不同的地方就是中医学的根在中华文化的土壤里面。跟现代的医学和世界自然科学，工业革命以后的，西医学发展才三四百年，而中医学有五千年的古老的历史，西医学是不断去创新的，也不过就是几百年的历史。而中医学是在几千年的历史里面，经历了很多传染病或者是各种各样的，我们中医这几千年来一直是和疾病作斗争发展起来的一门科学。特别是我们两千多年前，从战国到秦汉是中华文化突飞猛进的时期。而中医是在诸子百家各种学术交叉这样一个基础上面发展起来的。所以如果拿《内经》来说，《内经》是开始于春秋战国时代，完成于汉代的这样一本经典著作。《内经》把当时的文化广泛地，建基于广泛的文化基础上面的医学，所以它的理论一开始就是处于一个比较高的起点上面，不管在两千年前，他的起点今天来看他的起点也还是很高的。它和哲学、中医文化和哲学结合得非常好的一门医学。有人反而说中医是哲学不是医学，那是错的。它是吸取了哲学的精华与医学的实践紧密结合的这样的一个医学。比方这个马克思恩格斯的唯物辩证法是在黑格尔的唯心辩证法，继承了唯心辩证法，发展了唯物辩证法到现在不过是两百年的历史。比方我们《内经》里面就充满了辩证法的因素。像我们最重要的讲的是阴阳，阴阳就是矛盾的一对，阴阳平衡人就没病了。所以阴阳在中医的理论里面阴阳学说是很重要的，它充满了唯物辩证法。比方我们抢救一个心衰心力衰竭的病人，我们一定首先要辨清楚是心阳虚为主还是心阴虚为主，然后我们才能够正确处理这个病人。所以内经就说"治病必求于本"，本是什么，本是阴阳。又比方这个"时间医学"，是你们美国哈尔贝格，人称"时间医学之父"，但是"时间医学"在《内经》已经很重要了，在我们中医里面已经处于很重要的位置。另外我们中医由于封建思想的影响，所以在解剖学上面没有很大的发展。所以我们的脏象学说，如果按照西医学来去判断就感觉它不科学。因为我们五脏的学说，跟西方医学的形态学上面的内脏的学说是不一样的。它是着重于内脏的一些现象，就是病的现象，生理的现象，和恢复等等现象叫作"脏象"。中医的脏象是建立于比较粗框的解剖形态学上面的一种功能单位。但是不是就是说中医就没有解剖了呢？不是的，新中国成立初期我们中山大学一个世界有名的病理学家叫做梁伯强教授，他是病理学家，他是按照《内经》的小肠跟大肠的比例，他说是完全正确。小肠的长度和大肠的长度按比例，过去的尺寸跟现在的不一样，他说按比例是一样的，说明我们以前也有准确的解剖。我们中医不是立足于解剖学，准确的，精细的解剖学。而是立足于五脏之间的相互关系，那么是不是对解剖学的五脏就没有它的特点呢？也不是的，像那个脾脏，西方知道脾脏有免疫功能大概不过就是五六十年，但是我们汉代的张仲景《伤寒论》里面，就已经提到脾有免疫功能了。我举这个例子就是说，我们这个五脏之间的关系不是随便想出来，它是在临床实践里面得出来的。所以张仲景的书就讲"四季脾旺不受邪"，那就是说明如果我的脾是好的话，我一年都不用得病。这不就是免疫功能吗？所以我们这些理论是怎么得来的呢？那么现在来看呢我们是没有解剖学等于是个黑箱。所以这个黑箱，我怎么去了解这个黑箱，那就要靠信息了。阿·托夫勒就说第三次浪潮，就是这个时代概括起来就是信息时代嘛。我们中医一直发展起来它就是不断地对这个黑箱输进信息、反馈信息然后提升为理论，这样得出来的。所以我们中医治疗咳嗽，因为我们不断地输进信息，反馈信息，最后得出来的结论就是五脏六腑皆令人咳。在微观上面到底是肺泡啊、支气管啊、气管啊这些我们没有去详细观察它，但是我们在治疗里面不断给信息，最后我们得出一个结论，就是五脏六腑都能够引起肺的咳嗽。这些中医的理论五千年，真正突飞猛进发展是两三千年以后的事吧。三千年的不断发展就是由于中医理论建立与我们中华文化优良的正确的基础上面发展起来的。在20世纪30~40年代批评我们中医不科学的，这股来势是很猛的。但是我们中医的确是用我们的理论能够治好病人。所以怎么诽谤它怎么攻击它限制它禁止它，它还存在。就是因为它有一个真理在手上。自从世界有了控制论、黑箱论，有了系统论、有了信息论，然后再回过头来看中医，就不一样了。所以中医从表面看，从西方的科学观点来看，它是不科学的，甚至我们国内现在有人说它是伪科学，但是我们在2003年SARS出现的时候就看到中医的确是，它不是落后的，它是先进的，由于它先进了，你认为它不科学。比方SARS中医没有微生物学，你连微生物学都没有，这个病毒性的病你有什么本事啊？所以从这个观点来看中医对SARS是无能为力的，但是在这样一个世界上从来没有的疾病面前，我们中医考试通过了。比方香港，西医的力量是很强的，但是香港的SARS的死亡率是17%，广州的死亡率是4%，最多说它5%吧，那都差别很大。因为这个病一来，中医就已经介入了，广州不管是西医院，或者是传染病院都老早用中医的方法，所以死亡率低。在2003年2月期间，我的一个同学，他比我大两岁，那年他已经89岁了，广州的传染病院就请他去会诊，我们第一附属医院，经过专家来论证，我们治疗的48例SARS病人，也没有一例死亡，也没有转院的，我们的义务人员没有一个受感染，我们取得三个"零"的结果——"零死亡、零转院、零感染"。为什么医护人员没有感染呢？吃中药预防，所以我那个同学89岁他去会诊也没有感染，就靠吃中药预防。这就说明了中医是科学的。请让我再举一个例子，就是我的研究项目，就是"重症肌无力"的临床与实验研究，就是"MG"这个病，我在1991年就获得了国家的二等奖，当时国家的科研项目还没有得一等奖的。世界的王牌就是一个是激素，一个是吡啶斯的明，一个是手术胸腺，或者换血，就这些手段。它的理论就是神经系统的毛病，但是看来以我们国家来看，西医对这个病还没能解决，尽管它能够做出动物模型来，我用中药治疗，疗效比较满意的，据说这个病很难有超过十年以上的时间，但是我的病人呢，从小孩现在结婚生孩子了多的是。从1999年到现在，我们对这个病的呼吸危象的抢救，呼吸无力了，我们抢救了45例，没有一例死亡。

傅：都是用中医的方法吗？

邓：用中医，我也采纳了西医的方法，我也在必要的时候用一点激素，感染的时候我也用一点古老的青霉素这一类的，但是我主要是用健脾的方法，我不是治神经，我认为这个是脾胃虚损，五脏都相关。所以我要调五脏要健脾，结果我的成功率看来是比较高的，没有一例死亡，4年来，44例了，按照文献的统计大概是30%左右的死亡率。不少的病例我们也用上了人工呼吸机，所以我们是借用了现代的方法结合我们中医理论去治疗它，这些病过去我们医书也是没有的，有类似的，但没有那么系统的。所以我们也借用了西方对这个病的诊断，我们也用西方诊断是这个病，然后用中医的方法去治疗。原来用了西药的像激素、吡啶斯的明之类的我们要慢慢地把它减掉。所以我们也不反对用一点西药。现在我另一个肌肉病的研究题就是侧索硬化，这个病世界上认为是不治之症。现在我们开始摸到一些方法，早期的病人，初步看来，疗效我是满意的。刚出院一个就是美国的，从美国一个中心来这里治疗，有一点好转，因为时间长了，他回去了。我治疗一个俄罗斯来的病人，他已经瘦到一个骨架一样，也治疗了2年多，今年3月才去世，他回去1年多，在我这里住了2年，回去1年多才去世，本来来那年在俄罗斯已经判定他没命的。现在又来了一个日本的病人在我们第二附属医院，我明天去看他。这个病我不敢说我已经对它有办法，但是我已经摸到门槛了。我们这个附属医院原来有一个医生就是这个病，原来不能上班，现在已经上班了。中医没有神经系统的，我的理论就是按照中医的脏象学说五脏相关这个理论来指导我的治疗的，所以我从这两个病来推断，人最主要的不仅仅是这个脑，不仅仅是神经，我们中医就讲心脏是最主要的，心主神明，所以心这个机构呢，它也概括了神经系统的理论的，它本身是个心，但是它要概括脑，所以很多你到了脑到了神经你还不能够把这个病攻下来啊。我们根据五脏相关的学说，我敢说对重症肌无力我已经比较有把握了。侧索硬化我在摸索估计会摸索到路子，但是我没有走神经系统论啊，而是走经络这个系统。中医是个宏观医学，西医是个微观医学，但是你不要以为你微观有几十万倍的电子显微镜你就对人体已经了解得一清二楚了。不能这样说，你现在有了基因组了就什么问题解决了，到21世纪我认为要把这个中医的经络学说和现代科技结合起来，世界医学就会起革命了。再拿重症肌无力来说，如果你说现代自然科学已经能够做出动物模型来了。我的一个博士在我研究这个课题的时候也学会了做动物模型了，动物模型做出来了，就是神经与肌肉接头那个地方出了问题，那你本来解决问题应该把它根治好，但根治不了，就说明它还有更深层次的问题，不能停留在胆碱酯酶抗胆碱酯酶这个问题上面，它还有一个深层次的问题，就是五脏的互相关系的，这一点它没找出来。所以它根治不了。经络这个问题在21世纪可能会有所突破。现在所以不承认经络的存在，就是这些审判官是属于有线电话时代的，掌握有线电话的人去评判现在手机，说你不科学，你都没有线路的，你不科学，就是相当于这样。所以在80年代，90年代上海有一个物理学家叫顾涵森，她研究了一个气功师在手掌劳宫穴发出来的外气，他用低频涨落远红外线仪器能看到，气功师发功仪器就动了。它这个发出来是什么东西呢？是红外线，是低频的，不是高频的，有涨落的就是有波的，远红外线。所以这是有物质的，那么这个远红外线通道你怎么找？所以中医有很多理论恐怕要在21世纪科学新技术革命再进一步发展，才能够对我们中医的奥秘，帮助我们再发展。因为中医是能治好病的，治好病这个是实践证明的，实践证明它有作用的，因此邓小平说"实践是检验真理的唯一标准"。所以我们在临床上，刚才讲的SARS，或者是我治疗的重症肌无力，实践证明我们的理论是有用的，但是我们的理论体系呢，是和现代科学不同的，所以我估计将来会走到一道去的。过去还有一种对中医的判定，认为中医的经验不能重复，中医不是一个药方治一个病，但是我们有一个法，我们不是以方为主，是以法为主，在法这个范围内，你用我这个法可以根据实际情况来改变就可以更针对性地治疗。就好像做衣服一样，我单个做的，你说不科学，我要成批做的才科学吗？就是说你一定统计了几百例才行。说中医不能重复这样不对。我这个重症肌无力也是治疗了几百例，也拿出了49例跟北京的协和医院神经科的成果最高明的教授，我的病例和他的病例对比，他用激素治疗表面上我和他差不多，成效都差不多，所以我也不是单个，我也是几百例拿47例，他要在他的电脑里照年龄、男女、病史、病情，分型对照的，随机的，没有什么差别。但是呢他又很多后遗症，例如股骨头坏死，呼吸危象，那些他就不如我了。像刚才讲那个45例抢救主要是我的学生去主管的，主治的，我只是必要时候去提点意见，主要是我的学生做的。我们现在正在研究一个药出来，现在正在二期临床试验，就是国家药管局批出来二期临床，我们的药能够成功对病人是个满足。我总的意见是我们中医有很多很合理的很科学的。但是我相信到了21世纪科学再进一步发展，然后就会对我们中医的发展起了促进的作用，承认的作用促进的作用。现在我正承担国家科技部的中医基础理论的科学研究的首席科学家。我现在主要的研究中心就是五脏相关，五脏就是心肝脾肺肾等几样的关系，我们不是去做动物试验来去做基础理论的研究，我们是用临床入手再结合了其他的动物实验，以临床为主的。所以五脏相关里边还有一个就是冠心病，冠心病也是我这五脏相关的一个重要课题，子课题。我们治疗心脏不是用针对心脏的药，我也是用五脏相关的，我是用治脾的药来治心的，所以我们这个理论是五脏相关的，现在已经和那个做手术的心脏搭桥以及放支架一起做，我们的目的就是将来要用中医中药的办法取代了这个手术搭桥和放支架。所以我们的研究跟西方有点不一样，首先要在病人身上能够帮助他治好病，然后我们把它总结提升为理论。然后再去做需要做的动物实验去证实它。中医是神农尝百草，就是以自己做实验动物的，神农尝百草就是寻找食物的时候也吃到了药物，所以医药就是这样起源的，就是从自己身上来的。我的冠心病，我就对我自己进行治疗，然后把我的经验再用于病人身上。我今年89岁了，我不需要搭桥也不需要放支架，所以中医走的路跟西医不一样。就谈这些吧。

接受美国艾里克博士采访❶

艾里克博士（以下简称"艾"）： 邓老，我第一个想提的就是您学习中医的背景，我知道您是 1932 年在广东中医专门学校上过学，学了 5 年，同时我也知道您父亲也是搞中医的，我想了解一下对您学习中医影响比较大的是哪方面，是父亲方面还是在学校学习中医方面？两者有什么样的区别？

邓铁涛教授（以下简称"邓"）： 这两个可以说都是很重要。为什么我要进学校学习中医呢？首先是受我父亲的影响，因为能够看到中医中药能够解决人民的疾苦，像有些很辛苦的病人，很疼痛的病人找我父亲看病，我父亲给一些药给他们服用后那些疾痛就解决了。还有那时候流行一种叫干霍乱，想呕却呕不出来，想拉却拉不出来，腹痛比较厉害，大概是急性胃肠炎很厉害、很严重的那种，但它是有传染性的。当时由于没有医院，我父亲看病均为上门看病，结果一剂药过后明天就不用复诊了。一剂药就好了，就用了王孟英的蚕矢汤。有一个产后腹痛的病人，打了吗啡止痛只是一时，不能老打，我父亲叫我拿药方去药材铺抓药弄成药散，临时做，做了药散给她吃了就好了，所以这个人后来成了我父亲的好朋友。送了很多书给我父亲，因为她是国学传家，书很多。亲眼看到这些疗效，那些急症疑难杂症的疗效，能够为群众解除疾苦，我就有心继承这份事业。所以才去学校考试，并就读了 5 年，在学校有不少的课程，其中也有解剖，也有西医的生理、药理，有这几门课。也有外语，外语学日文，不过我没学成。也有一些西医基础的知识。还有教书的老师有些一门课有两个老师负责，因而接触的面比较广。所以学校的教育也很重要。为什么我们广东中医在群众中的威信比较好，可以说和我们学校有关，因为广州一共有三个像我们这样的学校。另外两个没有我们这个那么正规，他们是夜校的，我们是白天的，读 5 年，因为它是省港澳药业八行，就是卖药的，有八个行头，广东澳门香港。它就在买卖里边筹钱，4 厘，100 块里头抽 4 厘。抽下来的钱就给我们学校。所以我们学校第一任校长他不是个医生，他是个

---

❶ 杨铭昊根据录音记录整理，2010 年 4 月 30 日邓铁涛教授订正。2005 年 8 月 14 日，邓铁涛教授在广州家中接受采访。艾里克为美国执业中医师、北卡罗纳大学人类学博士，曾就读于北京中医药大学，采访时为中国社会科学院访问学者。

教育家，我校是很正规的。他请来了一些名医编写教材，编好后又办印刷厂印刷。教材印好了才开始收学生。我进去那一年已经是第九届了。广东的中医教育，有些县也有，比较普遍。教育加上师带徒，我到了四年级后，上午就没有课了，上午就是自行到学校的附属医院即如今的省中医院，就是我们读书时候的实习医院，不过那个时候规模小，只有几十张病床。于是我们就去跟那些我父亲的好朋友，选有学问的就去跟，一个一个的这样去跟，跟了好多个。所以我的教育就是学校的教育加师带徒的教育。现在我又重复了这种教育模式，我为广东省中医院面向全国找拔尖中医人才请到省中医院来收徒弟。前后二、三十位国家级的名医来到这里一人收两个徒弟，因为我就是这种模式出来的，这就是以西方的教育模式结合我们传统的教育模式。当然，你读过医学史就知道我国唐代就有医学教育了，那个时候也有博士了，而且规模也不小，但是之后是师带徒这个模式为主了。但一直到元明时代都有政府的教育。把这两个结合起来就是最好的。因为中医有些东西是课堂上面讲不了的，有时候通过谈话之间就可以将信息传递过去了，所谓心传口授，师带徒就是心传。

艾：当时民国时候中医学校并不是很多，当时能够上学的中医大夫比例不是很高，

邓：我们广东的学校，县里边也有，所以群众基础很高，因为它水平高，能够解决问题，群众基础就高，例如我们省中医院现在一天所消耗的中药就有 5 吨。说明看病的人很多，一天八千多病人，最多的时候上万。所以全国是没得比的。就算是西医院全世界都没有一个医院能够比的，一天能够看一万病人门诊量。这些都和我们学校有关的。种下的根嘛。

艾：我对教材比较感兴趣，我想了解一下当时你们所用的教材都是老师自己编的吗？还是讲义什么的？

邓：我之前讲过，都是那些名医先讨论大纲，然后分头去编，那时全国中医院校教材比赛评比，我们是第一的。那时是有比赛的有上海、北京（那时叫北平），好多省都有中医教育，曾进行评比。看来教材也是很重要的。

艾：当时你们学习过程中也学习西医的课程，你觉得当时你们所学的西医内容的比重是占了多少？

邓：那时候很少，不到 20%，只占十几的百分点。当时就有生理、解

剖、化学、药理，连生物、病理、微生物都没有的。当时我也积极学习一些西医的内容。像病理学我们没有，我就自行找书自学。

艾：那个时候是不是很多比较好的中医大夫都很努力地去学习西医？

邓：不是的。那个时候的名中医根本就瞧不起西医的，因为它治病的疗效不如我，所以都瞧不起西医。而且那个时候的西医也很少，没有几个。一直到新中国成立，私人诊所病人最多的都是中医，西医的诊所一天没几个病人。

艾：那那个时候的中医大夫能够学习西医的也就是像你这样到学校学习过的中医大夫。没有上学校的接触西医就很少是吗？

邓：对，就更少了！

艾：还有最后一年，实习那一年跟了不少大夫，那时候省中医院规模大概只有几十张病床。

邓：那时候医院主要部分不是在病房，因为那个时候医院比较少，当时广州最大的医院是中医医院，叫做方便医院，就是现在的广州市第一人民医院。但是，都是那些病危的病人到那个医院看病，那里没什么盼头。那时候的危重病人以现在的词语来讲就是家庭病床，请到家里看，那我就跟随父亲一天去看他一回两回，需要的要三回四回。护理方面就教会家人怎样做。危重病人都是这样看的。主要不是靠医院，因为这些都已经解决了，都到病人家里看病了。大夫基本都接触急危重症，我们学医的时候多数是中医去治疗。如今主要是新中国成立以后建起了许多医院，而且公费医疗必须到医院看病才能报销。中医这个舞台就少了，没有了，那么像我们附属医院那种大医院舞台还有，那么多的病人。那时候的急危重症病人主要是靠中医来处理，主要采用家庭病床的形式解决。新中国成立以后西医院多了，中医院就没有了这个舞台了，反过来就认为中医治不了急危重症了，那是因为它没有了这个舞台。因为费用报销就必须得往医院里跑。西医院就设了中医科那么一个科。

艾：新中国成立以前也有一些西医院，但是规模怎样呢？

邓：也是很小，大多都是十几二十张病床左右，有些甚至几张病床就设在诊所里面而已。不管中医还是西医，医院的规模都是很小。广州新中国成立前最大的医院是方便医院。

艾：所以新中国成立以后，医疗卫生系统变化还是挺大的。那么你在广东省中医药专门学校毕业后你是怎么行医的？

邓：自己去行医喽。因为我毕业是 1937 年，37 年抗日战争就开始了。我就逃难逃到香港去了，所以就在香港开业，一边教书一边开业。

艾：当时你开诊所的情况我还不是很了解，能够给我讲一点吗？

邓：当时我就是在药材铺里面坐堂，因为我父亲就在那个药材铺里头坐堂，后来我父亲去世了，我就继续在那里坐堂。晚上我们就借香港南政药材行会馆场所在那里开了一所夜校，叫做南国新中医学院。办了三年，读到毕业的，才几个人。但是我们还是坚持了下来。就是白天看病，晚上讲课。后来香港沦陷以后我又回来了广州，就在我祖父的药铺里边一边工作一边看病。

艾：您也是像您的父亲一样有急危重病人就到病人家里去看病？其他普通的病人就到药铺或者门诊来看？

邓：是的。跟我们现在行医不太一样了。

艾：我对新中国成立以后中医的变化比较感兴趣，你能不能给我说一下。我看了很多资料，刚新中国成立的时候，卫生部对中医不是很支持，而且中医学院是 1956 年才开始建的，卫生部对中医的态度比较冷漠，中医大夫当时的学习是什么的一种情况，您能跟我讲一讲吗？

邓：我们这个中医药专门学校一直办到新中国成立，新中国成立以后广东省教育厅也承认这个学校，但是办到 1952 年，那一年卫生部要改造中医药，命令我们这个中医学校要停办。他们说毋须培养新中医，那时中国分成几个大区，我们属中南地区。我们与广州市卫生局长争论，结果 1951 年前招的学生要把它办完，1952 年入学的要转到卫生学校去，我们学校出来的有专家李国桥，青蒿素的发明者之一，他是一个临床学家，协同发明了青蒿素，以之造福世界。说明我们培养的人才还是一流的。李国桥是 51 届学生，1956 年成立中医学院时他刚好毕业，就回学校当教师了。青蒿素第一代新药要 7 天才能奏效，不然复发率很高；而他所创制的第三代却只要 24 小时就不再复发了。我们学校是出人才的。反过来说明了当时中南卫生部的决定是错的。

艾：那广州中医学院与广东中医药专门学校是同一学校？

邓：是中医学院的前身，1956 年办了中医学院后我们就全部请了广东中医药专门学校的老师以及留下了一部分优秀的毕业生。我校现在有四个终身教授，我就是其中一个。还有一个是第十届的，我是第九届的。第十届的那个终身教授是一个温病学家，叫刘仕昌。四个我们占了两个。其他两个其中一个是搞药物的王建华教授；还有欧明教授，他是西医临床家。

艾：我知道 50 年代初还有很多中医进修班，对于这些进修班我想了解一下主要是培养中医大夫有关西医的知识吗？

邓：不是的。原来的卫生部有一个副部长叫王斌。他提倡改造中医，中医要进修，进修的内容是西医，我们那个时候 1952 年我也去进修，让西医院校三年级的学生来教我们生理、病理这些西医基础内容。后来毛主席发现不对头，认为中医不应该改造为西医的助手（医助），这是错误的。当时因为我们学校虽然不招生，但仍在教学，广东省卫生厅便把学校改名字为广东省中医进修学校。以前是民办的，从此就变成了省政府的了。那个时候我当教务主任，专管教务，进行中医进修，提高中医，为广东省的中医水平提高有一些效益。刚开始的时候是在广州成立一个西医进修班，我们学校也有一个点，后来我们学校这个点取消了，我们由于不能招新生，所以就开了个中医进修班。全省的中医生由县推荐到我们学校进修再学习。学习的内容以中医为主。

艾：现在中医院校的学生学习面很广，其中在学习中医为主的情况下也系统学习很多西医的内容，但是以前除了像您这样上过学校之外的中医大夫是通过什么途径来了解西医、学习西医？

邓：之前说过的西医进修班教了一点，后来有了一些门路后就自己学习，当时我们中医进修学校的也建立尸体解剖室，因为我知道西医的解剖学是我们中医的欠缺之处，解剖方面我们只是了解个大概，只是一个很粗的概念。西医早期基础的东西是很好的，但是西医后期学的东西多了对中医就有影响了。就我几十年的教学经验来看，中医若是根扎的不深，你就容易变道，容易走岔道。变成什么样呢，我把西医实用内科学放在案头，有什么不明白我就查了，久而久之就把自己拖到西医里面去了。所以我创了一个名词叫作自我从属。西医的东西是从实验室这样过来，好像什么都看得很清楚，实际上它并没有像中医那样理解得那么深。所以治病就是治标，疗效很快，比中医都快。但是治本方面就不如中医了，尤其是复杂的病、没见过的病它就一点办法都没有了。但是中医不同，只要我们把我们中医那一套理论应用起来，对任何疾病只要摸进去就能够治疗。说明我们那一套理论还是可贵的。像 SARS，全世界都没见过，但是中医的疗效就不同了，中医没有微生物学，更不知道冠状病毒，但是中医就是能够诊治它。

艾：SARS 爆发的时候，我当时在美国，没在中国，但是国外的媒体并没有很多关于中医的报道，但是您觉得中医起了非常大的作用，是吗？

邓：主要是中医。其实西医的治法在中医来看是错误的。西医治疗 SARS 的主要手段是激素，我们都知道激素是引邪入里的，最后不是引来股骨头坏死了吗？我不管你股骨头坏死是不是激素的副作用，但是我们中医就认为这是引邪入里。中医认为表证就要解表，并不是要杀灭病邪。我们有邪这个概念，邪就概括了西医的细菌病毒等致病因素的概念，但是我的邪还分风寒暑湿燥火几类，所以乙脑和水痘的治法我可能都用一样的治法。我的治法主要根据病邪侵犯人体后，人体本身与病邪抗争的表现结合我们中医的理论来去对付它。而不是要去杀灭它。有些细菌就算你杀灭了它，它的毒素还在你体内里面，它又给你诱出另一个麻烦。比如脑型疟，李国桥要看准时间来下药的。脑型疟要皮下抽血，验出疟原虫，还要辨是幼虫还是成熟的虫体，这样治法是不一样的，比如成熟的虫体出现后是不能杀的。那个虫体很大，杀死后会堵塞血管。所以你杀了它结果人也没了。所以他的这个发现牛津大学医学院就写到教材里面去了。牛津大学教材里面提到了两点，一点是恶性疟不仅是一个发热高峰期，而是两个发热高峰期，李国桥提出这个观点的时候受到西医界的抨击。结果李国桥到我们医院拿了疟原虫注射到自己的身上来，结果证明他是对的，后来又有一些志愿者也做了，证实了。

艾：邓老您之前提到了新中国成立以前中国主要靠中医来治疗疾病，那时中医的医疗模式主要是坐堂应诊及家庭病床等，到了新中国成立后，中医的医疗模式又是怎样的呢？

邓：中医主要还是看门诊。新中国成立以后，出现了很多联合诊所，后来联合诊所就发展成了医院。它也向医院的那种模式去办了。所以我们广州很多区级的中医院就是由先前的联合诊所性质发展起来的。这样也培养一批中医人才。这些联合诊所在开业的时候也开了一些学徒班，50 年代有了学徒班，当时也是按照不同等级的学历分了不同的等级，按照文化程度来定班级。但是教课的时候是联合起来同一老师授课，然后临床的时候分头带，就这样也带出了一批优秀的中医人才。广东就这样由联合诊所、学徒班带出了一批中医人才。这些与进修学校是完全没有关系的。它是独立的，搞了好几班。联合诊所起初是民办诊所，后来转变成区级医院后就成了公立医院了。后来广东省卫生厅的厅长很高明，他承认这些人的学历，承认他们的业绩，把他们都吸收公办了，广东有几个开明的地方。这样就有了人才。有了人才因此广东的中医药基础看起来比其他省份要好一点。这就跟教育有很大的关系。由于那些联合诊所转变成了区级医院，解决了很多群众的问题，因为中医药看病便宜。

艾： 这一点广东做得比较好，在其他地方也有这种趋势吗，就是联合诊所变成区级医院？

邓： 整个广东都是这样。当然其他省份可能也有这种情况，只是我对广东的情况比较清楚。

艾： 中医入院就是中医大夫进入综合性医院，这也起到一定作用？

邓： 是的。也有这种情况，中医大夫进入综合性医院后建立中医科，除了普通诊治病人外，医院很多科均可请中医会诊，这些都是一些疑难杂病。同时他们也出门诊。比如SARS，钟南山你知道的，院士，是广州呼吸研究所所长，他是西医出身，但是后来请了中医到他的研究所里面去值班，所以他的病人有71例是中医介入了，死亡才1例，这些中医就是我们学校毕业的学生。如果中医上马早的话死亡率就低。所以全国统计起来时广州的死亡率是最低，4%～5%，但是我看顶多是3点几。因为很多病人发热以后用中医治疗一下子就好了，都没到肺。因为风邪犯肺，都没到肺所以就容易治疗。就算已经进入肺了，但是还没到肺部有阴影的地步，还没损伤。肺还没损害就已经被赶走了。所以我说死亡率应该更低一点。因为那时候都还没提出非典，什么都还没有。因为那时候2002年年底的时候已经开始了，我们附属医院那时候治疗了很多高烧的病人，但是就西医的观点来看就一定等到肺出现损伤了，经X线检查结果出来才算，才采用那时候的治法，这不一定科学。另外一方面，我们附属医院的医务人员没有一个感染。医务人员除了医生外还包括实习生及见习生等，没有一个得病的。因为他们吃中药。比如我之前提起的刘老，是搞温病的，当时新年初九广州市感染医院就请他去会诊。那年他89岁，他去到感染医院后看了一批病人，并且定了治疗方案，然后他回来后吃中药也没事。他们科很多医生都被请出去会诊过，所以广东非典死亡率低主要是因为中医介入治疗早，北京死亡率高就是因为中医介入治疗晚。5月8日以后才开始让中医介入治疗。

艾： 我原来实习的医院，东直门医院可能他们没有准备好，中医治疗也不多。

邓：有的医院还不敢介入已经怕了。

艾：广州这边我不是很清楚，但是北京那边如东直门医院、广安门医院那些 1958 年就已经建立了，那时候很多医生到病房去帮忙。

邓：最初不是这样的。广东不是这样的，比如我们省中医院，纯粹中医的，比如 1956 年开始招西医学中医，学习 2～3 年，1956 年中医学院的第一届是要读 6 年，西学中 3 年就出来了，中医本科生要 6 年才毕业出来，西学中的先到病房工作。后来本科毕业留院工作也派去西医院进修，因此病房管理就采用西医院的模式。像我们这些年龄比较大，就不能去当住院医生、主治医生啊，在他们认为有必要时才请我们去会诊。平常我们还是在门诊待着。后来我们也逐渐到病房，但是病房已经形成西化了。为什么我提倡省中医建立一种拜师的模式呢，就是这个原因。把老中医的技术及经验手把手地传授。过去这种机会比较少，比如一个医院一百来张病床可以安排几个老中医呢？当然以前我们老中医也参加过这种经历，也参加过抢救急危重病患者，比如我们医院的蛇伤专家非常出名，就用中医的方法抢救过那些蛇伤的急危重患者。我们把一些民间的蛇医请进来，再教教我们这些中医生。

艾：那就是形成一种这样的局面：年纪较大的中医主要在门诊，而那些比较年轻西学中和本科毕业的学生就在病房。

邓：但是到了 1960 年，我们学校跟军医—157 合并搞科研。那时候我带着 20 多个中医和 70 多个西医一起去那个医院搞科研。当时接触了很多急危重病人。我亲手救了 3 个肠套叠的小孩，不需手术。就吃中药，2 个小时后用 37℃的蜜水灌肠，再叩打梅花针于腹中肿块之处。先吃中药 2 个小时，然后灌肠敲针后就通了。因为那时候粮食困难，吃那些代替的食物，就患肠梗阻。肠梗阻西医要开刀，但是我们就是用中医的方法。有一个战士（因为他们是军医院嘛），很年轻，疼得要命！后来我们针灸老师就在他耳朵上扎一针，就解决了。就用几分钟，慢慢他的疼痛就缓解了。后来再吃中药就治好了。还有好几例需要挨刀的都不用挨刀了。还有骨鲠的病人，那个五官科的主任做的西法治疗比较辛苦，给病人插一条硬管，食道镜去钳，挺麻烦的。见我们的老师治疗这种病人用中药威灵仙，后来这个五官科的主任就用威灵仙疗了几十例骨鲠的病人都成功。

艾：对，我们教材上有讲到威灵仙就有这么一个作用。

邓：后来做了一些研究但是没有发现它有溶解的作用，只有一些降下作用，让食道蠕动增强，从而让骨头下去。我们带了几十个西医真正去搞中医研究。就这样也带出了一批人才。他们回到西医院去后有时遇到一些棘手的病例就会请我们老中医过去会诊。所以广东的中医有威信。因为他们曾经看过老师能够应用中医解决很多问题。但是我们不否认西医的很多检查是重要的。像肠套叠，怎样才知道是肠套叠，那就得用钡灌肠，可以看得很清楚，像袖口一样叠过来。所以我们也不是排斥西医，但是你要做个中医生，西医的课程太多了，影响了中医的学习。还有因为那时候中医的传授没有到位，没有看清中医能够解决急危重疾病问题，所以慢慢地向西医模式靠拢。便造成现在这样一个局面。

艾：您是广州中医药大学的教授，您会经常与其他教授探讨刚才我们所谈到的病房西化的问题吗？探讨后有没有采取什么措施？

邓：因为老中医的年龄越来越大，精力越来越不够，想要全部扭转它不那么容易。前几年我拿广东省中医院做一个试点。把全国十几位名中医请过来带徒弟以改变这个局面。如今省中医学习中医已经形成一种好形势。

艾：这个很重要，因为我与我的同学在学习的时候，在病房实习的时候我们是跟着比我们高几届的年轻大夫，他们中医经验不多，经常依靠西医去处理病人，我们跟着他们也形成一种趋势，就是对中医了解不深透，觉得走路需要拐杖。

邓：对，所以越来越靠西医了。刚开始是一个拐杖，后来就变成了两个才能走路了。自己的腿就没用了。因为他没见过，所以他不相信。原来中医的办法那么简单就行了？

艾：这个我觉得挺有意思。因为我在美国开诊所，我的经验不多，但是我经常遇到这样一个病人，或许没接触过中医或者接触过不多的病人，他们不愿意吃中药治疗。他是慕名针灸而来的。刚开始认为针灸不行，但是经过尝试后发现针灸还是挺有疗效的。我觉得中医大夫确实需要临床经验。要不你没接触过就不知道。

邓：对啊，所以强迫你用的，你要去翻中医的文献，然后文献就可以做你的老师了。没有跟到老师可要跟文献，但是要慢一点。

艾：邓老，我想跟你谈谈写教材这个问题，我知道一版教材是1960年出版，我知道你参加过二版教材的编写。

邓：一版、二版的诊断学我都参加了编写，而且不止参加过一门教材的编写。中医诊断学我是从头到尾参加了编写。但是中医内科学、各家学说、医学史等教材我也参加过编写。起码参加过三门课程的编写。

艾：邓老那您能不能跟我讲一讲一版、二版这些比较早的教材是怎么编写的？请了什么样的人来参加编写？

邓：请了各个院校那些科目教学老师来编写，物色好了就聘请过来。以教材会议的形式决定去编写。编写到期了就拿出你的本本来、教材来，就是这样的方针。

艾：一版教材我知道是1960年出版的，是不同单位分头商酌的稿件。编写教材是你们开会一起讨论的吗？一般在哪里开会？刚开始的时候教材都是写着试用版，为什么呢？一版和二版教材编写过程中有过很多争论吗？编写教材时候是根据什么来编写的？

邓：因为那时候的中医药大学才几个，包括南京才5个。主要就在这几个院校里面挑选人才。我们一起开会讨论教材的编写。然后分工，后来在集中，这个会议就开的比较长。会议上就要去定稿。二版教材是在庐山定的，我们在庐山都住了一个多月。原定开会就是十天、八天的。后来一些人要留下来负责参加内科教材的修改。有些教材编写的不够满意的话就要在集中多一些人来讨论。然后再把它弄出来。所以二版教材看来中医内容比较正规，因为写进去西医的东西都不多，当然有5个西医学中的参加了。但是这5个专家就只能在教材文字上和规格上提点意见。主力还是中医。那个时候我们还不算太老，60年代我才四十几岁，接近五十。那个时候我们这批人就是主力，这些人基本上都是五十到六十岁左右。虽然新中国成立没多久，但是这些人行医的时间却不短了。一版教材在广州也开过会，主要是在上海、成都这几个中医药大学所在的地方开会，二版也去过南京。那个时候也有南京中医学院了，57年的时候就建起来了。因为我们也是刚建校不久，办学不久嘛。新中国成立以后首次办这样的学校，所以就叫作试用版。争论呢也不算太多。第三版教材就有比较大的改变，因为那个时候好像是"文化大革命"，教材工作被打乱了。当时就没有中医诊断学这门课程的编写，所以我就参加了其他教材的编写，比如中药等。第三版教材是没有中医诊断学这门教材，因为它被合并到其他教材里面去了，所以当时是乱纷纷的。教材的编写主要是根据平时讲课的讲义来编写的，因为每个学院的老师讲课都有讲义。根据讲义编写内容，然后大家把编写的内容都集中起来，然后再整理，就等于集中那时候大家的智慧编出来。

艾：二版教材有5个西学中的专家参加编写，过去我也采访过他们，他们曾跟我说过那时候编写内科学教材的时候起的作用才比较大。您怎么评价他们所起到的作用。听说他们那时比较受欢迎的。

邓：对。他们所起的作用也就是体例上、文字上。要讲临床经验，他们还是比较少，他们那时候还很年轻。所以主要是像我们这样年龄较大的人来编写。像他们西医那些规范化、系统化概念比较强，编教材不能乱纷纷。所以他们起到了梳理的作用。帮忙规划、系统化等作用。主要从系统方面帮忙整理。他们那时候很受我们的欢迎，因为我们跟他们相处比较融洽，现在还保持联系。他们也是全心全意去学中医，很主动去学中医。因为那时候西学中主要有两种，一种是单位想不要他，就让他去学中医，所以他就不是主动学中医的。有些是兼职学习中医，单位也想很好的培养他，然后就送来学习，那么这种人学习就学的比较好。因为背的包袱不一样，一个是被动的，另外一个是半主动的，慢慢变成主动，所以我带一个班去157医院，刚才讲的急危重症中心。他们开不开刀我是有发言权的，有一个病人西医说肠鸣音已经消失了，不要耽误了。那我看舌苔，腐苔剥落，新苔长出来了，我就不主张开刀，结果领导听我的意见没有开刀。病人结果治过来了。我很有发言权。所以我们带的这帮人中医就学的比较好。

艾：编教材，很多老医师说过，中医教材的编写，郭子化副部长起的作用很大。

邓：对，他起的作用很大，因为他是副部长嘛，他说了就算了。所以第一版中医药教材在北京出，北京人民出版社不把中医当成一回事，出版的教材就是很粗劣的纸质，印的效果又差，所以第二版教材就交给上海科技出版社去了。郭子化就用这个权，他有这个权力。所以第二版出的质量比较好，好多了就像个样了。

艾：郭子化是中医出身的吗？

邓：郭子化是中医来的，他是中医生参加革命，所以他还是比较重视中医。特别是吕炳奎，其实吕炳奎的作用才是最主要的。

艾：他起了什么作用？

邓：因为他在53年，50年代江苏省卫生厅厅长，他是打日本出了名的，日本鬼子听到他的名字都怕。所以他这个人很有决断，很有胆色，他也是个中医，他的腿原来是要锯腿的，因为在战争中中弹了，枪伤，当时他是个司令，就积极用中药外敷，后来就痊愈了。所以后来他就是一个瘸子，拿着拐棍。他在南京办了中医进修学校。那时他的中医进修学校向全国招生，招来不是靠学校本身去教育他们，就靠自己教育自己。叫你们编教材，比如你们五个人编诊断，你们五个人编温病，你们几个人搞内经。他们原来有几个老先生就起监管作用。然后第一期来搞了一个稿子，第二期在这个稿上再搞。因而他（南京中医进修学校）就出了一套教材。1957年那时候叫作反右，大鸣大放，四个大学学生就造反了，出大字报宣扬中医没资格办大学，说中医一没师资，二没教材等等。我们学校的第一届学生这样评价我们，大学的招牌，中学的师资，小学的设备。所以应该停办（当时只有四个中医学院，学生人数少。设备全部合起来却不如江苏的一个工学院，的确是这样）。但是责任不在中医。周总理当时就派人到江苏省中医学校去调查，师资问题，教材问题，看行不行。最后调查结果表示行。所以57年开始就又多了一个南京中医学院了。南京中医学院就这么出来了。因为吕炳奎办了江苏省中医进修学校，因此被调上北京，他是个硬骨头，敢跟钱信忠部长对着干的。因为钱信忠对中医态度不怎么样的，吕老连鬼子都不怕，也不怕丢乌纱帽，所以他是很硬的。后来到了崔月犁上任后，他就帮助崔月犁建设中医事业，我认为崔月犁是对中医认识最好的卫生部部长之一。

艾：崔月犁不是中医出身的吗？

邓：崔月犁他是西医出身的，据说他是搞放射的，但是后来和吕炳奎的看法一致，他对中医学很有信心。为什么说崔月犁是对中医态度最好的一位卫生部部长，中医药管理局就是他提出来争取成立的。你看他是部长，要弄一个中医药管理局副部级的单位，专门管中医事业的发展。当时出面是我们全国中医学会理事会，我们提议，他们设计。

由于吕老办过中医的教育，所以他的经验比郭子化要丰富。但是郭子化很支持他。两位合起来对中医教材的编写作用很大。可以说中医那个时候就来了个春天。自从二版教材出来后入学的那些学生学中医学得比较好。由于第一届没有教材，就几本经典著作为主，也有人才，二版教材教出来培育了一批人才，以后就慢慢淡化了，因为西医的内容渐渐多了！

艾：您是参加中医诊断学教材的编写，有一个东西我比较感兴趣的是，如果记对的话，中医诊断学第二版教材加了很多新的内容，比如证候分类，这些是一版教材没有的，我也查了一些民国时期的一些讲义，像秦伯未写的一些大学讲义好像也没有这个内容，我想了解一下二版教材为什么加这些内容，怎么加？

邓：可以说是我的创造。因为清代的医学教材就是《医宗金鉴》，它只有《四诊心法要诀》，所以以前中医诊断只有四诊，望闻问切。其实中医的要点还是在辨证论治。所以后来我就加了一个是诊断方法，一个是辨证论治。就是从这个四诊资料的收集是一部分，但是分析这些资料和判断就更重要，所以当时我写的教材都有诊法的运用，你辨证有八纲辨证，又有六经辨证、卫气营血辨证、三焦辨证，还有脏腑辨证、经络辨证等等。那你如何去辨证啊？但是这一部分是很重要的，所以我的诊断学是跟前人不同的。我就把中医本来有的这一块把它挪过来，突出来，这是我的一个发明创造。

艾：这个我觉得是一个新的内容，当时诊断学的教材有那么多不同的症候，脾气不足，脾阳不足等。

邓：我最后编的是五版，五版教材大家都认为还是比较好。

艾：那不同的症候，您是怎么整理出来的？您是参考什么样的资料整理出来的？

邓：就是参考温病、伤寒和其他的内科学，它已经存在了的，只是没有人梳理出来，它就是这样逐步逐步发展的，从六经辨证发展到八纲辨证。然后到温病学说出来了，八纲辨证可以说到明代已经成熟了，张景岳的阴阳六辨，这就是八纲辨证。八纲辨证就是辨证学的基础。

艾：当时是您提出来的，也是您带头做的？

邓：我提出来，大家去做，就整理出来了。

艾：我觉得特别有意思，最近我看到您写了这本书，

邓：后来我还有一本叫作《实用中医诊断学》，你知道吗？

艾：这个我知道。这本书是英国出版的。

艾：英国也出版了？这个我就不知道了。英国翻译了？

邓：是美国翻译了，中文本台湾拿去当教材了。

艾：这个译者我知道，他是美国人，美国的一个教授，在美国挺有名的。

邓：当初我说外国人翻译不准，我们来翻译，但是出版社说我们翻译的英文不行。

艾：这个翻译问题是很困难的。

邓：现在我在那个版的基础上又修改了一下，在人民卫生出版社出版了。你可以去找找看。

艾：我在美国找到你《邓铁涛论医文集》里面有这个版本。

邓：对，文集里面有这个版本。现在出的是第二版，与那个有点不同。

艾：我为什么对症候分类感兴趣，因为我觉得这个与辨证论治也有关系，您在这里提到了，我也另外查了一些资料，辨证论治这个说法好像是50年代末60年代初才提出来的并推广的。

邓：推广是从郭子化提出来开始的，他提出了辨证施治，但是后来我们认为是辨证论治更加恰当一点，施治就是你辨证后就要给予了，论治就是我辨证后还要考虑一下，要论一下才治。所以辨证施治与辨证论治只有一字之差，但是论治的意思要较施治深一层。也就是说我们要把这个精神贯彻到教材里面去。所以他的这个指导思想也是很重要的。

艾：郭子化二版的时候提出了辨证施治，他当时提出这一观点是受到秦伯未这些老专家的影响吗？还是什么原因导致他提出这么一个观点？

邓：他本身也是个中医，所以他怎么来的我就不清楚了。但是这个就是他提出来的。他这样一提，我们编辑就都重视起来了。刚好我编辑诊断就是从他那里出来的。

艾：我这么问你也是因为我看过中医学概论，这算是一本比较早的教材，是给西学中的学生编的，那本教材里面就没有特别突出辨证论治。只是提了一两次。我也看过五十年代秦伯未他们都写过文章，也是提倡辨证论治，那么那个时候这个就是一个重要的话题？

邓：既然提出来了，那大家就开始热议了，因为都是已经有了的东西，只要有人点了就出来了，其实我们就是这样做，中医的理论就是这样来的。就是在前人的基础上进行总结归纳，提高认识。这样就清楚很多。中西医理论都是这样形成的。都是经过实践证明，通过提炼出来的。

艾：那像新中国成立前，你父亲或者你看病的时候有没有辨证论治这种想法？

邓：新中国成立前看病时，是没有这种想法的。就只是知道我是在治病。

艾：那你们当时看病是怎么诊断？怎么论治？

就是根据那些经典，因为我们中医都是从伤寒、金匮、温病这些的里面出来的，就按照那一套去诊断、论治。就是按照那些来实践，所以一发烧的病人就会想到王孟英怎么说，吴鞠通怎么说，然后根据他们的理论去实践。

艾：所以那个时候就是更加接近中医经典的思路，这些是属于伤寒一类的，这些又属于温病一类这样的思路。就按照那些经典去思考这些问题。

邓：你一遇到发烧的病人，就要按照那些经典来思考，去辨证。然后你就选用了什么，比如白虎汤，那这就是论治。

艾：之前我做过一些辨证论治的采访，通过采访一些老专家，发现他们之间认识不太一样，我在这本书里面看到你对辨证论治的一些想法，这些想法比较接近北京焦树德的想法，你们俩都有一个一致的说法，就是辨证论治比辨病论治还要大，我觉得这样的说法挺有意思的。但是我觉得现在的年轻大夫不是这样想的。他们反而颠倒过来了。病是比较宏观，病是比较具体的一个概念，你能谈谈为什么会有这种理解呢？

邓：因为他们受西医的影响，西医就是要千方百计去确诊，怎么确诊疾病，病是在哪里啊，就要在线性里面找，找到一个靶子，这个靶子如果组织上、形态学上找不到什么问题来那么它就难了，西方医学对疾病的认识确实比我们中医要深，更加具体，那是应该要肯定的。但是由于它缺少一个连续性，就拿现在新科学的系统论来讲，它没有一个系统的概念，它只看到这一点就是这一点出问题，和其他没关系，所以它们就是怎么治标。所以我的观点就是可以用西方医学的病，但是西方医学的病还是需要中医的辨证来论治。如果你只有西方医学的辨病而没有中医的辨证论治修养的话，那你就得永远跟着西医走。你是辨病嘛，西医有很具体的病名啦，现在什么药最好，那你就跟着它走了，所以你对辨病辨证如何看待也就产生不同的看法。所以我在诊断里面就写了，辨病、辨证、辨病、辨证这样螺旋上升，你一个病同样是乙型脑炎，石家庄的治疗跟北京的治疗不一样，就是因为辨证不一样，你用石家庄的人参白虎汤当然治不好北京的乙脑啦，治好一部分死亡率又高了，蒲辅周给它化湿，甚至用点温药死亡率又低了，很清楚的嘛。所以容易有这种说法，中医不能重复。因为你只有辨病没有辨证是行不通的。（艾：所以你觉得现在的年轻大夫学习西医，把辨病辨证的位置对调了，以辨病放在第一位，后再辨证，是受西医的影响较大。）另外一个，法律也成为问题。法律是西医定的，你不符合它的那一套，你的这个病历就是错的。到时打官司你就吃亏了，用药方面你为什么不用抗生素啊？出了问题你也要吃亏了，所以逼着医生往那条路走。所以出现这种情况有很多原因综合形成的。中医历来与病人的关系是比较好的，不像现在动不动就要打官司。因为他想要赔偿，过去那时候医患关系是比较和谐的，中医讲究仁心仁术嘛。一个中医他首先就要有这样的修养，道德修养，恶劣的人还是有，但是只是少数。大多中医都受过传统的医德教育，要学大医精诚。比如伤寒论，它的序里面就是教你怎么做医生，西方医学没有这回事。

艾：新中国刚成立的时候诊断等方面的要求没有现在要求那么严格。那时候，你们重视西医的诊断吗？

邓：不重视。而且我们也不会。

艾：那新中国成立以后什么时候开始重视？

邓：新中国成立以后，很多大医院建立以后才开始重视西医的诊断。因为这些诊断也可以为我所用，比如我治疗一个朋友脑出血，西医可以估计出了多少毫升，吃了我的药再照就没有了。说明它已经吸收了。现在有了前后的两个片子对照就不能说我的药治疗脑出血没有效果啦。所以西医的手段及诊断也可以帮助我了解出血什么时候吸收了，可以说帮助了我辨证，有助于我辨证思想的东西都可以为我所用。生化检查用于比如肝炎等等是需要有的，但是不等于我要看那个来去用药，我还是要靠四诊来辨证用药。但是我知道有这么一回事，比如那些生化指标怎么样，有没有好转等等我可参考。这病慢慢就好了，我就知道怎么总结治疗这个疾病。所以这些还是有帮助的。我们应该不用排斥西医，而是以中医为主，这才是重要的。所以中医院要不要现代化的设备？答案是要，而且是越新的越好，那些老的不行。

艾：我觉得这个问题比较微妙，像您这样一个老大夫，把西医的诊断拿过来帮助你辨证论治，如今年轻的大夫也不一定会，因为受西医的影响比较大。

邓：小部分会。

艾：邓老，我再补充一个小问题，就是你参加过一版、二版教材的编写，还有三版、五版教材以及五版教材参考的编写，而五版教材也是大家公认比较好的教材，五版教材回归二版教材的精神，扭转文革时期中西医结合的思路。相比较下，您是怎么评价二版与五版，对这些教材的评价如何？

邓：你说中医最丰满的，除了个别内容，五版是不如二版。二版是原汁原味的东西多一些，五版加入西医的内容就比较多，像我主编五版的诊断就比较好，五版的教材当中有个别是比较好的。如果你需要编写教材的话，我建议你还是参考二版，原汁原味的东西多一点。主要参考这个的话起码就错不了。

艾：邓老，我想问的问题基本就这么多，最后一个问题，就是关于辨证论治，有没有受到马克思主义里面辩证法影响这种说法？因为新中国成立以后，恩格斯的自然辩证法也被提出来了，这两者我就不知道有没有什么关系。

邓：你这个问得好，中医为什么能够存在至今？就因为中医理论的内涵充满了唯物辩证法。比方我们所说的阴阳，它实际上就是矛盾论，是中医学里面的矛盾论，不是毛泽东里面的矛盾论。五行嘛就是系统论，你知道现在的系统论吗？三个理论，系统论，信息论以及控制论。这些都能与我们医疗中医实践紧密结合。因为我毕业以后就接触了马列主义，那时候抗战嘛，接触新思想，受到共产党文化的影响，那时候读了毛泽东的新民主主义论，因为读了这些马列主义哲学后我再回过头来看我们中医，中医就有很多辩证法在里面。比如八纲，八纲就是矛盾嘛，阴阳又统了这六个嘛。寒和热是个矛盾，矛盾可以转化的，寒病可以化热，热病可以化寒。这不就是辩证法吗？矛盾转化嘛，又可以统一的嘛，阴阳调和，阴平阳秘就没病了嘛。阳盛则阴衰，阴盛则阳衰，这是互相制约，但是又互相滋生啊。气为血之帅，血为气之母，这不就阴阳的一个表现嘛。虚和实，虚实还有真假之分呢。所以这就是现象和本质嘛。马列主义哲学里面讲的，现象和本质可以不一致，真寒假热，真热假寒，你看中医运用的多好啊。虽然他没有这个生化指标，但是宏观的这些现象它抓住了。它的思想就是辩证法。这就是中医为什么能存在。另外一个就是它们还是互相联系，比如五行，为什么不叫五种？行就是动态的，只有动起来才能够行啊。走路要有鞋，要有路。如果你过水还需要有船。你打电话还需要有电话，这些就是行。所以叫它五行就是事物的关系，它不是孤立起来的，它是相互联系的，而西医就是把事物孤立起来，集中力量攻击靶子，老是打那个靶子结果把它打穿了。我们就讲究它五个的关系，所以我现在最大的研究课题就是五脏相关学说，五脏相互之间的关系，我就是企图取代这个五行学说。因为五行还含有循环论，你都看过那个五角星了嘛，那些金木水火土，实际上不是这样，你看金克木的病人有多少？木火刑金的病多，木反欺金肺的病多。所以它讲的不是五种物质，这是五个代号，讲的就是五个之间的关系。套到中医理论里面去就是五脏，所以我现在的科研课题就是五脏相关。

艾：民国时期，你读了一些马列主义作品，而其他老专家也读了吗？

邓：那可不一定，当然，像吕炳奎他们就读了，他们在共产党领导下抗战，需要读这些书。但是新中国成立后，很多中医就开始读了这些书了，结果一读就通了。因为他们之前的思维就是那样，相符合的。

艾：我们在美国搞人类学的也比较重视马克思主义思想，我是最近才看到自然辩证法，一看觉得很有意思。

邓：所以苏联那个时候有个叫巴普洛夫学说，我当时和一个同事，他是西医，两个人去学。我一学就明白，他老是不明白，他学不懂，老想不通那些问题。比方矛盾转化就是阴阳转变了嘛，中医为什么能够存在到今日，老打他不死，国民党要消灭它，王斌要改造它，那时候是说中医进修西医嘛，它老打不死，现在学生西化是最大的危险，但是中医发展必然又把它拉回来，如果这里的拉不回来，结果外国的中医会拉了回来。他们不能用西医，只能用中医。中医你就要读文献，想进步就要读文献，读文献你就进来了，所以中医断不了。21 世纪中医就要腾飞了，只有 21 世纪的科学才能够帮助中医，20 世纪之前的科学不行，20 世纪后期的科学就可以了。21 世纪科学的条条框框就改过了，然后能够承认中医，中医比它先进，我们走得太快了。

艾：我现在想与你一起探讨西方医学的书籍，跟你说说西方医学比较先进的想法。您说新中国成立以后，很多中医大夫都看自然辩证法，您看这对他们的影响大吗？但是由于我没有看过很多文献有关这样的问题，当时中医与马克思辩证法互相渗透，互相影响。

邓：这个影响就大了。我们不是聊祖宗的吗？几千年前我们就有这样的思想了，但是现在有些人贬低中医就是说我们不过是朴素的辩证因素，我们不是哲学，但是我们里面充满了辩证法的东西，这不伟大吗？

艾：后来我看到一些 80 年代编的书，讲述中医与自然辩证法之间的联系，但是 50 年代就没有看到过这样的书。

邓：对，如果你看了那些名老中医之路，我在里面的一篇文章就提到了，中医与辩证法的关系，在那里你就可以看到我的体会了。

艾：我们今天的采访就到此结束吧，通过这次采访，我收获非常大，我的法国导师冯朱迪，也是研究人类学的，我们两个都是研究中医的，因为在西方了解中医的人不多，她和我想一起编一本书，这本书属于文集性的，收集国内以及国外的一些文章，针对西方学术界的有个科学学研究，他们不了解中医，但是对中医非常感兴趣，他们对现代科学提出了很多批判，他们主要从社会学以及人类学的角度去研究科学，他们对科学的定义是比较广的，完全可以包括中医，或者其他的传统医学，但是他们不了解中医，所以我和冯朱迪想编一本书向他们介绍中医学，让他们了解中医，所以希望您能够提供一些文章或者其他的帮助，最近我看了一本《思考中医》，觉得很好，所以我想我们编的书就类似于这种书。我们不仅要介绍中医，还要把中医精髓的东西提出来，让西方的学者去了解。这本书我们还在策划，到底怎么编我们还没确定，希望以后还可以跟您联系。现在西方国家对中医是很感兴趣的，但是这种兴趣主要是在临床方面，但是在理论方面，西方世界还是不了解中医。

邓：我希望你能够打开西方的窗口。我的学生姓梁的也出了一本畅销书，听说已经在欧洲也畅销了。里面提到试管婴儿的成功率本来是 20%，运用中医药调理后提高到 40% ~ 60%。帮她写序的那个人是个医生，不知道多少次试过试管婴儿都不成功，结果她一帮他就成功了。

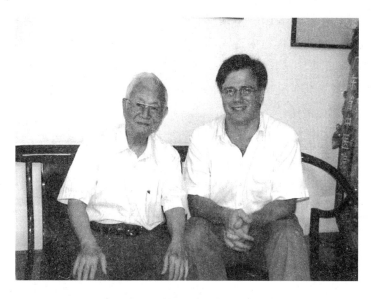

获广州中医药大学科技特别贡献奖致谢辞❶

各位领导，各位老师，各位同学，各位同志：

大家好！

今天荣获学校给我的奖励，谨致以衷心的感谢！我这个老教师，如果没有新中国成立，没有新中国成立，不敢想象是否能活到今天？如果没有中国共产党的领导，便没有中医高等教育的发展，就没有我们大学的成立，我作为教师一员，便没有参加教学、医疗与科研的机会，还有什么成就可言呢？一句话，感谢党对我的培养！

回顾我参加教育几十年，从科研这一板块，特别使我终生难忘的是 20 世纪 60 年代，学校委派我任 59 高研班主任，和十多位老师带领 70 多位西医高级研究班的学员到军区 157 医院搞以科研式带教的试点。我们摸出一套有异于西医常规的路子。我们研究的题目是"脾胃学说之研究"，我们

---

❶ 2010 年 4 月 18 日。

的研究方法是以中医之学说为核心，主要通过临床实践进行研究，以人为本，按不能创伤人的实验方法，也不用其他动物实验的方法——详细见《脾旺不易受病》及 1962 年《广东中医》有关文章。这一科研不但完成了 59 高研班的教学，还牵动了 157 医院的中西医结合工作，班长靳士英因此代表医院得到周总理的接见。该院内科主任网以用生甘草抢救数百人的食物中毒成功，五官科主任用威灵仙单味药抢救骨鲠 40 多例成功。充分说明中医之科研是要符合邓小平同志——建设有中国特色的社会主义国家指示的。中医科学之研究，应属尖端科学之研究，其谁曰不然？

科研离不开人才，因此我希望我们大学应大力注重中医内容之教学，而不是企图以西医学说去改造中医，刚好相反，首先发扬中医以推动全世界之医学发展；其次要大砍满堂灌的教学方法，加强培养与鼓励学生的自学能力，这样才能培养出能创新型的中医药学之人才。这就是我的心声。

再一次感谢学校给我的奖励。谢谢大家！

一个中医老党员的心声❶

在纪念建党九十周年之际，我校大学党委直属宣传统战工会党支部组织筹划了一次别开生面的主题党日活动，他们和第一附属医院内科第二党支部一道采访了国医大师邓铁涛教授，聆听一位老中医党员的心声。

讲话开始之前，邓老表示，很高兴为我们学校建党九十周年谈一谈他进了共产党、接受了党的教育后个人有过的一些想法以及过去做过的一些工作。邓老谦虚地言道：叫我讲党课是没有资格的，我只能是通过这次讲话来向党汇报我的思想，因为我没有参加小组会议很久了，这次就算是我的一次补课，请同志们批评、指正。邓老首先通过宣读了他曾经写给战友谭军同志（谭军同志是两广纵队文工团副团长）的一封信，来作为这次讲话的思想汇报，这封信代表了邓老的一种思想，也可以说是邓老对党的认

❶ 大学党委、内科第二党支部在纪念建党 90 周年之际采访邓老，日期：2011 年 5 月 31 日，地点：邓铁涛家中。听众：广州中医药大学统战部部长裴立宁、党委宣传部部长简福爱、工会主席郑维群，以及广州中医药大学刘小斌教授、广州中医药大学第一附属医院脾胃科杨晓军教授、庄昆海医师。本文由杨晓军、姚晓玲整理。

识的一封信，信中，邓老写到：作为一名中医，掌握中华文化这一瑰宝并将它发扬光大是我的责任，我们应该使之更好地为中国人民甚至世界人民的健康服务。而当前的情况是，西医人对当前这一古老又新鲜的科学误解甚多，更加严重的是，我们的接班人，中青年医生，对中医缺乏正确的认识，重西轻中，在病房中，中医中药居然没有占主导地位，这是我们老一辈的心病，要扭转这一局面，难度很大，大有力不从心之感，中医药学在生存与发展过程中已经从对外转为对内了，在这种情况下，我们能对自己的成绩和科研成果有信心吗？我的学问是在数千年前人的努力上积淀下来的，自己能在这一领域有所发展的话，也是沧海一粟。我常说，病人不仅是我服务的对象，也是我的老师，病人把他的生命托付于你，与你合作同疾病作斗争，病人告诉你治疗经过的一切信息，以便你左右进退、调整治疗措施、总结治疗经验，治好了病，病人感谢医生，医生也感谢病人，我诚心地感谢曾经让我治病的病人。我自愿地积极学习马列主义直到今天已有 60 多年，世界几经变乱，中国的知识分子何去何从，而我至今都还信奉马列主义、相信不断发展的马列主义，邓小平理论就是发展的马列主义，不断做人要马列主义，我研究中医也离不开历史唯物主义和辩证唯物主义，我的著作足以说明马列主义帮助我的痕迹，没有历史唯物主义和辩证唯物主义思想的指导，中医学是没法发展的，中医的现代化必须从马列主义入手，这就是我的信念。

读完信，邓老回忆了他与这位友人在患难中建立的深厚友谊以及两位老人之间的有趣故事，并对友人的逝世表达了深深地遗憾，其对友人的怀念之情无不溢于言表。

讲话中，邓老还回忆了自己与共产党结缘的经过，从最开始接受党的教育到主动组织学习毛泽东新民主主义理论，一步步走近党并始终跟着党走的路程。在那一段革命岁月里，邓老还特地讲述了自己参与过的阶级斗争——土地改革，土改期间，邓老作为一名队长，与贫农同吃同住同睡，和大家一起并肩生产与战斗，完成了艰巨且充满危险的斗地主恶霸与分田到户的工作。在这次土改工作中，邓老深深感受到老百姓生活的艰辛和不易，以及各阶层之间巨大的贫富差距。经受了这次阶级斗争的锻炼，邓老作为老一辈革命人士，历经了各种艰难和困苦，从而也磨砺了一颗再苦再难都无所畏惧的坚强勇敢之心。能从那段艰难的历史中熬过来，真的很不容易。从邓老讲述的这段参加土地改革的故事中，我们看到了老一辈革命人为新中国的成立和建设所作出的巨大牺牲以及无私奉献的可贵精神。邓老也说，自己在那段艰苦的日子里，也受到了不少自我的锻炼，其中最大的收获就是通过阶级斗争建立了深厚的工农兵感情，以至于自己在往后的从医道路上，对没钱看病的贫穷老百姓有着发自内心的同情和仁爱。由此，邓老也建议我们青年一代中医学子应该多到穷乡僻壤之处，多积极参加扶贫工作，多接触群众，多了解和感受老百姓生活的疾苦，培养一个医生救死扶伤、为人民服务的医者仁心。从土地改革工作中斗地主的亲身经历里，邓老也领悟到当今的中医生存与发展的道路上，我们也应该像斗地主一样同反中医的人士作斗争，我们中医人士应该形成统一战线，勇于争做中医战士，坚定地成为一名铁杆中医。

面对中医教育的现状，邓老还诚恳言及当今学生的不足之处，鼓励和倡导我们青年学子做有文化、有智慧、讲创新、有理想的人，潜心静志，好好钻研中医，为祖国中医药事业贡献自己的力量。

最后，邓老亲笔寄语我校青年"能吃苦，跟党走，坚持革命方向，为中医之崛起，努力奋斗"，以此结束了今天的讲话。

漫话中医药科技开发
——国家中管局中医药科技开发中心黄晖主任访谈录[1]

黄晖主任：我们在路上就一直讨论，邓老特别鼓励我们要传播中医，并把它发扬光大，广东的中医一直是走在全国的前列，做得特别好，所以这一次我们特地过来这边学习。我是颜正华的学生，我们不仅在学业上，在做人上亦受到名老中医很大的启发。

邓老：名老中医是中医的特色。

黄晖主任：我们一直在探讨，如何掌握中医最基本的东西，普及中医？如何在基层医院普及中医？在很多基层医院也运用中医，但如果中医水平没有发挥好，则会影响到中医的整体水平。

邓老：我认为，首先要把一些"简、便、验、廉"的方法普及到基层医院，作为继续教育的一部分，这一方面可以提高医疗水平，另一方面可

---

[1] 2012 年 6 月 7 日，邓铁涛教授家中。对象：国家中管局中国中医药科技开发中心黄晖主任、广州中医药大学第一附属医院医务处副处长程宇星、医务科科长于扬文、脾胃病区区长杨晓军。本文由杨晓军、李郡整理，2013 年 06 月 22 日。

以减低医疗费，所以我认为，最大的医改，就是要推广中医，但是目前很多政府的规定对中医不利，譬如在我们医院曾接诊一个骨折孕妇，她要求中医治疗处理，因为她害怕麻醉开刀，我们早期毕业的陈基长主任就给她用中医的方法，并成功地处理了。但是论收入，单纯的中医治疗不如开刀，开刀是论千论万的，我们只是用手法，按照国家的规定，收入是很便宜的。所以我建议你们，中管局的王国强局长曾修读过经济学博士，希望你能带我一句话回去，我建议他们组织研究医学的经济学，要研究医学经济学对社会利益重要，还是对经济利益重要，钱应该放到最高级的医院呢？还是应该普及到基层医院当中，我因此想到一个课题："中国医学的经济学"。

黄晖主任：医学经济，特别是中医的医学经济，研究的价值很广，但研究得很少。

邓老：所以我们要研究，为什么中医院不姓"中"，其中最重要的原因之一就是经济学原因。

程宇星：上一次我去甘肃学习，他们和我探讨过这方面的问题，我回来也和相关的领导汇报过工作，譬如说中药的经济和其他农作物的经济比较，中药对环境的保护，譬如种果树，它需要结果实，可能需要农药，这可能对环境有影响，但中药却不存在这方面的影响，甘肃正在研究中药产业经济。

邓老：甘肃是一个值得学习的榜样，因为他本来是学习西医，但是他比中医还中医，是值得学习的。

黄晖主任：甘肃省卫生厅厅长的作为，也是引起媒体的争论，因为他有一种独立为之的态度。

邓老：他推广打通任督二脉，他认为推广，对人体是有好处的。其实我也有学过气功的，我曾师从李少波，我也学了他一点点，但是还没能达到二脉相通，但是我已经可以意念相通，所以我天天做气功，我今年96岁了，我做气功有二三十年了，我做八段锦也有很久时间了。

黄晖主任：西安交通大学也有开展医药经济学，但因为没有老师教，所以没有开展。

黄晖主任：现在的中医培养了一大批学生，特别是大学的培训机制兴起后，现在的中医比过去所起的影响大得多，但很多问题也需要思考。

邓老：中医教育功不可没，但问题不少。如果我们能把这些问题解决，就能对后代有一个完整的交代，但不把这个问题解决，就对不起祖宗，我们要把后一代教育得好，但是路线应该怎么走，过去我们要借鉴外国，教育受到西医的影响，这是历史发展的必然规律，不是哪些人的过错。崔部长曾经见到有一个中医院挂着"中医科"的牌子，这是一个什么样的医院？故有一个名言名句："挂着梅兰芳的牌子，唱着朱逢博的调子"。所以，我们培养的两个中专的水平，中医的中专，西医的中专，这样的路线就有问题了，特别是中华文化的衔接，整个教育系统都有问题。鲁迅的《药》说蟋蟀还要原配的，这是文学的手笔，鲁迅的文学作品对人的影响很大。鲁迅是近代伟大的文学家，但错误也免不了，他开始的时候学的是西医，但后来发现救国比救民重要，五四运动是一个伟大运动，但是有后遗症，发展到最后，出现了民族虚无主义，前几年甚至出现了"告别中医"，我的判断这是民族虚无主义的"回光返照"。

黄晖主任：现在很多的话语权被西医拿去了，对中医影响不少，非常不利。其实，百姓们在承受治疗方面已经承受了很多不利的东西，现在我们开始反思，这个代价非常沉重，譬如说现在的高血压，制定的高血压的诊断及治疗标准，话语权被西医拿去，中医亦要围绕西医的标准来诊断和治疗用药，但高血压这个标准到底科学不科学，合理不合理，有利不有利，其实我们发现它也有不利的，循证医学中有说，高血压中只有10%的人可能发展成中风，即不是所有人都会中风，如不是所有血糖高的人，都会出现并发症，而是小部分的人。拿10%的可能，运用到所有人中，需终身服用降压药，但终身服用降压药，降低中风的可能性，只能减少10%，就是说，100个人终身服用药后，只有1个人不中风。

邓老：终身服药，血压太低，也会出现缺血性中风，降糖药，终身服用，也有后遗症，有一个科学家患糖尿病，出国讲学，因为突然血糖太低，需要抢救，因此说血糖太低也会导致死亡。西医只讲它好的一面，当然它每个药后面都会写禁忌症和副作用，其实中药也有禁忌症，但他们却不让我们有禁忌症。如我们的"关木通""青木香"却因此被扼杀了，南京中医药大学的药典《本草》也有写明关木通用得不好，对肾脏有影响，本来在药典里面都有写的，但是却因为长期服用关木通减肥，后来出现了问题，却反过来怪罪中医。我们国家的药理学家们却把它们禁止使用了，这和"汉奸"有什么不同呢？

邓老：所以中医要敢于讲话，敢于对抗。最近中医药报有一个年轻的"西学中"医师发表了一篇关于中医的长生之路是"扬长避短"。开始听的时候觉得很对的，但是作为中医的战略来说有错的方面，我也忍不住让我的学生写了文章回复。"扬长避短"，什么是中医的长，谁来做判官呢？谁有这样的水平和魄力，过去北中医的一个教授，提出了"优势病种"，但按照"优势病种"，以病来讲，都是需要按照西医的方法来判定和归类。"扬长避短"和优势病种相似，认为中医不应该参与手术。但我认为，中医也应该参与手术，中医的战略应该要改革开放，"改革"：不要重西轻中，要按照宪法，要两者并重；"开放"：开放束缚中医的手脚和东西，什么都应该参加。如"航天运动病"，也是由北京中医药大学王绵之教授解决的，对航天运动病，中医是所长，还是所短？欧美几十年都没有解决50%的发病率，但王绵之给航天员治未病，调节身体，吃中药后，航天员上天后一个发病的都没有。这个病过去中医没有触及，世界医学几十年都没有解决，王绵之老先生不到 2 年就解决了。拿这个病来说，怎么来说明什么是中医的长，什么是中医的短？

黄晖主任：探讨中医和西医的分别，如刚才所说的"扬长避短"，什么是中医的长，什么是中医的短，如我们之前开会讨论的重点专科专病建设上，我举了一个例子，譬如农业，如农药，化肥（尿素），就比喻成"西医"，它干净、方便，年轻人都喜欢用，撒一把，庄稼长得也快，但现在发现它把土地，生态循环都破坏了；中医是"农家肥"（黑大粗），人们不愿意使用"农家肥"，但"农家肥"符合自然的，符合生态的，没有后遗症，我们现在也面临这个问题，西药方便，一天一次，干干净净，但终身需要服药，但如果不吃的话，就会出现问题。

邓老：所以关于这个问题，贾谦有一个课题，"中医战略"——发挥中药，免疫注射需要减少，免疫注射，如麻疹等，外国不愿意进行研究，中国愿意用，但现在检查发现，青年生殖能力下降，精虫数明显减轻，所以我提出，应该运用我们中药预防传染病，不要打疫苗。

黄晖主任：其实我们以前的"喝凉茶"、"清胎毒"等措施，对于防止小孩皮疹、惊风等问题有很好的预防作用，老祖宗的东西可以，但是现在却不怎么用了。

邓老："邓老凉茶"，早就注意到要治未病了。我们这些中医的预防方法，应该取代疫苗，A 型流感的时候，我就让我的学生推广香囊，中管局做了 3000 个送给了领导们，我们应该推广这些。

黄晖主任：2004 年诺贝尔首次授奖给予了两位气味学专家，开辟了气味学这门学科，气味学其实很深奥，其实我们中医早就有气味疗法，已经很早开始了。马王堆的女尸体其实也是这样保存的。

邓老：马王堆的女尸，甚至尸体的保存，也是研究运用到这个马王堆的药物，结论是气味能杀菌。因此，我们中医的气味学说，其实在比现在医学早两三千年了。另外，我这个香囊，我一直放在身边，它不仅可以预防感冒，也可以防跳蚤。

黄晖主任：今天和邓老交流，有很大启发。邓老很慈祥。学到了很多东西，思考的问题是中医发展方向的关键。

邓老：这个很重要，如果方向搞错了，这个损失就大了，某中医院曾想让我签名开展 PET－CT 项目，但我拒绝了，短短的一测说明不了什么问题，花了很多钱，但却不是治疗，能起什么用呢。这不是白白给外国人送钱吗？怎么才能从经济学的层面，发展好中医，这是一个需要深入研究的问题。

黄晖主任：中医的根本问题，有一些我更加坚定了。铁杆的，好的东西要大力弘扬，比如"清胎毒"等，我们怎么把它运用，怎么涂鼻，怎么发展气味学说，以及包括中国特色的医疗经济学，这些问题都是很值得研究的。

国医大师邓铁涛的中国梦[1]

梦想是什么，梦想就是一种让你感到坚持就是幸福的东西。国医大师邓铁涛教授从医 70 余载，一直坚持着自己的中医梦想，并实现了自己的"铁涛理想"。在 2013 年 5 月 2 日，邓铁涛教授接受南方日报时政中心记者采访时，为我们大家讲述了他的中国梦。

邓老说，他的中医梦想就是他的中国梦。邓铁涛教授的父亲叫邓梦觉，其名字来源于中国的一句话，"大梦谁先觉，平生我自知"。邓老的父

---

[1] 2013 年 5 月 2 日，邓铁涛教授在家中接受南方日报时政中心记者采访。南方日报时政新闻中心记者赖竟超，广州中医药大学第一附属医院杨晓军记录。杨晓军、汪双双整理，2013 年 5 月 5 日定稿。

亲在他小孩的时候就经常教育他，用邓老的话说就是教他做梦。所以当他在南武中学未毕业，就考入了广东中医药专门学校，那个时候就是邓铁涛教授中医梦的开始。

在 2011 年时，邓铁涛教授给自己做了一个总结，即铁涛理想："有自己的观点和理论体系；有创新性的学术成果；有经得起考验的社会效益；有一支可以持续发展的学术队伍。"

邓铁涛教授在 89 岁时，国家科技局批准了他一个 973 课题，课题内容是五脏相关学说，这个五脏相关学说体现了这一句，即有自己的观点和理论体系。邓老用五脏相关学说代替了中医应用五千年的金木水火土，他认为讲金木水火土群众不容易理解，不容易接受，且认为医生与算命先生没有区别。其实整个人体有五大机构影响生老病死，都与五脏相关，这个课题已经成功结题，并得到科技部的认同。而这也很好地体现了邓老有了创新性的学术成果这一点。而检验这个成果有没有用的最好方法就是有没有经得起考验的社会效益。如重症肌无力是这个世界难治之病，可以说邓老已经攻克了。在这个理论指导下研究这个世界难治之症，治疗了国内外很多患者，西医无法根治的疾病在邓老这里的病人可以得到痊愈，取得了良好的效果，且治疗疾病的经验得到了传播，形成了多本医集。有一支可以持续发展的学术队伍，邓老不保守，带自己的儿子与带自己的学生是平等对待的。同时去年在广州中医药大学第一附属医院举办了邓铁涛教授治病经验研习班，以弟子们为主讲者之外，邓老也在本次研习班亲自讲授了部分内容，取到了良好的效果，使邓老的学术经验得以更好地继承发扬。用邓老的话说，这就是他的第一个梦，是一个个人的小梦。

中医学受轻视、排斥，中医受到不正确的看法已经有 100 年。1929年，余云岫在国民党的全国卫生会议上提出并通过了废止中医案，而邓老就在这个时候开始学习中医，且这个学校到邓老毕业时无法不能发正规的毕业证书，要发学社证书，邓老没有领毕业证，以表示他的愤慨。但邓老毕业后并没有放弃对中医的追求，邓老在 1938 年和 3 个同学在香港办了中医学院，虽然只招了 7 个学生，但邓老这些前辈坚持了 3 年，三年结业有3 名学生，这种对中医的无限热情、执着，还是令人肃然起敬。邓老很早就接触马列的书，且在香港参加了文通社，接受了革命的思想，邓老悟出一个道理，中医也要革命，觉得中医除了要共产党的支持，也要靠自己发展奋斗。所以邓老的第二个梦就是，胡锦涛总书记讲的科学发展观，而中医也需要讲究科学发展观。中医不同于西医，后者发展时两手空空，是随着工业革命发展起来的，仅有几百年的历史，而中医有几千年的文化，是中国几千年灿烂文化的一部分，所以中医的发展道路与西医的发展是有区别的。所以邓老提出：中医的发展离不开根本。"四大经典是根（即内经、伤寒、金匮要略、温病），各家学说是本，临床实践是生命线，仁心仁术乃医之灵魂；发掘宝库，与新技术革命相结合，是自主创新的大方向。"中医不能离开四大经典谈发展，否则是空中楼阁。但中医也不能仅依托四大经典不发展，一定要发掘各家学说。中医的发展要靠实践，实践是检验真埋的唯一标准，与西医的动物实验有很大的差别。当然中医也不能完全排斥西医谈发展，其实两者完全是可以很好地进行结合的。邓老举例说了2003 年的 SARS，由于 SARS 发生时，广东比较早让中医介入了，所以广东的死亡率最低，我们第一附属医院在刘仕昌老教授的带领下，创造了零死亡、零转院、零感染、零后遗症的记录。

学医的人要耐得住寂寞，中医更是如此，在如今医患矛盾突出、人心浮躁的时代，能坚持自己的中医理想更是不易，邓老跟大家讲述他的两个一直坚持且已经实现的梦想，激励着我们一代又一代中医人不断奋进！